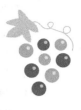

全国卫生职业教育教学指导委员会
医学检验技术专业分委会审定教材

医学检验技术士（师）资格考试"岗课赛证"融通系列教材

临床检验基础

U0280610

总主编　钟楠楠　李珍珠
主　编　张纪云　彭　进
副主编　闫晓华　冯秋菊
编　者　（以姓氏笔画为序）

王　丹　西安市卫生学校
冯秋菊　西安市卫生学校
刘　宁　西安医学高等专科学校
闫晓华　山东医学高等专科学校
杨青青　汉中职业技术学院
张纪云　山东医学高等专科学校
张淑娟　陕西能源职业技术学院
武云博　黑龙江农垦职业学院
胡明翠　安顺职业技术学院
贾　彤　陕西能源职业技术学院
徐　倩　沧州医学高等专科学校
高菊兴　临沂市人民医院
曹薇薇　安康职业技术学院
梁红军　湖南环境生物职业技术学院
彭　进　西安市卫生学校
程振娜　山东医学高等专科学校
谢　乐　山东医学高等专科学校
谢佳艺　陕西能源职业技术学院

西北大学出版社
·西安·

图书在版编目(CIP)数据

临床检验基础 / 张纪云，彭进主编. — 西安 : 西北
大学出版社，2021.12（2024.1重印）

医学检验技术士(师)资格考试"岗课赛证"融通系列
教材 / 钟楠楠，李珍珠总主编

ISBN 978 - 7 - 5604 - 4786 - 5

Ⅰ. ①临… Ⅱ. ①张… ②彭… Ⅲ. ①临床医学一
医学检验一教材 Ⅳ. ①R446.1

中国版本图书馆 CIP 数据核字(2021)第 150769 号

临床检验基础
LINCHUANG JIANYAN JICHU

总 主 编	钟楠楠 李珍珠
主 编	张纪云 彭 进
出版发行	西北大学出版社
地 址	西安市太白北路 229 号
邮 编	710069
电 话	029 - 88303310
网 址	http：//nwupress. nwu. edu. cn
电子邮箱	xdpress@nwu. edu. cn
经 销	全国新华书店
印 刷	西安日报社印务中心
开 本	787mm×1092mm 1/16
印 张	23.5
字 数	580 千字
版 次	2021 年 12 月第 1 版 2024 年 1 月第 3 次印刷
书 号	ISBN 978 - 7 - 5604 - 4786 - 5
定 价	56.00 元

医学检验技术士（师）资格考试
"岗课赛证"融通系列教材
审定专家委员会

医学检验技术士(师)资格考试
"岗课赛证"融通系列教材
编写委员会

主　编
（以姓氏笔画为序）

刘观昌　　李　卓　　李珍珠　　张纪云　　张家忠　　陈华民
钟楠楠　　殷　彦　　彭　进　　谢　春　　窦　迪

副主编
（以姓氏笔画为序）

牛靖萱　　冯秋菊　　师　越　　闫晓华　　李红岩　　李晨燕
袁学杰　　徐　敏　　梅　蕾　　韩际梅

编　者
（以姓氏笔画为序）

万雪莲　　马　婷　　王　丹　　王　红　　王　盼　　王纯伦
王海凤　　支金华　　田宝莹　　代荣琴　　冯　凯　　吕荣光
刘　宁　　刘　隽　　刘　敏　　刘慧丽　　汤智慧　　孙红梅
杜彬彬　　李　甜　　李　影　　李文娜　　李玉白　　李丽芳
杨　英　　杨亚楠　　杨青青　　宋　艳　　张　迁　　张　佩
张立梅　　张淑娟　　张婧博　　陈雪花　　邵红英　　武云博
苗　宁　　屈文婷　　赵　岩　　赵红霞　　胡东坡　　胡明翠
段　茜　　段晓丹　　秦梁智　　莫　莎　　贾　彤　　徐　倩
高菊兴　　高瑞君　　唐　佳　　黄卉妍　　曹利君　　曹薇薇
龚晓华　　梁红军　　程振娜　　游晓拢　　谢　乐　　谢佳艺
谢满晴　　詹小妍

序 言
Preface

　　为全面贯彻《国家职业教育改革实施方案》（简称为"职教二十条"）精神，在职业教育的教学中真正实现"岗课赛证"的深入融通，在全国卫生职业教育教学指导委员会医学检验技术专业分委会的组织和指导下，由八十余名来自全国职业院校的卓越教师和行业专家担任编者，历时三年多精心编写完成了本系列教材。本系列教材将医学检验技术人员上岗必须通过的资格考试大纲要求内容贯穿于日常教学过程中，实现岗位需求与资格考试对接、资格考试与课程标准对接、课程标准与岗位需求对接；涵盖了医学检验技术专业的核心课程内容，内容系统而周密，习题均配有参考答案及解析，可以作为医学检验技术专业各赛项的备考材料及试题来源。因此，本系列教材不但在"岗""课"与"证"之间架起了有效的沟通桥梁，也实现了"岗""课"与"赛"的有效衔接，真正实现了"岗课赛证"的有效融通。

　　各职业院校已经认识到了"岗课赛证"融通的必要性，在教学体系中加入了"课证融合"课程，但却苦于没有相应的配套教材。这套"医学检验技术士（师）资格考试'岗课赛证'融通系列教材"将弥补这一遗憾。

　　本系列教材包括《临床检验基础》《生物化学检验》《微生物学检验与寄生虫学检验》《免疫学检验》《血液学检验》五种。每种教材的编者均是长期从事医学检验技术专业教学的卓越教师和长期从事医学检验临床工作的行业专家，大多数教师有着长期辅导资格考试的丰富经验。他们在仔细研读考试大纲的前提下，将丰富的教学经验和临床工作经验浓缩于教材之中。每种教材章节划分均与资格考试大纲相互对接，每个章节分为"本章考纲""内容概要""归纳总结""相关习题"和"考题示例"五个模块。在"本章考纲"模块列出了资格考试大纲中的本章节内容要求，作为该章节的指导和引领；"内容概要"模块是教师多年教学经验总结出的围绕考试大纲所要求内容的简要解读;"归纳总结"模块是对本章节内容较精炼的总结,以期帮助学习者精确掌握本章节核心的内容。通过"相关习题"模块的练习,强化和检验学习效果;"考题示例"模块以高度仿真的考题形式,让学习者通过大量的练习,在掌握和强化知识点的同时,对资格考试的题型、形式、难度等熟记于心。

为了便于教学和学习,本系列教材还配有网络学习平台——葡萄医考。

我们有理由相信,本系列教材一定会在课本和资格考试之间架起一座有效的沟通桥梁,结出硕果。

2021 年 5 月

前 言
Foreword

　　为适应国家对职业教育的要求，促进医学检验教育发展，帮助医学检验技术专业学生、临床检验工作者更好地掌握学习、复习和应试技巧，同时也帮助教师进行有针对性的教学，提高教学质量，实现教学的"岗课赛证"深度融通，在全国卫生职业教育教学指导委员会医学检验技术专业分委会的组织和指导下，我们编写了"医学检验技术士（师）资格考试'岗课赛证'融通系列教材"之一《临床检验基础》。本教材充分体现了专业与职业岗位对接、课程内容与职业标准对接、教学过程与岗位工作对接、学历证书与职业资格证书对接、职业教育与终身学习对接的职业教育理念和要求。

　　本教材共分为血液标本采集和血涂片制备、红细胞检验、白细胞检验、血细胞分析仪检验、血型和输血检验、尿液生成和标本采集、尿液理学检验、尿液化学检验、尿液有形成分检验、尿液分析仪检验、粪便检验、脑脊液检验、浆膜腔积液检验、精液检验、前列腺液检验、阴道分泌物检验、羊水检验、脱落细胞学检验等十八章内容，以全国规划教材《临床检验基础》为蓝本，以教学大纲和医学检验技术士（师）资格考试大纲为依据，以"本章考纲""内容概要""归纳总结""相关习题""考题示例"为基本模块，涵盖了临床检验基础课程的核心内容。"相关习题"与"考题示例"模块内容以选择题为主，系统而周密，每题均配有参考答案及解析并单独成册，帮助学生明确教材基本内容，掌握答题基本要领，以提高分析问题能力和记忆效果。另附有相应课程标准以供参考。

　　本教材主要供医学检验技术专业的教师和学生使用，也可作为医学检验技术专业各赛项的备赛资料，也可供检验医师资格考试和医学检验技术人员在工作中参考使用。

衷心感谢全国卫生职业教育教学指导委员会医学检验技术专业分委会的精心组织和指导，也非常感谢各位编者在本教材编写过程中的全力配合与真诚合作，还要感谢所有编者工作单位的大力支持。由于编者的学术水平以及对教材内容理解和掌握的能力有限，书中不妥之处，敬请广大读者批评指正。

张纪云　彭　进

2021 年 5 月

目 录

Contents

参考答案及解析

目 录

Contents

第一章　血液标本采集和血涂片制备

单元	细目	要点	要求	科目
血液标本采集和血涂片制备	1. 血液生理概要	(1)血液组成	了解	1，2
		(2)血液理化性质	了解	1，2
		(3)血液特性	了解	1，2
		(4)血液生理功能	了解	1，2
	2. 采血方法	(1)静脉采血法	熟练掌握	3，4
		(2)皮肤采血法	熟练掌握	3，4
		(3)真空采血法	掌握	3，4
		(4)方法学评价	了解	3，4
		(5)质量控制	了解	3，4
	3. 抗凝剂选择		掌握	1，3
	4. 血液涂片制备	(1)载玻片的清洁	掌握	3，4
		(2)血涂片的制备	熟练掌握	3，4
	5. 血液细胞染色	(1)瑞特染色法	熟练掌握	3，4
		(2)吉姆萨染色法	了解	3，4
	6. 方法学评价	(1)血涂片制备	了解	3，4
		(2)血液细胞染色	了解	3，4
	7. 质量控制	(1)血涂片制备	了解	3，4
		(2)血液细胞染色	了解	3，4

注：1—基本知识；2—相关专业知识；3—专业知识；4—专业实践能力。

内 容 概 要

一、血液生理概要

1. 血液组成

血液由血浆和血细胞两部分组成。其中，血浆约占 55%，血细胞约占 45%。全血标本经抗凝离心处理，去除血细胞后的液体部分即为血浆。血液离体凝固后分离出来的液体即为血清。血清与血浆的区别，主要是血清经过血液凝固消耗了部分凝血因子，其中缺乏纤维蛋白原及某些其他凝血因子。

2. 血液理化性质

正常人血量为 70ml/kg±10ml/kg 体重，成人为 4~5L，占体重的 6%~8%，女性妊娠期血量可增加，小儿血量与体重之比高于成人。正常血液 pH 值为 7.35~7.45；血液比重男性为 1.055~1.063、女性为 1.051~1.060，血浆为 1.025~1.030，血细胞约为 1.090。血浆渗透压为 290~310mOsm/(kg·H_2O)。

3. 血液特性

血液循环中的红细胞由于表面带负电荷而相互排斥呈均匀的混悬状态，具有一定的悬浮稳定性。正常成人全血黏度是生理盐水的 4~5 倍，血浆黏度为生理盐水的 1.6 倍。血液离开人体后，如未经抗凝处理，可在数分钟后自行凝固。

4. 血液生理功能

血液的生理功能包括：①运输功能；②协调功能；③维持机体内环境稳定；④防御功能。

二、采血方法

1. 静脉采血法

根据采血方式不同，静脉采血法分为普通采血法和真空采血法。凡位于体表的浅静脉均可作为采血部位，通常采用肘部静脉，也可采用手背静脉、踝静脉等。幼儿可采用颈外静脉。

注意事项：采血时切忌将针栓往回推，防止空气进入血循环形成气栓；抽血时速度不宜过快，避免产生大量气泡；抽血完毕后应先拔下针头，将血液沿管壁徐徐注入容器，需要抗凝时应与抗凝剂轻轻混匀，切忌用力振荡试管。止血带捆扎时间不应超过 1min。

2. 皮肤采血法

皮肤采血法又称为毛细血管采血法，适用于需血量少于 0.1ml 的检验项目，所采集到的血液标本是微动脉血、微静脉血和毛细血管血混合的末梢全血。

世界卫生组织（WHO）推荐的采血部位为左手无名指或中指指端内侧。婴幼儿可选用足跟或拇趾采血。严重烧伤的患者，可选择皮肤完好处采血。局部有水肿、发绀或冻疮等病变均不可作为采血部位。

注意事项：采血针应为一次性使用，针刺深度以 2～3mm 为宜。取血时可稍加挤压，但切忌用力过大，以免使过多组织液混入血液中。进行多项常规检验时，血液标本采集顺序为血小板计数、红细胞计数、血红蛋白测定、白细胞计数及白细胞分类计数、血型鉴定等。

3. 真空采血法

真空采血法又称为负压采血法，是国际血液学标准化委员会（ICSH）推荐的方法。将有头盖胶塞的采血试管预置一定的真空度，利用其负压自动定量采集静脉血样。分为套筒式和头皮静脉式两种，都是一端为穿刺针，一端为刺塞针，另附不同用途的一次性使用真空采血管。多管采集血液标本的分配顺序为血培养管（黄色）、枸橼酸钠抗凝管（蓝色）、加或未加促凝剂或分离胶的血清管（红色）、加或未加分离胶的肝素管（绿色）、乙二胺四乙酸（EDTA）抗凝管（紫色）、加葡萄糖分解抑制剂管（灰色）。

4. 方法学评价

（1）静脉采血　开放式采血法的操作环节多，难于规范统一，在移液和丢弃注射器时可能造成血液污染。封闭式采血法的操作规范，有利于样本收集运送和保存，防止院内血源性传染病传播。

（2）皮肤采血　缺点是易溶血、凝血、混入组织液，而且局部皮肤揉搓、针刺深度不一、个体皮肤厚度差异等都影响检验结果，检验结果重复性差、准确性不佳。

5. 质量控制

（1）患者　患者活动情况、精神状态、年龄、性别、种族，以及药物、样本采集时间、吸烟、季节等都会影响检验结果。

（2）采血　止血带捆扎时间应小于 1min，如超过 2min，大静脉血流受阻而使毛细血管内压增高，使分子量<5000 的物质溢入组织液；或缺氧引起血液成分的变化，使检验结果不可靠。

（3）溶血　因容器不洁、接触水、强力振荡、操作不慎等可引起溶血，使红细胞计数、血细胞比容（Hct）、血浆或血清化学成分（如钾、镁、转氨酶、胆红素）等多项指标检验结果发生变化。

（4）样本处理　血液样本采集后应立即送检，并尽快进行检验。样本保存不当直接影响检验结果。

（5）检验结果分析　分析结果时，应考虑药物、饮食等因素对结果的影响。同时，应密切结合临床。

三、抗凝剂选择

抗凝指采用物理或化学的方法去除或抑制某些凝血因子的活性，以阻止血液凝固。能够阻止血液凝固的化学物质称为抗凝剂或抗凝物质。常用的抗凝剂有以下几种。

1. 枸橼酸钠

枸橼酸钠又称为柠檬酸三钠，能与血液中的钙离子结合形成可溶性螯合物，使钙离子失去凝血作用，从而阻止血液凝固。因其毒性较小，也用于配制血液保养液。

2. 乙二胺四乙酸盐

乙二胺四乙酸盐有二钠盐、二钾盐和三钾盐，均可与血液中的钙离子结合形成螯合物，从而阻止血液凝固，适用于全血细胞分析，尤其适用于血小板计数。因其影响血小板聚集功能，故不适于做凝血检验和血小板功能试验。

3. 肝素

肝素可加强抗凝血酶Ⅲ（AT-Ⅲ）灭活丝氨酸蛋白酶，促进其对凝血因子Ⅻ、Ⅺ、Ⅸ、Ⅹ和凝血酶活性的抑制，抑制血小板聚集，从而达到抗凝的目的。肝素具有抗凝能力强、不影响血细胞体积、不引起溶血等优点，适用于血细胞比容测定、红细胞渗透脆性试验和血气分析等检验。因其可使白细胞聚集并使血涂片染色后产生蓝色背景，故不适用于凝血功能、白细胞计数和分类计数检验。

4. 草酸盐

草酸盐可与血液中的钙离子形成草酸钙沉淀，从而阻止血液凝固。草酸钾可使红细胞体积缩小，草酸铵则可使红细胞胀大，两者按适当比例混合后，恰好不影响红细胞形态和体积，可用于血细胞比容、血细胞计数、网织红细胞（Ret）计数等项目检验。双草酸盐可使血小板聚集并影响白细胞形态，不适用于血小板计数和白细胞分类计数。

四、血液涂片制备

1. 载玻片的清洁

用于制作血涂片的载玻片必须清洁、干燥、中性、无油腻。新玻片需用 1mol/L HCl 浸泡 24h 后，用清水彻底冲洗，再用蒸馏水浸洗后干燥备用。

2. 血涂片的制备

手工推片法：取血 1 滴置于载玻片一端，以边缘平滑的推片，从血滴前方接触血液，使血液沿推片散开，通常推片与载玻片保持 30°～45°夹角，平稳地向前推动，血液即在载玻片上形成薄层血膜。

一张合格的血涂片，要求厚薄适宜、头体尾分明、细胞分布均匀、边缘整齐，血膜与载玻片的两边和两端各留有空隙，血膜长度占载玻片的 2/3 左右。

血滴愈大、角度愈大、推片速度愈快，血膜愈厚，反之则血膜愈薄。若推片边缘不整齐，血膜则成毛刷状；若推片速度不均匀，血膜则呈断续的搓板状；若载玻片不清洁而有油污，血膜中则有空泡。

五、血液细胞染色

血液细胞染色常用的方法有瑞特染色法和吉姆萨染色法。

1. 瑞特染色法

（1）瑞特染料 瑞特染料由酸性染料伊红和碱性染料亚甲蓝组成。将适量伊红、亚甲蓝溶解在甲醇中，即为瑞特染液。甲醇具有强大的脱水性，可将细胞固定并提高对染料的吸附作用，增强染色效果。

（2）染色方法　将血涂片平放在染色架上，先加瑞特染液数滴，以覆盖整个血膜为宜，固定细胞约 1min。按染液与缓冲液 1∶1 的比例滴加缓冲液，混匀，染色 10min 左右。用细流水缓缓从一端冲去染液，待干燥后镜检。血膜干透后才能染色，染色时间与染液浓度、室温及细胞数量有关。染液愈淡、室温愈低、细胞愈多，所需染色时间愈长，反之所需染色时间缩短。冲洗时不可先倒掉染液，应用细流水从一端缓缓冲洗带走染料残渣，以免残渣沉着在血膜上。

2. 吉姆萨染色法

吉姆萨染料由天青、伊红组成，其染色原理与瑞特染色法基本相同。用甲醇固定干燥的血膜 3～5min。将固定后血涂片置于用 pH 值为 6.4～6.8 的磷酸盐缓冲稀释 10～20 倍的吉姆萨染液中，浸染 10～30min。用水冲洗，待干后镜检。

瑞特染色法对细胞质内的颗粒染色效果好，对细胞核的染色较差；吉姆萨染色法对细胞核和寄生虫着色较好，对细胞核结构显示更清晰，但对细胞质和细胞质内颗粒着色较瑞特染色法差。

六、方法学评价

1. 血涂片制备

手工推片法用血量少、操作简单，是应用最广泛的方法。此外，疟原虫、微丝蚴等检查可采用厚血膜涂片法。

2. 血液细胞染色

瑞特染色法是最经典、最常用的染色法，尤其对于细胞质成分、中性颗粒等可获得很好的染色效果，但对细胞核的着色能力略差。吉姆萨染液对细胞核、寄生虫（如疟原虫等）着色较好，结构更清晰，但对细胞质成分的着色能力略差。采用瑞特-吉姆萨（瑞-吉）复合染液可使细胞质、颗粒、细胞核等均获得满意的染色效果。

七、质量控制

1. 血涂片制备

制备血涂片时，血滴愈大、角度愈大、推片速度愈快，血膜愈厚；反之则愈薄。血细胞比容增高、血液黏度较高时，应采用小血滴、小角度、慢推，可获得满意结果；血细胞比容降低、血液较稀时，应采用大血滴、大角度、快推。

2. 血液细胞染色

血液细胞染色深浅与血涂片中细胞数量、血膜厚度、染色时间、染液浓度、pH 值密切相关。

归 纳 总 结

1. WHO 推荐皮肤采血法采血部位——采集左手无名指或中指指端内侧；婴幼儿

可采集拇趾或足跟内、外侧缘。

2. 止血带捆扎时间应小于1min。

3. 乙二胺四乙酸盐适用于血细胞分析，尤其是血小板计数。双草酸盐抗凝剂不适用于血小板计数、白细胞分类计数。肝素是红细胞渗透脆性试验的理想抗凝剂，亦适用于血细胞比容测定和血气分析等检验，不适用于凝血功能检验、白细胞计数和分类计数。枸橼酸钠与血液的抗凝比例为1：9或1：4，适用于红细胞沉降率、凝血功能检验，是输血保养液的成分。

4. 瑞特染色既有物理的吸附作用，又有化学的亲和作用。

5. 血液细胞染色冲洗时应以流水冲洗，不能先倒掉染液，以防染料沉积在血涂片上。冲洗时间不能过久，以防脱色。如血涂片上有染料颗粒沉积，可滴加甲醇，然后立即用流水冲洗。染色过淡可以复染，复染时应先加缓冲液，再加染液。染色过深可用流水冲洗或浸泡，也可用甲醇脱色。

6. 一张良好的血涂片应厚薄适宜、头体尾明显、细胞分布均匀、血膜边缘整齐，并留有一定空隙。

7. 瑞特染色法是最经典、最常用的染色法，尤其对于细胞质成分、中性颗粒等可获得很好的染色效果，但对细胞核的染色能力略差。

8. 制备血涂片时，血滴越大、角度越大、推片速度越快，血膜越厚；反之则越薄。

相 关 习 题

1. 关于血液的理化性质，下列叙述正确的是
   A. 全身血量为2～3L
   B. 占人体重的10％～12％
   C. 比重主要取决于所含白细胞的百分比
   D. 血液的pH值为7.35～7.45
   E. 血浆渗透压320～340mOsm/(kg·H_2O)

2. 关于全血、血浆和血清的概念叙述，错误的是
   A. 血清是血液离体后血块收缩所分离出的微黄色透明液体
   B. 血浆是不含纤维蛋白原的抗凝血
   C. 抗凝血一般是血液加抗凝剂后的全血
   D. 脱纤维蛋白全血是指用物理方法促使全部纤维蛋白缠绕于玻珠上而得到的血液
   E. 血浆含纤维蛋白原

3. 血清中缺少的物质是
   A. 某些凝血因子
   B. 碱性蛋白质
   C. 网织红细胞
   D. 吞噬细胞
   E. 淋巴细胞

4. 人体内存在的液体称为
   A. 体液
   B. 细胞内液
   C. 电解质
   D. 血浆
   E. 组织液

5. 存在于细胞内的液体称为
   A. 体液
   B. 细胞内液
   C. 电解质
   D. 血浆
   E. 组织液

6. 动脉血的 pH 值为
   A. 7.30
   B. 7.35
   C. 7.40
   D. 7.45
   E. 7.50

7. 与血浆的比重有关的物质是
   A. 红细胞含量
   B. 血红蛋白含量
   C. 白细胞含量
   D. 血浆内蛋白浓度
   E. 血小板含量

8. 正常人全血黏度是生理盐水黏度的
   A. 1~2 倍
   B. 2~3 倍
   C. 3~4 倍
   D. 4~5 倍
   E. 5~6 倍

9. 正常人血浆渗透压(mOsm/kg·H_2O)为
   A. 260~280
   B. 290~310
   C. 320~350
   D. 360~380
   E. 390~1200

10. 氰化物中毒者血液颜色呈
    A. 鲜红色
    B. 暗红色
    C. 褐色
    D. 樱桃红色
    E. 紫色

11. 不影响血液成分的生理因素是
    A. 吸烟
    B. 进食
    C. 运动
    D. 激动
    E. 采血方式

12. 毛细血管采血,进针深度应在
    A. 1~2mm
    B. 2~3mm
    C. 3~4mm
    D. 4~5mm
    E. 不超过 5mm

13. 关于毛细血管采血法,下列叙述错误的是
    A. 一般用三棱针或专用采血针
    B. 宜一人一针一管
    C. 针刺入皮肤深度以 2~3mm 为宜
    D. 如血流不畅可在针刺周围用力挤压
    E. 第一滴血含组织液多弃去不用

14. 成人末梢采血推荐的采血部位是
    A. 手背静脉
    B. 肘正中静脉
    C. 颈静脉
    D. 左手无名指内侧
    E. 耳垂

15. 关于毛细血管采血法,下列叙述正确的是
    A. 耳垂血的血红蛋白比静脉血低 10% 左右
    B. 耳垂采血时可用力挤压
    C. 婴幼儿宜用耳垂或手指采血
    D. 成人要推荐用手指采血,因其检验结果比较恒定
    E. 耳垂采血结果恒定

16. 关于采血的叙述,正确的是
    A. 皮肤采血缺点是易于溶血、凝血、

混入组织液

B. 开放式采血法的操作环节少

C. 采血时患者情况不会影响检验结果

D. 容器不洁不会引起溶血

E. 样本保存不会影响检验结果

17. 关于皮肤采血，下列叙述正确的是

    A. 检验结果重复性好

    B. 操作规范

    C. 有利于样本的运送

    D. 操作方便

    E. 防止院内血源性传染

18. 关于皮肤采血法，下列叙述正确的是

    A. 耳垂血的血红蛋白、红细胞、白细胞、血细胞比容结果均比静脉血低

    B. 耳垂采血时用力挤压出的第一滴血即可用于检验

    C. 婴幼儿宜用耳垂或手指采血

    D. 成人要推荐用手指采血，因其检验结果比较恒定

    E. 如血流不畅，可在穿刺处周围用力挤压

19. 皮肤采血法进行多项检验时，采血时应首先做的检验是

    A. 红细胞计数

    B. 白细胞计数

    C. 血红蛋白测定

    D. 血小板计数

    E. 血型鉴定

20. 关于血液标本采集，叙述错误的是

    A. 静脉采血时止血带压迫血管超过1min，血液成分就会有轻微的变化

    B. 开放式静脉采血标本，会受环境影响

    C. 皮肤采血所获标本和静脉采血一

样能准确反映全身血液循环情况

D. 封闭式静脉采血，有利于保护标本的原始性状

E. 封闭式静脉采血，标本便于运输

21. 关于皮肤采血，叙述错误的是

    A. 耳垂采血痛感较轻，检验结果恒定

    B. 手指采血操作方便，检验结果恒定

    C. WHO 推荐采集左手无名指指端内侧血液

    D. 激光无痛采指血仪可以有效避免组织液、细胞外液混入，确保检验结果准确

    E. 严重烧伤者，可选择皮肤完好处采血

22. 静脉采血进针时，如患者发生眩晕，应

    A. 一边加速采血，一边给患者吸氧

    B. 加速采足血量，然后拔出针头

    C. 紧急向上级领导汇报

    D. 迅速换用葡萄糖液注射

    E. 立即拔出针头，让患者平卧休息

23. 婴幼儿静脉采血推荐的采血部位是

    A. 手背静脉

    B. 肘正中静脉

    C. 颈静脉

    D. 左手无名指内侧

    E. 耳垂

24. 成人静脉采血一般选择

    A. 贵要静脉

    B. 颈外静脉

    C. 肘正中静脉

    D. 股静脉

    E. 尺静脉

25. 常用彩色真空采血器，黑色头盖管用于

A. 血培养

B. 钾测定

C. 血沉测定

D. 铅测定

E. 葡萄糖测定

26. 常用彩色真空采血器淡绿色盖子的容器用于

A. 血培养

B. 钾测定

C. 血沉测定

D. 铅测定

E. 葡萄糖测定

27. 封闭式采血的优点不包括

A. 操作规范

B. 防止院内血源性传染

C. 有利于样本的运送

D. 检验结果可靠

E. 易于溶血

28. 四肢静脉采血时，止血带结扎的时间不宜超过

A. 1min

B. 2min

C. 3min

D. 4min

E. 5min

29. 如果止血带压迫静脉超过1min，会发生

A. 血氧含量降低

B. 乳酸增加

C. 清蛋白增加

D. 转氨酶增加

E. pH值下降

30. 与血液标本发生溶血无关的因素是

A. 容器不清洁

B. 强力振荡

C. 接触水

D. 操作不慎

E. 加入过量的抗凝剂

31. 用魏氏法测定血沉，抗凝剂与血液的比例为

A. 1：1

B. 1：2

C. 1：4

D. 1：3

E. 1：9

32. ICSH建议血细胞计数用的抗凝剂是

A. EDTA - K$_2$

B. EDTA - Na$_2$

C. 草酸钠

D. 肝素

E. 枸橼酸钠

33. 不与钙离子作用，但能阻止血液凝固的抗凝剂是

A. EDTA - Na$_2$

B. EDTA - K$_2$

C. 枸橼酸钠

D. 肝素

E. 草酸盐

34. 肝素的抗凝机制是

A. 促进内皮细胞释放血栓调节蛋白

B. 增强血栓调节蛋白与凝血酶的结合

C. 与凝血酶形成1：1的复合物

D. 与抗凝血酶结合并增强其功能

E. 促进灭活F V a和F Ⅷ a

35. 肝素作为抗凝剂，下列叙述错误的是

A. 具有较强的抗凝能力

B. 不影响血细胞体积

C. 过量使用可引起白细胞凝集

D. 适用于研究细胞结构及形态

E. 适用于做生化或免疫检测

36. 适用于红细胞沉降率的抗凝剂是

A. 双草酸盐

B. EDTA - Na$_2$

C. 草酸钠

D. 肝素

E. 枸橼酸钠

37. 关于乙二胺四乙酸盐的应用，正确的叙述是

A. 适合做血小板功能试验

B. 对红细胞、白细胞形态的影响很小

C. 对血小板计数影响较大

D. ICSH 建议，血细胞计数采用 EDTA -Na$_2$ 作抗凝剂

E. 适合凝血象检验

38. 能加强抗凝血酶Ⅲ的活性，从而具有阻止凝血酶的形成的抗凝剂是

A. 乙二胺四乙酸盐

B. 肝素

C. 草酸钠

D. 草酸铵

E. 枸橼酸钠

39. 红细胞渗透脆性试验的理想抗凝剂是

A. 肝素

B. 草酸铵

C. 枸橼酸盐

D. 乙二胺四乙酸盐

E. 草酸钾

40. 常用凝血象检验、红细胞沉降率检测的抗凝剂是

A. 肝素

B. 草酸铵

C. 枸橼酸盐

D. 乙二胺四乙酸盐

E. 草酸钾

41. 肝素或双草酸盐抗凝血都不适用于

A. 红细胞计数

B. 白细胞分类计数

C. 血红蛋白测定

D. 血细胞比容测定

E. 生化或免疫测定

42. 枸橼酸钠作为凝血常规检测的抗凝剂，主要优点是可以稳定因子

A. Ⅺ

B. Ⅹ

C. Ⅴ

D. Ⅱ

E. Ⅴ和Ⅷ

43. 可用于血液保养液的抗凝剂是

A. 枸橼酸钠

B. EDTA – Na$_2$

C. 草酸钾

D. 肝素

E. 双草酸盐

44. 关于枸橼酸钠抗凝剂的叙述，错误的是

A. 适用于红细胞沉降率的检测

B. 适用于血常规检验

C. 适用于凝血常规检验

D. 属于输血保养液的成分

E. 能与血液中的钙离子形成螯合物

45. 不影响红细胞形态和体积的草酸盐抗凝剂是

A. 草酸钾

B. 草酸钠

C. 草酸铵

D. 双草酸盐

E. 枸橼酸钠

46. 严重贫血患者制备血涂片时需

A. 血滴大、角度大、快推

B. 血滴小、角度小、慢推

C. 血滴小、大角度、慢推

D. 血滴大、角度大、慢推

E. 血滴大、角度小、快推

47. 血涂片制备过程中，不会影响血涂片质量的是

A. 血膜厚薄

B. 静脉血标本

C. 新玻片

D. 染料 pH 值

E. 温度

48. 影响血涂片质量的原因有

A. 用未处理的新玻片

B. 推片时用力均匀

C. 血液较稀时，应采用大血滴

D. 冬天应适当延长染色时间

E. 将刚制成的血膜在空气中挥动，使之迅速干燥

49. 制备血涂片，如血膜较厚，可能由于

A. 血滴较大

B. 玻片不清洁

C. 推片角度太小

D. 推片速度太慢

E. 推片用力不均

50. 导致血涂片血膜厚的因素不包括

A. 血滴过小

B. 推片时过快

C. 推片角度过大

D. 血液黏度高

E. 血细胞比容高

51. 患者，男，40 岁，在西藏居住 25 年。健康体检外周血常规检验结果显示：红细胞计数（RBC）$6.5 \times 10^{12}/L$，血红蛋白计数（Hb）190g/L，血细胞比容 0.66，其余结果均正常。为得到满意的血涂片，涂片时应注意采用

A. 小血滴、小角度、慢速推片

B. 小血滴、大角度、快速推片

C. 大血滴、大角度、快速推片

D. 大血滴、小角度、慢速推片

E. 大血滴、小角度、快速推片

52. 属于碱性物质的是

A. 血红蛋白

B. 细胞核蛋白

C. 嗜碱性颗粒

D. 淋巴细胞细胞质

E. 中性颗粒

53. 瑞特染色时间长短与下列哪项无关

A. 染色液与缓冲液的比例

B. 室内温度

C. 有核细胞数量

D. 染液存放的时间

E. 血膜的长短

54. 用于观察细胞核和寄生虫的首选染色方法是

A. 瑞特染色法

B. 吉姆萨染色法

C. 巴氏染色法

D. HE 染色法

E. 瑞-吉复合染色法

55. 白细胞分类计数常用的染色方法是

A. 瑞特染色法

B. 吉姆萨染色法

C. 巴氏染色法

D. 新亚甲蓝活体染色法

E. 抗酸染色法

56. 用于观察细胞成分、中性颗粒的首选染色方法是

A. 瑞特染色法

B. 吉姆萨染色法

C. 巴氏染色法

D. HE 染色法

E. 瑞-吉复合染色法

57. 血涂片瑞特染色时，缓冲液常用的 pH 值为

A. 5.5～6.0

B. 6.4～6.8

C. 6.2～7.2

D. 7.0～7.5

E. 7.5～8.0

58. 下列关于瑞特染色法的叙述，正确

的是

A. 瑞特染色法的最适 pH 为 6～7

B. 染液配制后可立即使用

C. 瑞特染料中含酸性染料亚甲蓝和碱性染料伊红

D. 染色时间不受室温影响

E. 缓冲液 pH 值偏高，血涂片颜色会偏蓝色

59. 瑞特染液的主要成分是

A. 丙酮、伊红、亚甲蓝

B. 无水乙醇、伊红、亚甲蓝

C. 甲醇、伊红、亚甲蓝

D. 二甲苯、伊红、亚甲蓝

E. 乙二醇、伊红、亚甲蓝

60. 瑞特染色时，血片着色偏红，调整染色的方法为

A. 增加缓冲液的 pH 值

B. 减少缓冲液的 pH 值

C. 与缓冲液的 pH 值无关

D. 稀释缓冲液

E. 浓缩缓冲液

61. 瑞特染色时使用的染料是

A. 伊红-亚甲蓝

B. 伊红-天青

C. 亚甲蓝-天青

D. 伊红-甲醇

E. 亚甲蓝-甲醇

62. 吉姆萨染色时使用的染料

A. 伊红-亚甲蓝

B. 伊红-天青

C. 亚甲蓝-天青

D. 伊红-甲醇

E. 亚甲蓝-甲醇

63. 关于瑞特染色法的原理，错误的是

A. 细胞的染色既有物理的吸附作用，又有化学的亲和作用

B. 染液中亚甲蓝带正电荷，伊红带

负电荷

C. 细胞在偏碱环境中正电荷增多

D. 嗜酸性颗粒为碱性物质，与伊红结合染粉红色

E. 细胞核蛋白为酸性物质，与亚甲蓝结合染蓝色

64. 瑞特染色时，如果缓冲液的 pH 值偏碱，则红细胞会呈现

A. 灰蓝色

B. 粉红色

C. 橙红色

D. 紫黑色

E. 黄色

65. 瑞特染色后结果偏酸，可出现

A. 所有细胞染灰蓝色

B. 嗜酸性颗粒染成暗褐色

C. 白细胞核呈深蓝色

D. 嗜中性颗粒染成紫黑色

E. 红细胞偏红

66. 血涂片瑞特染色时，红细胞染红色，白细胞核着色不好，缓冲液 pH 值可能为

A. 5.4

B. 6.4

C. 7.4

D. 8.4

E. 9.4

67. 瑞特染料包括

A. 伊红与亚甲蓝

B. 伊红与丙酮

C. 煌焦油蓝

D. 苏木素

E. 沙黄

68. 关于瑞特染色的叙述，正确的是

A. 最适 pH 在 6.4～6.8

B. 染料仅由酸性伊红和碱性亚甲蓝组成

C. 瑞特染色现用现配

D. pH 值偏碱，细胞染色偏红

E. 化学的亲和作用是细胞着色的主要原因

69. 瑞特染色后若血涂片上有染料沉渣，最好的解决方法是

A. 立即用流水冲洗

B. 重新复染后，再用流水冲洗

C. 待涂片干燥后再加数滴染液于涂片上，数秒后用流水冲洗

D. 可滴加甲醇，然后立即用流水冲洗

E. 用乙醇浸泡

70. 血涂片染色后红细胞染成蓝绿色和白细胞核染成紫色，可在下述何种情况时出现

A. 缓冲液在血片上放置过久

B. 染色时间不够

C. 染色时间过长

D. 瑞特染色结果偏碱

E. 瑞特染色结果偏酸

71. 外周血涂片经瑞特染色后红细胞中央染色较深，外周淡染，此种情况可见于

A. 珠蛋白生成障碍性贫血

B. 再生障碍性贫血

C. 遗传性球形红细胞增多症

D. 缺铁性贫血

E. 巨幼细胞贫血

72. 关于瑞特染色，正确的描述是

A. 血红蛋白为酸性物质，与酸性染料伊红结合

B. 血红蛋白为酸性物质，与亚甲蓝结合

C. 中性颗粒与伊红和亚甲蓝均可结合

D. 偏酸性环境中易染色偏蓝

E. 偏碱性环境中易染色偏红

73. 瑞特染色法中缓冲液的主要作用是

A. 稀释染液以防着色太深

B. 不改变细胞所带电荷

C. 增加细胞对染料的亲和力

D. 保证细胞染色时有恒定最佳 pH 值条件

E. 促进染色进行

74. 关于血液细胞染色，错误的是

A. 瑞特染色法是最常用的染色方法

B. 吉姆萨染色法是最常用的染色方法

C. 瑞特染液中的伊红是酸性染料，亚甲蓝是碱性染料

D. 吉姆萨染色对细胞核的着色较好

E. 瑞特染色对细胞质的着色较好

75. 与瑞特染色所需时间长短无关的因素是

A. 载玻片的厚薄

B. 染液浓度

C. 染色的温度

D. 血细胞多少

E. 血膜的厚薄

76. 瑞特染液的质量常用吸光度比值（RA）来评价，RA 降到多少染液即可使用

A. 1.0 ± 0.1

B. 2.0 ± 0.1

C. 1.5 ± 0.1

D. 1.7 ± 0.1

E. 1.3 ± 0.1

77. 血涂片瑞特染色，红细胞染红色，白细胞的细胞核着色不良，缓冲液的 pH 值可能为

A. 5.6

B. 6.4

C. 6.8

D. 7.8

E. 8.4

考 题 示 例

1. 血液 pH 值为【基础知识】
   A. 6.00～6.20
   B. 6.35～6.45
   C. 6.80～7.00
   D. 7.35～7.45
   E. 7.80～8.00

2. 血浆蛋白中白蛋白的主要生理功能是
   【基础知识】
   A. 营养作用
   B. 免疫作用
   C. 运输作用
   D. 维持胶体渗透作用
   E. 缓冲作用

3. 血清与血浆的主要区别是【基础知识】
   A. 白蛋白
   B. 球蛋白
   C. 脂蛋白
   D. 纤维蛋白原
   E. 转铁蛋白受体

4. WHO 推荐的成人皮肤采血部位是【基础知识】
   A. 耳垂
   B. 拇趾
   C. 无名指指端
   D. 足跟内外侧
   E. 任何皮肤完好处

5. WHO 推荐的婴幼儿皮肤采血部位【基础知识】
   A. 无名指
   B. 手背
   C. 足跟内外侧
   D. 耳垂

E. 任何皮肤完好部位

6. 静脉采血首选的部位是【基础知识】
   A. 手背静脉
   B. 内踝静脉
   C. 肘部静脉
   D. 头皮静脉
   E. 颈外静脉

7. 关于静脉采血方法，错误的是【专业知识】
   A. 从内向外消毒穿刺皮肤
   B. 止血带使用时间在 1min 内
   C. 见回血后松止血带
   D. 未拔针头直接将血液打入容器
   E. 需要抗凝时应与抗凝剂轻轻混匀

8. 下列关于静脉采血的操作过程错误的是【专业知识】
   A. 患者在采血前应保持平静
   B. 止血带结扎时间不应超过 1min
   C. 采血后应将真空管颠倒混匀
   D. 溶血不会影响血细胞计数
   E. 结果分析时应考虑药物、饮食的影响

9. 关于血液标本采集的说法，错误的是【相关专业知识】
   A. 静脉输液同侧采血对检验结果无影响
   B. 患者在采血前应保持平静
   C. 止血带结扎时间应不超过 1min
   D. 溶血会影响血细胞计数结果
   E. 药物可对一些检测结果有影响

10. 关于毛细血管采血法的叙述，下列哪项是正确的【相关专业知识】

A. 耳垂采血时用强力挤压，取挤出的第一滴血液进行检验

B. 耳垂血较静脉血的测定值低

C. 用指端毛细血管血测定血红蛋白和白细胞计数结果比较恒定

D. 婴幼儿首先的采血部位是耳垂

E. 耳垂血结果较手指血稳定

11. 皮肤采血的优点是【相关专业知识】

A. 结果重复性良好

B. 局部没有创伤

C. 不易混入组织液

D. 针刺深度易控制

E. 操作方法简便

12. 新生儿做血细胞计数，常采用下列哪个部位采血【专业实践能力】

A. 手指

B. 耳垂

C. 足跟

D. 肘部静脉

E. 手背

13. 患者发热初期或高峰期宜采集的是【专业实践能力】

A. 血液标本

B. 尿标本

C. 脑脊液标本

D. 咽拭子标本

E. 粪便标本

14. 在正常情况下属于无菌标本的是【相关专业知识】

A. 血液

B. 鼻咽拭子

C. 阴道拭子

D. 粪便

E. 痰

15. 全血标本在室温放置一段时间后，血糖浓度有何变化【专业实践能力】

A. 不变

B. 下降

C. 升高

D. 采用肝素抗凝，则血糖浓度不变

E. 采用含氟抗凝剂会加速血糖下降

16. 关于毛细血管采血的叙述，错误的是【专业知识】

A. 按照无菌技术操作

B. 针刺深度 2～3mm 为宜

C. WHO 推荐采血部位为左手

D. 酒精消毒皮肤后立即采血

E. 采血部位不应有冻疮等组织损伤

17. 患者，女，23 岁。重度烧伤（四肢及面部），现需检验血液细胞分析，应采用的血液样本是【专业实践能力】

A. 肘部静脉血

B. 耳垂末梢血

C. 手指末梢血

D. 颈外静脉血

E. 股静脉血

18. 患者，女，56 岁。查体时行生化常规检验，各项指标皆正常，但血钾浓度为 22.3mmol/L。抽血复查时，应该使用的真空抗凝管是【专业实践能力】

A. 紫色帽抗凝管

B. 红色帽抗凝管

C. 蓝色帽抗凝管

D. 灰色帽抗凝管

E. 黑色帽抗凝管

19. 全血细胞计数所用真空采血管的管帽颜色是【相关专业知识】

A. 红色

B. 紫色

C. 淡蓝色

D. 绿色

E. 金黄色

20. 血细胞计数应选用的抗凝剂是【专业

知识】

A. 枸橼酸钠

B. 草酸钠

C. 双草酸盐

D. 肝素

E. EDTA－K_2

21. 患儿，女，9岁。因头晕、面色苍白、乏力2年，加重1个月，前来就诊。如进行血液分析检验，需使用的抗凝剂为【专业实践能力】

A. 草酸铵

B. EDTA－K_2

C. 肝素钠

D. 枸橼酸钠

E. 肝素锂

22. 枸橼酸钠能够螯合血液中的【基础知识】

A. 钠离子

B. 氯离子

C. 镁离子

D. 钙离子

E. 锌离子

23. 凝血象检验应选用的抗凝剂是【专业知识】

A. 枸橼酸钠

B. 草酸钠

C. 双草酸盐

D. 肝素

E. EDTA－K_2

24. 凝血检验中，109mmol/L（3.2％）枸橼酸钠与血液的比例是【基础知识】

A. 1∶1

B. 1∶4

C. 1∶5

D. 1∶7

E. 1∶9

25. 血液保存应选用的抗凝剂是【专业知

识】

A. 枸橼酸钠

B. 草酸钠

C. 双草酸盐

D. 肝素

E. EDTA－K_2

26. 某患者因发热须采集静脉血检验。血沉测定应采用的抗凝剂是【专业知识】

A. 枸橼酸钠

B. 肝素

C. EDTA－K_2

D. 草酸钾

E. 草酸钠

27. 肝素的抗凝作用需依赖【基础知识】

A. 肝素酶

B. 抗凝血酶Ⅲ

C. 凝血因子Ⅹ

D. 凝血因子Ⅴ

E. α_1-抗胰蛋白酶

28. 具有灭活丝氨酸蛋白酶作用的抗凝剂是【专业知识】

A. 肝素钠

B. 草酸钠

C. 草酸钾

D. 枸橼酸钠

E. 乙二胺四乙酸钠

29. 肝素作为抗凝剂最常用于【相关专业知识】

A. 血细胞计数

B. 红细胞渗透脆性试验

C. 血细胞压积

D. 红细胞沉降率

E. 白细胞分类计数

30. 下列哪项不是通过与钙离子形成螯合物而产生抗凝作用的抗凝剂【专业知识】

A. 肝素

B. 草酸钠
C. 草酸钾
D. 乙二胺四乙酸盐
E. 枸橼酸钠

31. 双草酸盐抗凝剂是草酸钾与草酸铵以下列哪种比例混合而成【专业实践能力】
   A. 4：6
   B. 2：4
   C. 1：3
   D. 6：8
   E. 3：5

32. 生化试验应选用的抗凝剂是【相关专业知识】
   A. 肝素
   B. 乙二胺四乙酸盐
   C. 草酸盐
   D. 分离胶
   E. 枸橼酸盐

33. 标本检验结果是诊疗行为的必要依据，在标本的采集、处置过程中，正确的做法是【基础知识】
   A. 采集标本量越多越好
   B. 采集标本量越少越好
   C. 传染性标本注意防护
   D. 使用完毕的标本交给科研机构
   E. 标本放置在黑色垃圾袋中焚烧

34. 红细胞中浓度显著高于血清中浓度的是【专业实践能力】
   A. 钠
   B. 钾
   C. 葡萄糖
   D. 尿素氮
   E. 尿酸

35. 溶血标本不会影响检验结果的是【专业实践能力】
   A. 红细胞计数

B. 白细胞计数
C. 血涂片
D. 血清钾测定
E. 血细胞比容测定

36. 下列哪种成分的测定受标本溶血的影响大【专业实践能力】
   A. 钾
   B. 钠
   C. 钙
   D. 葡萄糖
   E. 白蛋白

37. 关于血涂片制备的描述，错误的是【专业实践能力】
   A. 血滴越大，血膜越厚
   B. 角度越大，血膜越薄
   C. 推片速度越快，血膜越厚
   D. 载玻片不清洁，血膜可出现气泡
   E. 推片用力不均匀，血膜呈搓板状

38. 不符合良好血涂片要求的是【专业实践能力】
   A. 头体尾分明
   B. 血膜厚薄适宜
   C. 两边留有空隙
   D. 细胞均匀分布
   E. 血膜占玻片长度1/3左右

39. 患者，男，32岁。面颊和口唇绛红色，有高血压史。外周血检验结果：RBC 7.1×10^{12}/L，Hb 192g/L，Hct 0.65，白细胞计数（WBC）22×10^9/L，仪器报警提示白细胞分类有核左移现象，需要制备血涂片显微镜检验。为了得到满意的血涂片，应采取的措施是【专业实践能力】
   A. 小血滴、大角度、快速推片
   B. 小血滴、小角度、慢速推片
   C. 大血滴、大角度、快速推片
   D. 大血滴、大角度、慢速推片

E. 大血滴、小角度、快速推片

40. 患者，男，32 岁。在拉萨上班 12 年。外周血检验结果：RBC 6.5×10^{12}/L，Hb 190g/L，Hct 0.65。如按常规操作进行外周血涂片，最可能出现的是【专业实践能力】

A. 血膜分布不均

B. 血膜过窄

C. 血膜过长

D. 血膜过厚

E. 血膜过薄

41. 下面关于人体血液的叙述中，错误的是【基础知识】

A. 血小板有运输二氧化碳的功能

B. 红细胞具有运输氧的功能

C. 白细胞能吞噬病菌

D. 血浆能运载血细胞运输养料和废物

E. 血小板能够维持血管内皮的完整性

42. 医技科室可以将患者的检验结果报告给【相关专业知识】

A. 检验的申请者

B. 不负责该患者的临床医生

C. 经患者同意的其他人员

D. 依据法律不可知悉的人员

E. 认识该患者的其他人员

第二章　红细胞检验

单元	细目	要点	要求	科目
红细胞检验	1. 概要	(1)红细胞生理	了解	1，2
		(2)血红蛋白	了解	1，2
	2. 红细胞计数	(1)检验原理	掌握	1，3
		(2)操作方法	熟练掌握	3，4
		(3)方法学评价	了解	3，4
		(4)质量控制	了解	3，4
		(5)参考区间	掌握	2，4
		(6)临床意义	掌握	2，4
	3. 血红蛋白测定	(1)检验原理	掌握	1，3
		(2)氰化高铁血红蛋白测定法操作	熟练掌握	3，4
		(3)方法学评价	了解	3，4
		(4)质量控制	了解	3，4
		(5)参考区间	掌握	2，4
		(6)临床意义	掌握	2，4
	4. 红细胞形态检验	(1)检验原理	掌握	1，3
		(2)方法学评价	了解	3，4
		(3)质量控制	掌握	3，4
		(4)参考区间	掌握	2，4
		(5)临床意义	了解	2，4
	5. 血细胞比容测定	(1)检验原理	了解	1，3
		(2)操作方法	熟练掌握	3，4
		(3)方法学评价	了解	3，4
		(4)质量控制	了解	3，4
		(5)参考区间	掌握	2，4
		(6)临床意义	了解	2，4

续表

单元	细目	要点	要求	科目
红细胞检验	6. 红细胞平均指数	(1)检验原理	掌握	1，3
		(2)方法学评价	了解	3，4
		(3)质量控制	了解	3，4
		(4)参考区间	掌握	2，4
		(5)临床意义	了解	2，4
	7. 网织红细胞计数	(1)检验原理	熟练掌握	1，3
		(2)操作方法	熟练掌握	3，4
		(3)方法学评价	了解	3，4
		(4)质量控制	了解	3，4
		(5)参考区间	掌握	2，4
		(6)临床意义	掌握	2，4
	8. 嗜碱性点彩红细胞计数	(1)检验原理	了解	1，3
		(2)操作方法	熟练掌握	3，4
		(3)方法学评价	了解	3，4
		(4)质量控制	了解	3，4
		(5)参考区间	掌握	2，4
		(6)临床意义	了解	2，4
	9. 红细胞沉降率测定	(1)检验原理	掌握	1，3
		(2)操作方法	熟练掌握	3，4
		(3)方法学评价	了解	3，4
		(4)质量控制	了解	3，4
		(5)参考区间	掌握	2，4
		(6)临床意义	了解	2，4

注：1—基本知识；2—相关专业知识；3—专业知识；4—专业实践能力。

内 容 概 要

一、概要

1. 红细胞生理

红细胞起源于骨髓造血干细胞，在促红细胞生成素（EPO）作用下，分化为红系祖细胞，经原始红细胞阶段，再分裂为早幼、中幼和晚幼红细胞，晚幼红细胞经过脱核而成为网织红细胞，这一过程在骨髓中完成，需要 72h，再经过 48h 左右即发育成完全成熟的红细胞。

2. 血红蛋白

血红蛋白(Hb)是红细胞的主要成分，由珠蛋白和亚铁血红素组成。亚铁血红素由 Fe^{2+} 和原卟啉组成。每克血红蛋白可携带 1.34ml 氧，成人血液中有 600g 左右的血红蛋白，可携氧约 800ml。

二、红细胞计数

1. 检验原理

红细胞计数指计数单位体积外周血液中红细胞的数量，是诊断贫血等疾病最常用的检验项目之一。用等渗稀释液将血液稀释一定倍数，充入计数池中，于显微镜下计数一定体积内的红细胞数，经过换算即可求得每升血液内的红细胞数。

2. 操作方法

(1)改良牛鲍计数板　显微镜计数操作为：取稀释液 2.0ml，加入全血 $10\mu l$，混匀、充池、静置 3～5min 后，高倍镜下计数中央大方格内 4 角和正中 5 个中方格内的红细胞数，经换算求出每升血液中的红细胞数量。计算公式为红细胞计数/L＝N×25/5×10×10^6×200。

(2)常用稀释液　①Hayem 稀释液：其中的 NaCl 和 Na_2SO_4 调节渗透压，后者还可提高比重以防止细胞粘连，$HgCl_2$ 为防腐剂。②枸橼酸钠甲醛盐水稀释液：其中的 NaCl 和枸橼酸钠调节渗透压，后者还有抗凝作用，甲醛为防腐剂。③生理盐水或 1% 甲醛生理盐水：急诊时使用。

3. 方法学评价

(1)显微镜计数法　优点是：传统方法，设备简单，成本低；为参考方法，用于血细胞分析仪异常检验结果的复核。缺点是：费时、重复性较差，结果的准确性取决于操作者的技术水平。

(2)血液分析仪法　优点是：常用方法，比手工法精确，且操作简便、快速，重复性好，适用于大批量标本筛查、健康人群体检。缺点是：成本高、环境条件要求高，准确性取决于仪器性能及工作状态。当白细胞数量明显增高时，会干扰红细胞计数和体积测定而产生误差。

4. 质量控制

红细胞在室温和 4～8℃可稳定 3d，37℃可稳定 36h，以后逐渐减少；血液加入稀释液后和充池前需充分混匀；计数时光线不宜过强；当白细胞计数 $>100×10^9$/L 时，可对红细胞计数结果产生影响。

5. 参考区间

(1)显微镜计数法　成年男性为(4.0～5.5)×10^{12}/L，成年女性为(3.5～5.0)×10^{12}/L，新生儿为(6.0～7.0)×10^{12}/L。

(2)血细胞分析仪法　成年男性为(4.3～5.8)×10^{12}/L，成年女性为(3.8～5.1)×10^{12}/L。

医学决定水平：高于 $6.8 \times 10^{12}/L$，应采取治疗措施；低于 $3.5 \times 10^{12}/L$，可诊断为贫血，应寻找病因；低于 $1.5 \times 10^{12}/L$，应考虑输血。

6. 临床意义

(1)生理性变化　①年龄与性别的影响。新生儿红细胞明显增高，出生 2 周后下降，男性在 6～7 岁时最低，随年龄增长而升高，25～30 岁达最高峰，以后逐渐下降。女性 13～15 岁达高峰，以后逐渐下降，21～35 岁维持最低水平。②高原居民、剧烈的体力劳动(或剧烈运动)、情绪激动时生理性增多。③6 个月至 2 岁的婴幼儿、妊娠中晚期、老年人可生理性减少。

(2)病理性增多　①相对性增多：由于大量失水、血浆量减少而使血液浓缩所致。②绝对性增多：继发性增多可见于严重的慢性心肺疾病、发绀性先天性心脏病等；原发性增多可见于真性红细胞增多症、良性家族性红细胞增多症等。

(3)病理性减少　①骨髓造血功能低下；②造血原料缺乏；③红细胞破坏增加；④红细胞丢失过多。

三、血红蛋白测定

1. 检验原理

氰化高铁血红蛋白测定法：血液中除硫化血红蛋白(SHb)外的各种 Hb 均可被高铁氰化钾氧化为高铁血红蛋白，再与 CN^- 结合生成稳定的棕红色复合物——氰化高铁血红蛋白(HiCN)，其在 540nm 波长处有一吸收峰，用分光光度计测定该处的吸光度，经换算即可得到每升血液中的血红蛋白浓度，或通过制备的标准曲线查得血红蛋白浓度。

2. 氰化高铁血红蛋白测定法操作

(1)直接定量测定　取 HiCN 转化液 5.0ml→加入抗凝全血 $20\mu l$→混匀，静置 5min→测定吸光度→计算。

(2)HiCN 标准液比色法测定　制备标准曲线或计算 K 值→测定标本吸光度→标准曲线查出或用 K 值计算出血红蛋白浓度。

3. 方法学评价

(1)氰化高铁血红蛋白测定法　优点为：操作简单，结果稳定可靠，反应速度快，可检测除 SHb 外的所有 Hb，试剂容易保存，便于质控。缺点为：KCN 试剂有剧毒，遇到高白细胞、高球蛋白血症标本可致浑浊，对 HbCO 的反应慢，不能测定 SHb。本法为 WHO、ICSH 推荐的参考方法。

(2)十二烷基硫酸钠血红蛋白(SDS－Hb)测定法　优点为：该法是替代方法或次选方法，试剂无毒，无公害，操作简单，呈色稳定，准确度和精密度高。缺点为：SDS 质量差异性大，消光系数未确定；溶血活力大，易破坏白细胞，不适于同时使用血细胞分析仪对白细胞计数。

(3)叠氮高铁血红蛋白(HiN_3)测定法　优点是：反应迅速，呈色稳定，准确度、精密度较高。不足是：试剂有毒性。

(4)溴代十六烷基三甲胺(CTAB)血红蛋白测定法　优点是：溶血性强且不破坏白

细胞，适于血液分析仪检测。不足是：精密度、准确度较差。

4. 质量控制

（1）样本　异常血浆蛋白质、高脂血症、白细胞计数超过 $30 \times 10^9/L$、脂滴等可产生浊度，干扰 Hb 测定。

（2）采血部位　部位不同，结果不同。静脉血比毛细血管血低 $10\% \sim 15\%$。

（3）结果分析　测定值假性增高的原因是稀释倍数不准、红细胞溶解不当、血浆中脂质或蛋白质量增加。

（4）HiCN 参考液　制备标准曲线、计算 K 值、校准仪器和其他测定方法的重要物质。

（5）HiCN 转化液　应置于棕色玻璃瓶内，不得使用塑料容器，以防 CN^- 丢失。为确保 HbCO 完全转化，可延长转化时间或加大试剂中 $K_3Fe(CN)_6$ 用量。转化液含剧毒氰化钾，处理时应先以水稀释废液（1∶1），再按每升废液加次氯酸钠 35ml，充分混匀后敞口放置 15h 以上，再排入下水道。

5. 参考区间

成年男性为 $130 \sim 175g/L$，成年女性为 $115 \sim 150g/L$，新生儿为 $180 \sim 190g/L$。

6. 临床意义

根据血红蛋白浓度可将贫血分为 4 度。Hb$<120g/L$（女性$<110g/L$）时，为轻度贫血；Hb$<90g/L$ 时，为中度贫血；Hb$<60g/L$ 时，为重度贫血；Hb$<30g/L$ 时，为极重度贫血。Hb$<45g/L$ 时，应考虑输血。其他临床意义与红细胞计数临床意义基本一致。

四、红细胞形态检验

1. 检验原理

不同形态红细胞，由于化学成分和性质不同，对酸性及碱性染料的亲和作用、吸附作用不同，经涂片染色后，呈现出各自的染色特点。

2. 方法学评价

（1）显微镜法　显微镜法主要用于红细胞形态的识别，特别是异常形态的鉴别，也是仪器法检测的复查方法。

（2）血细胞分析仪法　血细胞分析仪法能提供红细胞数量及其他相关参数，并对异常结果予以报警提示，但不能直接提供红细胞形态改变的确切信息，需要用显微镜法复查。

3. 质量控制

（1）在制片和染色过程中避免人为因素造成的红细胞形态异常。

（2）红细胞在整张血涂片上通常不是均匀分布的，应先在低倍镜下估计细胞的分布和染色情况，形态检验部位应在体尾交界处，红细胞单个分散、不重叠的区域。

（3）注意浏览全片，尤其是涂片的边缘和尾部，观察是否存在其他异常细胞，以免漏检。

4. 参考区间

血涂片经瑞特染液染色后，正常成熟的红细胞呈粉红色，中央有生理性淡染区，呈双凹圆盘状，平均直径约 $7.5\mu m$，细胞质内无异常结构。正常成人外周血涂片应无有核红细胞，可见到数量很少的变形或破碎细胞。

5. 临床意义

（1）大小异常　①小红细胞：常见于缺铁性贫血和珠蛋白生成障碍性贫血。②大红细胞：常见于巨幼细胞贫血、急性溶血性贫血。③巨红细胞：常见于巨幼细胞贫血。④红细胞大小不均：常见于严重的增生性贫血。

（2）形态异常　①球形红细胞：常见于遗传性球形红细胞增多症。②椭圆形红细胞：巨幼细胞贫血时可高达 15%，超过 25% 对遗传性椭圆形红细胞增多症有诊断价值。③靶形红细胞：多见于珠蛋白生成障碍性贫血、异常血红蛋白病，靶形红细胞常占 20% 以上。④镰形红细胞：主要见于镰形细胞性贫血（HbS 病）。⑤口形红细胞：遗传性口形红细胞增多症患者常达 10% 以上，弥散性血管内凝血（DIC）及酒精中毒时可少量出现。⑥裂红细胞：弥散性血管内凝血时增多。⑦棘红细胞：见于遗传性或获得性 β 脂蛋白缺乏症，也见于脾切除术后、酒精中毒性肝病、尿毒症等。⑧红细胞形态不整：最常见于巨幼细胞贫血。⑨泪滴形红细胞：多见于骨髓纤维化，也可见于骨髓病性贫血等。

（3）染色异常　①低色素性红细胞：常见于缺铁性贫血、珠蛋白生成障碍性贫血、铁粒幼细胞性贫血及某些血红蛋白病。②高色素性红细胞：见于遗传性球形红细胞增多症、巨幼细胞贫血。③嗜多色性红细胞：见于各种增生性贫血，尤以溶血性贫血最为多见。④细胞着色不一：常见于铁粒幼细胞性贫血。

（4）结构异常　①染色质小体：又称为豪-乔小体，最常见于巨幼细胞贫血，也见于溶血性贫血及脾切除术后。②卡波环：见于溶血性贫血、巨幼细胞贫血、白血病及铅中毒等。③嗜碱性点彩红细胞：在铅、铋、锌、汞等重金属中毒时增多，巨幼细胞贫血和骨髓纤维化等亦可见增多。④有核红细胞：常见于溶血性贫血、白血病、红白血病等。

五、血细胞比容测定

1. 检验原理

将一定量的抗凝血液用一定的速度和时间离心后，由于血液中各种成分密度等性质不同而互相分离，计算即得压实红细胞层占全血容积的比值。

2. 操作方法

（1）温氏法　将一定量的抗凝血液以一定的速度和时间离心后，读取压实红细胞层在全血中所占体积的百分比，即为血细胞比容。离心后血液分为 5 层，自上而下分别为血浆层、血小板层、白细胞和有核红细胞层、还原红细胞层及带氧红细胞层。

（2）微量法　将抗凝静脉血注入毛细玻璃管中，或先将毛细玻璃管肝素化并干燥后直接采集毛细血管血，然后以相对离心力（RCF）12500g 离心 5min，取出毛细玻璃管，测量其中红细胞柱、全细胞柱和血浆柱的长度，判读结果。

3. 方法学评价

（1）温氏法　优点是：应用广泛，无须特殊仪器。缺点是：难以完全排除残留血浆，测定值比真实值略高，标本用量多，耗时长。

（2）微量法　优点是：标本用量少，相对离心力高，结果准确、快速、重复性好。缺点是：仍有残留血浆，但较温氏法少，需微量高速离心机。微量法为 WHO 推荐的常规方法。

4. 质量控制

（1）抗凝剂　目前多选用肝素或 EDTA－K_2 用于 Hct 的测定。

（2）离心管　温氏管内径不均匀性误差＜0.05mm，刻度应清晰。微量法所用的毛细管两端必须平滑、整齐、吸入血量在管长 2/3 处为宜，用优质橡皮泥严密封固。

（3）离心　RCF 直接影响到 Hct。ICSH 建议温氏法的 RCF 为 2000～2300g。

（4）操作规范化　避免操作误差。

（5）结果判读与分析　离心后，读取自还原红细胞层以下的红细胞高度。当红细胞形态异常和红细胞增多时，会使细胞间残留血浆量增加而引起 Hct 假性增高。必要时，要参考红细胞、血红蛋白测定结果，以核对测定值是否可靠。如离心后血浆有黄疸或溶血现象，应注明，以便临床分析。

5. 参考区间

（1）温氏法　成年男性为 0.40～0.50；成年女性为 0.35～0.45；儿童为 0.33～0.42；新生儿为 0.475～0.67。

（2）微量法　男性为 0.47±0.04；女性为 0.42±0.05。

6. 临床意义

（1）Hct 增高见于：①各种原因引起的血液浓缩；②原发性或继发性红细胞增多症；③新生儿。

（2）Hct 降低见于：①各种原因引起的血液稀释；②各种原因引起的贫血。

（3）Hct 是临床输血、输液疗效观察的指标。

（4）Hct 是真性红细胞增多症诊断指标。

（5）Hct 可用于计算红细胞平均指数。Hct 用于计算平均红细胞体积（MCV）和平均红细胞血红蛋白浓度（MCHC），对贫血的形态学分类有帮助。

（6）Hct 是血液流变学指标。Hct 增高可导致全血黏度增加。

六、红细胞平均指数

1. 检验原理

由于血红蛋白存在于红细胞内，不同原因造成贫血时，其红细胞、血红蛋白下降的程度不一定一致；同时不同数量、大小及形态的红细胞占全血容积的比例也不尽相同。由此可见，RBC、Hb、Hct 3 个参数之间有着内在的联系。

2. 方法学评价

手工法：比较费时、费力。血细胞分析仪法：由仪器自动计算，简单快捷，准确性高。

3. 质量控制

(1)手工法　必须用同一抗凝血标本，且所测定的结果必须准确。

(2)血细胞分析仪法　同样依赖 RBC、Hb、MCV 测定的准确性。其结果仅供临床参考，异常结果要结合血细胞形态及直方图进行分析。

4. 参考区间

成人：MCV 为 80～100fl，平均红细胞血红蛋白含量（MCH）为 27～34pg，MCHC 为 316～354g/L；新生儿：MCV 为 86～120fl，MCH 为 27～36pg，MCHC 为 250～370g/L。

5. 临床意义

红细胞平均指数可用于贫血的鉴别诊断。

七、网织红细胞计数

1. 检验原理

网织红细胞内带负电荷的 RNA 磷酸基，与新亚甲蓝、灿烂甲酚蓝等碱性染料带正电荷的有色反应基团结合，形成蓝色的点状、线状或网状结构。

2. 操作方法

染液与待检血液 1∶1 混合，室温放置 10～15min，推薄血涂片，显微镜下计数 1000 个红细胞中网织红细胞的个数。为缩小分布误差（又称为计数域误差），提高网织红细胞计数的准确性，推荐使用 Miller 窥盘进行网织红细胞计数。将 Miller 窥盘置于目镜内，于 Miller 窥盘的小方格 A 计数所有 RBC，在大方格 B（含小方格 A）计数网织红细胞数。

3. 方法学评价

(1)普通显微镜法　本法简便、成本低，可直观细胞形态，但影响因素多，重复性差。

(2)玻片法　本法水分易蒸发，染色时间短，结果偏低。

(3)试管法　本法易掌握，重复性较好，易复查。

(4)Miller 窥盘计数法　本法规范计算区域，减少了实验误差，为 ICSH 推荐方法。

(5)血细胞分析仪法　本法检测细胞多，精密度高，与手工法相关性好，易标准化，但仪器贵，当出现染色质小体（豪-乔小体、Howell-Jolly 小体、H-J 小体）、有核红细胞、巨大血小板时结果常假性增高。

4. 质量控制

显微镜法：影响因素有操作人员对网织红细胞识别能力、血涂片质量好坏、计数红细胞数量多少、计数方法等。仪器法：出现染色质小体、有核红细胞、巨大血小板会使计数结果假性增高。

5. 参考区间

(1)百分比值　成人和儿童为 0.5%～1.5%；新生儿为 2.0%～6.0%。

(2)绝对值　成人和儿童为$(24\sim84)\times10^9$/L。

6. 临床意义

(1)可反映骨髓的造血功能。

(2)可作为贫血治疗效果的观察指标。

(3)可作为骨髓移植后的监测指标。

(4)网织红细胞生成指数(RPI)＞3,提示为溶血性贫血或急性失血性贫血;RPI＜1,提示为骨髓增生低下或红系成熟障碍所致贫血。

八、嗜碱性点彩红细胞计数

1. 检验原理

嗜碱性点彩红细胞是尚未完全成熟的红细胞,经瑞特染色后可见红细胞的粉红色细胞质中有粗细不等的蓝黑色颗粒。

2. 操作方法

常规制备血涂片以甲醇固定(3min)和碱性亚甲蓝染色(1～2min)后,按网织红细胞计数方法计数 1000 个红细胞中所见到的嗜碱性点彩红细胞数,计算百分比。

3. 方法学评价

由于嗜碱性点彩红细胞较少且分布不均,必要时可扩大红细胞计数量。血膜要薄,红细胞不重叠。血膜制成后干燥的速度应慢一些,这样形成的点彩颗粒较大。

4. 质量控制

试剂应定期配制,以免变质沉淀。配制好的碱性亚甲蓝染液在室温下可保存 2～3 周,若有沉淀,则需要重新配制;可适当放慢血涂片的干燥速度,使之形成较大的点彩颗粒;计数时需选择红细胞分布均匀、无重叠的区域,必要时采用扩大计数域的方法计数。

5. 参考区间

嗜碱性点彩红细胞计数＜0.03％。

6. 临床意义

嗜碱性点彩红细胞计数增高见于中毒、各类贫血。

九、红细胞沉降率测定

1. 检验原理

将抗凝血液置于特制刻度血沉管内,在室温下垂直立于血沉架 1h 后,读取上层血浆高度的毫米数值,即为红细胞沉降率,以"mm/h"报告。

2. 操作方法

取抗凝剂 0.4ml,加静脉血 1.6ml,混匀,吸入血沉管,将血沉管直立于血沉架上,1h 后观察红细胞沉降的毫米数。

3. 方法学评价

(1)手工法　手工法有魏氏法、潘氏法等。魏氏法简便实用,为 ICSH 推荐法。潘氏法用血量少(适用于儿童)。因抗凝剂、用血量、血沉管规格、观察时间不同,各种方法参考区间不同。

(2)血沉仪法　仪器测量时间短、重复性好、不受环境温度影响等。

4. 质量控制

(1)红细胞自身因素　①红细胞数量:数量越多,受到的阻力越大,血沉越慢。②红细胞形态:异形红细胞可致血沉变慢。③红细胞的聚集状态:发生聚集时,血沉加快,是反映红细胞聚集性的指标。

(2)血浆因素　血浆中可使血沉加快的物质有纤维蛋白原、γ球蛋白、β球蛋白、胆固醇、三酸甘油酯等。血浆中可使血沉减慢的物质有白蛋白、糖蛋白、卵磷脂等。

(3)其他因素　109mmol/L枸橼酸钠(AR级)浓度应准确,抗凝剂与血液之比应为1:4。血沉管必须洁净、干燥,内径为2.55mm。血沉架必须稳固,放置要垂直,倾斜3°可使血沉增加30%。应在18~25℃范围内测定,温度越高,血沉越快。

5. 参考区间

魏氏法:成年男性为0~15mm/h,成年女性为0~20mm/h。

6. 临床意义

(1)生理性变化　妇女月经期、妊娠期、老年人、饭后、剧烈运动等血沉加快;新生儿减慢。

(2)病理性变化　血沉增快见于以下几种情况。①各种炎症;②组织损伤及坏死;③恶性肿瘤,可用于良、恶性肿瘤的鉴别;④各种原因导致的高球蛋白血症等;⑤贫血;⑥高胆固醇血症。血沉减慢见于红细胞相对或绝对增多、继发性纤溶等。

归 纳 总 结

1. 血液中数量最多的有形成分是红细胞,起源于造血干细胞,通过血红蛋白实现运送氧气和二氧化碳的生理功能。

2. Hayem稀释液中NaCl和Na_2SO_4调节渗透压,$HgCl_2$为防腐剂。该稀释液的主要缺点是遇高球蛋白血症患者,由于蛋白质沉淀而使红细胞易凝集。

3. 枸橼酸钠甲醛盐水稀释液中NaCl和枸橼酸钠调节渗透压,后者还有抗凝作用,甲醛具有防腐和固定红细胞的作用。

4. 血红蛋白测定参考区间:成年男性为130~175g/L,成年女性为115~150g/L,新生儿为180~190g/L。

5. 巨幼细胞见于叶酸和维生素B_{12}缺乏所致的巨幼细胞贫血。

1. 正常成年人红细胞生成的部位在
   A. 肝脏
   B. 脾脏
   C. 卵黄囊
   D. 骨髓
   E. 胸腺
2. 红细胞的发育过程是
   A. 原始红细胞→中幼红细胞→早幼红细胞→晚幼红细胞→网织红细胞→成熟红细胞
   B. 原始红细胞→早幼红细胞→中幼红细胞→晚幼红细胞→网织红细胞→成熟红细胞
   C. 早幼红细胞→原始红细胞→中幼红细胞→晚幼红细胞→网织红细胞→成熟红细胞
   D. 早幼红细胞→原始红细胞→晚幼红细胞→中幼红细胞→网织红细胞→成熟红细胞
   E. 原始红细胞→早幼红细胞→晚幼红细胞→中幼红细胞→网织红细胞→成熟红细胞
3. 有关红细胞的叙述，正确的是
   A. 平均寿命为 120d
   B. 人红细胞来自骨髓和脾脏
   C. 衰老的红细胞主要在肝脏被破坏
   D. 细胞膜表面带正电荷
   E. 网织红细胞经 72h 成完全成熟的红细胞
4. 红细胞的主要功能是
   A. 提供营养
   B. 缓冲温度
   C. 运输激素
   D. 运输氧和二氧化碳
   E. 提供铁
5. 关于红细胞生理变化，叙述正确的是
   A. 男性在 6～7 岁时最低
   B. 女性在 13～15 岁时最低
   C. 男性在 25～30 岁时最低
   D. 女性在 21～35 岁时达到高峰
   E. 新生儿较成人低
6. 生理情况下，男性血液红细胞计数达高峰的时期在
   A. 1～15 岁
   B. 15～20 岁
   C. 25～30 岁
   D. 30～35 岁
   E. 35～45 岁
7. 女性生理性红细胞数量达最高峰的年龄为
   A. 出生 2 周
   B. 6～7 岁
   C. 13～15 岁
   D. 25～30 岁
   E. 21～35 岁
8. 关于红细胞的叙述，错误的是
   A. 正常情况下约占血容量的 45%
   B. 直径为 6～9.5μm，平均约 7.5μm
   C. 起源于骨髓造血干细胞
   D. 瑞特染色后呈橘红色，边缘较浅，中心较深
   E. 衰老的红细胞主要在脾脏被破坏
9. 红细胞衰老后主要被破坏的部位在
   A. 骨髓
   B. 肝脏
   C. 肾脏
   D. 脾脏
   E. 胸腺

10. 关于血红蛋白的性能，下列叙述错误的是
    A. 血红蛋白及其衍生物都具有各自的吸收光谱
    B. 在标准状态下，每克血红蛋白可携氧 1.34ml
    C. 成人主要血红蛋白为 HbA，其肽链组合形式为 $\alpha_2\delta_2$
    D. HbF 的肽链组合形式为 $\alpha_2\gamma_2$
    E. 正常成人红细胞中 90% 以上的血红蛋白是 HbA

11. 下列关于血红蛋白的叙述，错误的是
    A. 血红蛋白属于胶体物质，分子量为 64458
    B. 胎儿出生后 3 个月，血红蛋白主要成分是 HbF
    C. 正常成人红细胞中 90% 以上的血红蛋白是 HbA
    D. 血红蛋白降解产物为珠蛋白和血红素
    E. 在标准状态下，正常成人携氧 800ml

12. 关于血红蛋白的叙述，正确的是
    A. 正常情况下，99% 的血红蛋白呈高铁状态
    B. 只有高铁状态的血红蛋白才能与氧结合
    C. HbA 由 $\alpha_2\beta_2$ 组成
    D. HbA_2 由 $\alpha_2\gamma_2$ 组成
    E. 成人血红蛋白主要是 HbF

13. 正常成年人血红蛋白珠蛋白肽链的组成主要是
    A. $\alpha_2\delta_2$
    B. $\alpha_2\gamma_2$
    C. $\alpha_2\beta_2$
    D. $\beta_2\gamma_2$
    E. $\delta_2\gamma_2$

14. 胎儿血红蛋白是指
    A. HbA
    B. HbH 和 Hb Barts
    C. HbF
    D. HbA_2
    E. HbA 和 HbF

15. 正常情况下，外周血中血红蛋白主要是
    A. 高铁血红蛋白
    B. 还原血红蛋白
    C. 硫化血红蛋白
    D. 氧合血红蛋白
    E. 碳氧血红蛋白

16. 作为血红蛋白的主要成分的元素是
    A. 铁
    B. 锰
    C. 钴
    D. 硒
    E. 铅

17. 作为维生素 B_{12} 重要辅助因子的微量元素是
    A. 铁
    B. 锰
    C. 钴
    D. 硒
    E. 铅

18. 关于血红蛋白生理变化的描述，下列叙述错误的是
    A. 新生儿 Hb 浓度明显增高，2 周后逐渐转为正常
    B. 正常男性儿童 6~7 岁时浓度最低
    C. 女性 13~15 岁达高峰
    D. 高山地区居民和登山运动员因缺氧刺激使 Hb 高于正常
    E. 血红蛋白量在每天早晨 8 时达高峰

19. 改良牛鲍计数板两侧支柱比计数室

高出

A. 0.1mm

B. 0.01mm

C. 0.5mm

D. 1.0mm

E. 3.0mm

20. 关于改良牛鲍计数板的叙述，错误的是

A. 每个计数室划成 9 个大方格

B. 每个大方格长宽均为 1.0mm

C. 每个大方格的容积为 0.1mm³

D. 中央大方格用双线划成 25 个中方格

E. 四角的大方格用单线划成 25 个中方格

21. 手工法红细胞计数的原则是

A. 用力振荡后充池

B. 充池后立即计数

C. 至少计数四角及中央五个大方格

D. 一定是数上不数下，数左不数右

E. 应对白细胞计数结果进行校正

22. 下列几种用于目视计数红细胞的稀释液中，效果最佳的是

A. Hayem 稀释液

B. 甲醛枸橼酸盐稀释液

C. 生理盐水

D. 1%甲醛生理盐水

E. 1%甲醛

23. Hayem 稀释液中，硫酸钠的主要作用是

A. 调节渗透压

B. 防腐

C. 抗凝

D. 提高比重防止细胞粘连

E. 防止血小板聚集

24. 取 20μl 血加至 7.98ml 红细胞稀释液中混匀，静置后滴入计数盘，计数中

央大方格中 5 个中方格内红细胞数为 250 个，应报告红细胞数为

A. 2.50×10^{12}/L

B. 3.00×10^{12}/L

C. 5.00×10^{12}/L

D. 6.25×10^{12}/L

E. 10.00×10^{12}/L

25. 患者，男，40 岁，在西藏居住 25 年。健康体检发现外周血常规检验结果显示：RBC 6.5×10^{12}/L，Hb 190g/L，Hct 0.66，其余结果均正常。根据以上资料，该患者属于

A. 真性红细胞增多症

B. 家族性红细胞增多症

C. 肾上腺皮质功能亢进

D. 生理性红细胞增多

E. 异常血红蛋白病

26. 造成手工法红细胞计数误差的因素来源于

A. 采血部位正确

B. 操作过程规范

C. 计数板不标准

D. 细胞分布均匀

E. 细胞计数不重复或漏计

27. 显微镜计数法正常新生儿红细胞数为

A. （3.5～5.0）$\times 10^{12}$/L

B. （4.0～5.5）$\times 10^{12}$/L

C. （4.5～6.0）$\times 10^{12}$/L

D. （5.5～7.0）$\times 10^{12}$/L

E. （6.0～7.0）$\times 10^{12}$/L

28. 导致红细胞生理性减少的原因是

A. 妊娠中后期

B. 感情冲动

C. 剧烈运动

D. 冷水浴

E. 气压降低

29. 导致红细胞病理性增多的原因是

A. 消化性溃疡

B. 真性红细胞增多症

C. 白血病

D. 甲状腺功能亢进

E. 遗传性球形细胞增多症

30. 属于继发性红细胞增多的疾病是

A. 先天性心血管疾病

B. 真性红细胞增多症

C. 慢性肾衰竭

D. 类风湿关节炎

E. 甲亢

31. 导致红细胞病理性减少的原因是

A. 库欣病

B. 真性红细胞增多症

C. 异常血红蛋白病

D. 遗传性球形细胞增多症

E. 肺气肿

32. 氰化高铁血红蛋白最大吸收峰的波长在

A. 405nm

B. 450nm

C. 500nm

D. 540nm

E. 640nm

33. 氰化高铁血红蛋白的特征为

A. 棕红色复合物

B. 最大吸收波长为504nm

C. 是所有血红蛋白的衍生物

D. 5min 内必须比色完毕，否则吸光度下降

E. 不稳定

34. 关于 HiCN 法原理，下列叙述错误的是

A. 在特定条件下，HiCN 摩尔消光系数为 44L/(mmol·cm)

B. 除 SHb 外，各种 Hb 均可被高铁氧化钾氧化成高铁血红蛋白

C. 高铁血红蛋白与 CN^- 结合成稳定的 HiCN，呈棕红色

D. HiCN 在 540nm 处有一吸收峰

E. 在标准分光光度计上测得吸光度，经换算得 Hb 浓度(g/L)

35. 关于 HiCN 参考品的规格，下列叙述错误的是

A. 波峰为(540±1)nm，波谷为 502～504nm

B. $A_{750} \leqslant 0.002$

C. CV% $\leqslant 0.5$%

D. 准确度 $\leqslant \pm 0.5$%

E. A_{504}/A_{540} 应在 1.59～1.63 之间

36. HiCN 测定原理，血中各种血红蛋白均可被高铁氰化钾氧化，不包括

A. 氧合血红蛋白

B. 碳氧血红蛋白

C. 高铁血红蛋白

D. 硫化血红蛋白

E. 其他血红蛋白衍生物

37. HiCN 法测定血红蛋白后的废液处理常用

A. 次氯酸钠

B. 过氧乙酸

C. 甲醛

D. 苯扎溴铵

E. 盐酸

38. SDS 法测定血红蛋白的最大优点是

A. 操作简便

B. 试剂价廉

C. 呈色稳定

D. 无公害

E. 准确度高

39. 关于 SDS－Hb 法原理，错误的是

A. 除 SHb 外，血中各种 Hb 均可与高浓度 SDS 作用，生成 SDS－Hb

B. SDS－Hb 标准仍依赖于 HiCN 法

求出

C. SDS - Hb 法突出优点是没有公害

D. SDS - Hb 波谷为 500nm，波峰为 538nm

E. 该法操作简便，呈色稳定

40. 巨红细胞直径
    A. $<7\mu m$
    B. $>8.5\mu m$
    C. $>10\mu m$
    D. $>15\mu m$
    E. $>20\mu m$

41. 小红细胞直径
    A. $<7\mu m$
    B. $>7.5\mu m$
    C. $>8.5\mu m$
    D. $>10\mu m$
    E. $>15\mu m$

42. 红细胞大小不均，大细胞易见，提示为
    A. 缺铁性贫血
    B. 珠蛋白生成障碍性贫血
    C. 巨幼细胞贫血
    D. 遗传性球形红细胞增多症
    E. 再生障碍性贫血

43. 红细胞大小差异最明显的是
    A. 缺铁性贫血
    B. 巨幼细胞贫血
    C. 溶血性贫血
    D. 铁粒幼细胞性贫血
    E. 再生障碍性贫血

44. 靶形红细胞增多常见于
    A. 再生障碍性贫血
    B. 恶性贫血
    C. HbS 病
    D. 珠蛋白生成障碍性贫血
    E. 巨幼细胞贫血

45. 关于靶形红细胞，下列叙述错误的是

A. 直径可比正常红细胞大

B. 厚度可比正常红细胞薄

C. 细胞中心部位深染，边缘浅染

D. 见于阻塞性黄疸

E. 见于珠蛋白生成障碍性贫血

46. 关于椭圆形红细胞，下列叙述正确的是
    A. 正常人血涂片中不可能见到
    B. 缺铁性贫血不见该细胞
    C. 遗传性椭圆形红细胞增多症患者血涂片 中椭圆形红细胞可高达 25%～75%
    D. 幼红细胞及网织红细胞也可呈椭圆形
    E. 其细胞长度可大于细胞宽度的 7～8 倍

47. 棘红细胞多见于
    A. 缺铁性贫血
    B. 遗传性 β-脂蛋白缺乏症
    C. 大失血
    D. 铅中毒
    E. 巨幼细胞贫血

48. 与镰形红细胞有关的血红蛋白是
    A. HbS
    B. HbC
    C. Hb Barts
    D. HbCO
    E. HbA

49. 先天性球形红细胞增多症常表现为
    A. 全血细胞减少
    B. 球蛋白合成阻碍
    C. 总铁结合力增高
    D. 骨髓幼红细胞巨幼变
    E. 红细胞渗透脆性增加

50. 获得性 β-脂蛋白缺乏症可出现
    A. 椭圆形红细胞
    B. 靶形红细胞

C. 棘形红细胞

D. 裂红细胞

E. 有核红细胞

51. 珠蛋白生成障碍性贫血可出现

A. 椭圆形红细胞

B. 靶形红细胞

C. 棘形红细胞

D. 裂红细胞

E. 有核红细胞

52. 巨幼细胞贫血可出现

A. 嗜多色性红细胞

B. 高色素性贫血

C. 低色素性贫血

D. 正色素性贫血

E. 着色不均红细胞

53. 再生障碍性贫血可出现

A. 嗜多色性红细胞

B. 高色素性贫血

C. 低色素性贫血

D. 正色素性贫血

E. 着色不均红细胞

54. 弥散性血管内凝血患者外周血涂片中可出现

A. 椭圆形红细胞

B. 靶形红细胞

C. 棘形红细胞

D. 裂红细胞

E. 有核红细胞

55. 符合大细胞性贫血的是

A. 所有溶血性贫血

B. 缺铁性贫血

C. 珠蛋白生成障碍性贫血

D. 所有再生障碍性贫血

E. 叶酸或维生素 B_{12} 缺乏所致贫血

56. 高色素性红细胞多见于

A. 缺铁性贫血

B. 遗传性 β-脂蛋白缺乏症

C. 大失血

D. 铅中毒

E. 巨幼细胞贫血

57. 成人外周血涂片检验，属于病理现象的是

A. 椭圆形红细胞 1%

B. 口形红细胞＜4%

C. 裂片红细胞＞2%

D. 嗜多色性红细胞占 1%

E. 嗜碱性点彩红细胞 0.01%

58. 正常成人外周血涂片中不可能见到的是

A. 有核红细胞

B. 嗜碱性点彩红细胞

C. 裂红细胞

D. 口形红细胞

E. 嗜多色性红细胞

59. 关于嗜多色性红细胞，下列叙述中最确切的是

A. 属于尚未完全成熟的红细胞

B. 增多提示骨髓造血功能减退

C. 红细胞染成蓝色

D. 胞内可见蓝色灰色嗜碱性网状结构

E. 正常人外周血中不能见到此种细胞

60. 外周血涂片中嗜多色性红细胞明显增多常见于

A. 再生障碍性贫血

B. 血小板减少性紫癜

C. 骨髓纤维化

D. 急性失血性贫血

E. 多发性骨髓瘤

61. 关于豪-乔小体的叙述，错误的是

A. 可能是细胞在分裂过程中出现的一种异常染色质

B. 可能是细胞质中脂蛋白变性所致

C. 可能是核碎裂或核溶解后所剩之残核部分

D. 可与卡波环同时存在

E. 见于脾切除后

62. 豪-乔小体现已证实是

A. 细胞核的残余物

B. 色素沉着

C. 脂蛋白变性的结果

D. 血红蛋白聚集

E. 细胞质发育异常

63. 关于染色质小体叙述错误的是

A. 为核破裂、溶解后的残余部分

B. 为脂蛋白变性物

C. 常见于脾切除后

D. 常见于红白血病

E. 为暗紫红色小体

64. 卡波环可能是

A. 核膜残余物

B. 核残余物

C. 白蛋白变性物

D. 血红蛋白聚集

E. 细胞质发育异常

65. 红细胞内异常结构不包括

A. 嗜碱性点彩红细胞

B. 染色质小体

C. 卡波环

D. 嗜多色性红细胞

E. 寄生虫

66. 与红细胞缗钱状形成有关的因素是

A. 纤维蛋白原降低

B. 球蛋白降低

C. 红细胞表面负电荷降低

D. 血浆量太少

E. 红细胞数量太多

67. 下列何种物质被公认是最强有力的促红细胞缗钱状聚集的物质

A. 白蛋白

B. 纤维蛋白原

C. 脂蛋白

D. 胆固醇

E. 磷脂

68. 关于有核红细胞，叙述正确的是

A. 正常成人外周血涂片中偶见

B. 1周之内婴儿血涂片中可见到少量

C. 外周血涂片中出现常表示红系增生减少

D. 溶血性贫血外周血涂片中罕见

E. 巨幼细胞贫血外周血涂片中罕见

69. 外周血中有核红细胞增加最明显的疾病是

A. 珠蛋白生成障碍性贫血

B. 再生障碍性贫血

C. 溶血性贫血

D. 缺铁性贫血

E. 尿毒症

70. 测定血细胞比容的参考方法为

A. 折射计法

B. 离心法

C. 比重法

D. 血液分析仪法

E. 放射性核素法

71. 温氏法测血细胞比容时，应读取

A. 血小板层

B. 白细胞层

C. 有核红细胞层

D. 还原红细胞层

E. 带氧红细胞层

72. 下列关于血细胞比容的说法中，不正确的是

A. 与红细胞数量有关

B. 与红细胞大小有关

C. 将抗凝血自然沉降后所测的红细胞在全血中占百分比

D. 在各种贫血时值会降低

E. 大面积烧伤患者的红细胞比积常增高

73. 血液离心后，最靠近血浆层的细胞是
    A. 带氧红细胞
    B. 白细胞
    C. 血小板
    D. 网织红细胞
    E. 还原红细胞

74. 血液离心后，最靠近底层的是
    A. 含氧红细胞
    B. 还原红细胞
    C. 白细胞
    D. 血小板
    E. 血浆

75. 关于血细胞比容测定，下述正确的是
    A. 温氏法要求 2264g 离心 30min
    B. 以 106mmol/L 枸橼酸钠溶液为抗凝剂
    C. 为缩短时间，温氏法可用 3000r/min 离心 15min
    D. 微量法要求 10000r/min 离心 5min
    E. 结果观察，离心后血液分 4 层

76. 血细胞比容增加的原因有
    A. 红细胞增大
    B. 红细胞数量增多
    C. 离心速度太高
    D. 血浆量增多
    E. 红细胞凝集

77. 下列有关血细胞比容测定，叙述错误的是
    A. 所用器材必须清洁干燥
    B. 不能使用改变红细胞体积的抗凝剂
    C. 要求相对离心力为 2264g，离心 30min
    D. 溶血现象与结果无关
    E. 离心时间和速度规范化

78. 血细胞比容是指红细胞
    A. 与血清容积之比
    B. 与血浆容积之比
    C. 与血管容积之比
    D. 在血液中所占容积百分比
    E. 在血液中所占重量百分比

79. 单纯小细胞性贫血，MCV、MCH、MCHC 的变化为
    A. ＜正常、＜正常、正常
    B. ＜正常、正常、正常
    C. 正常、＜正常、正常
    D. ＜正常、＜正常、＜正常
    E. 正常、＜正常、＜正常

80. 关于平均红细胞血红蛋白含量，以下叙述错误的是
    A. 正常成人参考范围 27～34pg
    B. 正细胞性贫血 MCH 正常
    C. 小细胞低色素性贫血 MCHC 低于正常
    D. 单纯小细胞贫血 MCH 正常
    E. 根据同一抗凝血测出的 Hb 及 RBC 值，即可计算出 MCH 值

81. 下列属于小细胞低色素性贫血的是
    A. MCV 80fl，MCH 29pg，MCHC 355g/L
    B. MCV 81fl，MCH 33pg，MCHC 420g/L
    C. MCV 80fl，MCH 33pg，MCHC 410g/L
    D. MCV 75fl，MCH 25pg，MCHC 350g/L
    E. MCV 70fl，MCH 21pg，MCHC 300g/L

82. 某患者血液 MCV 为 85fl，MCH 为 31pg，则可推算出 MCHC 为
    A. 274g/L
    B. 251g/L

C. 345g/L

D. 365g/L

E. 385g/L

83. 患者外周血检验结果显示：RBC 4.0×10^{12}/L，Hb 90g/L，Hct 0.30，MCV 应为

    A. 85fl

    B. 75fl

    C. 120fl

    D. 23fl

    E. 330fl

84. 关于红细胞平均指数的叙述，正确的是

    A. 红细胞平均值正常，提示患者红细胞形态无改变

    B. 贫血患者虽有明显的红细胞异常，但其平均值可在正常范围内

    C. MCV 小于正常，MCH 小于正常，其 MCHC 必小于正常

    D. MCV 大于正常，MCH 大于正常，其 MCHC 必大于正常

    E. MCV、MCH、MCHC 三者之间无联系

85. 网织红细胞计数减少的是

    A. 缺铁性贫血

    B. 巨幼细胞贫血

    C. 溶血性贫血

    D. 铁粒幼细胞性贫血

    E. 再生障碍性贫血

86. 网织红细胞细胞质中尚残留

    A. 正常 RNA

    B. 变性 RNA

    C. 正常 DNA

    D. 变性 DNA

    E. 正常 tRNA

87. 网织红细胞计数常用哪种染色方法

    A. 瑞特染色法

B. 吉姆萨染色法

C. 巴氏染色法

D. 新亚甲蓝活体染色法

E. 抗酸染色法

88. Miller 窥盘主要用于

    A. 观察动力

    B. 嗜碱性粒细胞计数

    C. 嗜酸性粒细胞计数

    D. 疟原虫检查

    E. 网织红细胞计数

89. 做网织红细胞计数，下列哪项注意事项是错误的

    A. 网织红细胞体积较大，常见血膜尾部和两侧较多

    B. 复染对网织红细胞计数影响不大，因此可用瑞特染液进行复染

    C. 油镜下计数 1000 个红细胞见到网织红细胞数用百分数报告

    D. 可用绝对值来报告网织红细胞数，即网织红细胞个/L

    E. 染色后应尽快计数，因网织红细胞在体外继续成熟

90. 在正常情况下，外周血出现最多的网织红细胞类型是

    A. O 型

    B. Ⅰ 型

    C. Ⅱ 型

    D. Ⅲ 型

    E. Ⅳ 型

91. Ⅲ 型网织红细胞为

    A. 破网型

    B. 丝球型

    C. 网型

    D. 点粒型

    E. 不规则型

92. 关于网织红细胞，说法不确切的是

    A. 是幼稚的红细胞

B. 是晚幼红细胞脱核后的年轻红细胞

C. 是尚未完全成熟的红细胞

D. 是具有线网状结构的无核红细胞

E. 是介于中幼红细胞与晚幼红细胞之间的红细胞

93. 巨幼细胞贫血时，网织红细胞计数值正确的是

A. 贫血越严重，升高越明显

B. 贫血越严重，降低越明显

C. 基本正常

D. 先升高，后降低

E. 治疗后升高，贫血被纠正后逐渐恢复正常

94. ICSH 将网织红细胞分型等级不再作为的指标是

A. O 型—有核红细胞

B. Ⅰ型—丝球型

C. Ⅱ型—花冠型或网型

D. Ⅲ型—破网型

E. Ⅳ型—颗粒型

95. 网织红细胞是因为细胞质中含有

A. 核糖体变性聚集颗粒

B. 脂蛋白

C. 核糖核酸

D. DNA

E. 聚集蛋白

96. 关于网织红细胞的结构与性质，叙述错误的是

A. 通常胞体比成熟红细胞稍大，直径为 $8\sim9.5\mu m$

B. 网状结构愈多表示细胞愈幼稚

C. 网织红细胞没有合成血红蛋白的能力

D. 网织红细胞比成熟红细胞比重低，离心时聚集于红细胞的上层

E. 常用的染料是活体染料

97. 手工法计数网织红细胞时应注意

A. 最好采用玻片法染色

B. 必须使用新亚甲蓝染色

C. 涂片厚而均匀

D. 最好用瑞特染色复染

E. 严格掌握网织红细胞的识别标准

98. 最幼稚的网织红细胞是

A. 有核红细胞

B. 网型

C. 破网型

D. 点粒型

E. 丝球型

99. 关于网织红细胞计数，描述正确的是

A. WHO 推荐使用煌焦油蓝染色

B. 染液与血液比例为 1：2

C. 油镜下计数 100 个红细胞中网织红细胞所占比例

D. WHO 推荐新亚甲蓝染液

E. 瑞特染液复染可使网织红细胞值偏高

100. 瑞特染色后，红细胞细胞质内出现形态不一的蓝色颗粒，该细胞称为

A. 网织红细胞

B. 嗜碱性点彩红细胞

C. 含染色质小体红细胞

D. 嗜多色性红细胞

E. 靶形红细胞

101. 嗜碱性点彩红细胞细胞质中残存

A. 正常 RNA

B. 变性 RNA

C. 正常 DNA

D. 变性 DNA

E. 正常 tRNA

102. 关于嗜碱性点彩红细胞的叙述，错误的是

A. 铅中毒的筛选指标

B. 正常人罕见

C. 属于未完全成熟的细胞

D. 常用吉姆萨染色

E. 细胞质内可见大小和数量不一的蓝黑色颗粒

103. 嗜碱性点彩红细胞多见于

A. 缺铁性贫血

B. 遗传性 β-脂蛋白缺乏症

C. 大失血

D. 铅中毒

E. 巨幼细胞贫血

104. 嗜碱性点彩红细胞是由于

A. 红细胞染色异常而形成

B. 细胞质中 DNA 发生聚集变性而形成

C. 细胞质中存在异常血红蛋白而形成

D. 细胞质中残存 RNA 变性沉淀而形成

E. 细胞质中的脂蛋白变形而成

105. 正常人外周血涂片中嗜碱性点彩红细胞不超过

A. 0.03

B. 0.02

C. 0.01

D. 0.005

E. 0.0003

106. 嗜碱性点彩红细胞计数一般选用下述何种染液最佳

A. 瑞特染液

B. 吉姆萨染液

C. 碱性亚甲蓝染液

D. 酸性伊红染液

E. 煌焦油蓝乙醇染液

107. 关于嗜碱性点彩红细胞的叙述，正确的是

A. 参考区间<1%

B. 是完全成熟的红细胞

C. 是细胞质内残存的 RNA 变性、聚集形成颗粒

D. 是细胞质内残存的 DNA 变性、聚集形成颗粒

E. 是细胞质内的脂蛋白变性而形成

108. 嗜碱性点彩红细胞与网织红细胞之间的关系为

A. 都是不完全成熟的红细胞

B. 嗜碱性点彩红细胞在体外还能继续成熟

C. 网织红细胞在体外不能继续成熟

D. 都可以被亚甲蓝活体染色

E. 都反映骨髓造血功能

109. 引起血沉减慢的因素为

A. 球蛋白增多

B. 胆固醇增多

C. C 反应蛋白增多

D. 白蛋白增多

E. 纤维蛋白原增多

110. 血沉测定质量评价的指标不包括

A. 抗凝剂

B. 器材

C. 患者是否为空腹采血

D. 温度

E. 标本处理

111. 关于血沉，哪项说法是错误的

A. 对疾病诊断缺乏特异性

B. 可以动态观察病情疗效

C. 以时间单位内红细胞下沉后所暴露的血浆段的距离表示

D. 魏氏法为国内规范测定方法

E. 白细胞增多时，沉淀红细胞上层不规则

112. 对血沉的描述，正确的是

A. 正常情况下血沉下降较快

B. 红细胞越少血沉下降越慢

C. 球蛋白可使血沉加快

D. 磷脂酰胆碱可使血沉加快

E. 血沉管倾斜使血沉减慢

113. 关于血沉的临床应用，叙述错误的是

    A. 风湿热静止期血沉正常，活动期血沉加快

    B. 结核病静止期血沉正常，活动期血沉加快

    C. 可以用于良、恶性肿瘤的鉴别

    D. 心绞痛时血沉加快

    E. 多发性骨髓瘤时血沉加快

114. 导致血沉加快的技术因素为

    A. 增加抗凝剂用量导致血液稀释

    B. 血沉管倾斜放置

    C. 纤维蛋白原增多

    D. 患者红细胞数目增加

    E. 红细胞直径过大

115. 不会引起血沉加快的血浆成分为

    A. 纤维蛋白原

    B. 急性反应蛋白

    C. 白蛋白

D. 免疫球蛋白

E. 胆固醇

116. 血沉测定时，枸橼酸钠抗凝剂与血液之比是

    A. 1 : 1

    B. 1 : 2

    C. 1 : 4

    D. 1 : 6

    E. 1 : 9

117. ICSH 推荐血沉测定的参考方法是

    A. 魏氏法

    B. 潘氏法

    C. 血沉仪法

    D. 温氏法

    E. ξ血沉率法

118. 血沉增快的因素不包括

    A. 白蛋白增高

    B. 纤维蛋白原增高

    C. 细菌感染

    D. 妊娠 3 个月以上

    E. 风湿热

考 题 示 例

1. 红细胞的平均寿命大约是【基础知识】

    A. 30d

    B. 60d

    C. 90d

    D. 120d

    E. 150d

2. ICSH 推荐的测定血红蛋白的参考方法是【基础知识】

    A. HiCN 法

    B. SDS 法

    C. HiN_3 测定法

    D. CTAB 血红蛋白测定法

E. 沙利法

3. 成年女性魏氏法测定血沉的参考区间（mm/h）为【基础知识】

    A. 0~5

    B. 0~10

    C. 0~15

    D. 0~20

    E. 5~15

4. 成年男性红细胞显微镜计数法的参考区间为【专业知识】

    A. $(3.5~4.0)×10^{12}/L$

    B. $(3.5~4.5)×10^{12}/L$

C. $(3.5\sim5.0)\times10^{12}/L$

D. $(4.0\sim4.5)\times10^{12}/L$

E. $(4.0\sim5.5)\times10^{12}/L$

5. 关于魏氏法测定血沉的操作，不符合要求的是【专业知识】

A. 用 109mmol/L 草酸钠溶液作抗凝剂

B. 抗凝剂与血液比例为 1∶4

C. 血沉管需清洁

D. 血沉管须垂直

E. 测定温度最好为 18～25℃

6. 红细胞生理性增多不包括【专业知识】

A. 高原地区居民

B. 初生儿

C. 体力劳动

D. 慢性肺心病

E. 精神刺激

7. Wintrobe 法测定血细胞比容，女性的参考区间为【相关专业知识】

A. 0.30～0.37

B. 0.35～0.45

C. 0.40～0.54

D. 0.43～0.51

E. 0.30～0.54

8. 瑞特染色血涂片中，成熟红细胞平均直径为【相关专业知识】

A. $6.0\mu m$

B. $6.5\mu m$

C. $7.5\mu m$

D. $8.5\mu m$

E. $9.0\mu m$

9. 成人网织红细胞计数绝对值的参考区间是【相关专业知识】

A. $(15\sim35)\times10^9/L$

B. $(20\sim50)\times10^9/L$

C. $(24\sim84)\times10^9/L$

D. $(65\sim110)\times10^9/L$

E. $(25\sim75)\times10^9/L$

10. 某贫血患者 MCV 85fl、MCH 30pg、MCHC 340g/L。该患者贫血属于【相关专业知识】

A. 正细胞性贫血

B. 大细胞性贫血

C. 单纯小细胞性贫血

D. 小细胞低色素性贫血

E. 大细胞高色素性贫血

11. 对机械性溶血性贫血具有诊断价值的红细胞形态是【相关专业知识】

A. 棘红细胞

B. 球形红细胞

C. 靶形红细胞

D. 红细胞碎片

E. 缗钱状红细胞

12. 患者，女，20 岁。临床诊断为缺铁性贫血，实验室检验结果与诊断不符合的是【相关专业知识】

A. Hb 70g/L

B. MCV 70fl

C. MCH 24pg

D. MCHC 290g/L

E. 红细胞分布宽度（RDW）11%

13. 属于成人中度贫血的是【相关专业知识】

A. Hb 95g/L

B. Hb 70g/L

C. Hb 50g/L

D. Hb 30g/L

E. Hb 20g/L

14. 属于成人重度贫血的是【相关专业知识】

A. Hb 96g/L

B. Hb 71g/L

C. Hb 50g/L

D. Hb 30g/L

E. Hb 20g/L

15. 成人女性红细胞显微镜计数法的参考区间是【基础知识】
    A. （4.0～5.0）×10^{12}/L
    B. （3.5～5.0）×10^{12}/L
    C. （3.0～5.0）×10^{12}/L
    D. （3.0～4.5）×10^{12}/L
    E. （3.0～5.5）×10^{12}/L

16. 成人女性血红蛋白的参考区间是【基础知识】
    A. 90～110g/L
    B. 100～120g/L
    C. 105～140g/L
    D. 120～160g/L
    E. 115～150g/L

17. 血细胞比容相应的缩写是【基础知识】
    A. RBC
    B. WBC
    C. RDW
    D. Hct
    E. ESR

18. 血涂片中红细胞形态呈靶形，下列最有可能的是【专业知识】
    A. 遗传性球形红细胞增多症
    B. 巨幼细胞贫血
    C. 珠蛋白生成障碍性贫血
    D. 脾切除术后
    E. 溶血性贫血

19. 关于血细胞计数误差来源，不属于偶然误差的是【专业知识】
    A. 取血部位不当
    B. 稀释倍数不准确
    C. 充液不当
    D. 计数板刻度误差
    E. 计数时未充分混匀

20. 下列不引起血沉增快的疾病是【专业知识】
    A. 活动性结核

B. 风湿热活动
C. 多发性骨髓瘤
D. 胃癌
E. 弥散性血管内凝血

21. 铅中毒时血涂片中可见【相关专业知识】
    A. 染色质小体
    B. 球形红细胞
    C. 嗜碱性点彩红细胞
    D. 有核红细胞
    E. 靶形红细胞

22. 血涂片形态学检验，成熟红细胞呈小细胞低色素性表现，可考虑【相关专业知识】
    A. 巨幼细胞贫血
    B. 溶血性贫血
    C. 缺铁性贫血
    D. 脾功能亢进
    E. 急性失血性贫血

23. 患者，女，35岁。头昏，乏力，面色苍白1年，活动后心慌气短2个月来诊。为确定患者有无贫血，首先应检验【相关专业知识】
    A. 红细胞数量和血细胞比容
    B. 平均红细胞血红蛋白含量、平均红细胞血红蛋白浓度
    C. 血沉
    D. 红细胞数量、血红蛋白和血细胞比容
    E. 血细胞比容

24. 魏氏法测量红细胞沉降率，观察结果的时间是【基础知识】
    A. 30min
    B. 45min
    C. 1h
    D. 1.5h
    E. 2h

25. 与红细胞生理性变化无直接关系的是
【基础知识】
    A. 年龄
    B. 性别
    C. 情绪
    D. 红细胞寿命缩短
    E. 妊娠

26. 正常血红蛋白的组成是【基础知识】
    A. 铁蛋白
    B. 珠蛋白
    C. 血红素
    D. 原卟啉
    E. 珠蛋白和亚铁血红素

27. 网织红细胞活体染色的物质是【基础知识】
    A. 亚甲蓝
    B. 淡绿
    C. 新亚甲蓝
    D. 俾士麦棕
    E. 伊红

28. 中文名字为"平均红细胞血红蛋白浓度"的指标是【基础知识】
    A. MCV
    B. MCH
    C. MCHC
    D. RDW
    E. Hct

29. 了解患者是否存在贫血的参数是【基础知识】
    A. MCV
    B. MCH
    C. MCHC
    D. RDW
    E. Hct

30. 属于小细胞低色素性贫血的是【专业知识】
    A. 再生障碍性贫血
    B. 缺铁性贫血
    C. 巨幼细胞贫血
    D. 溶血性贫血
    E. 急性失血性贫血

31. Hayem 红细胞稀释液中氯化钠的作用是【专业知识】
    A. 防腐
    B. 提高比重
    C. 破坏白细胞
    D. 调节渗透压
    E. 防止细胞粘连

32. 外周血 MCV 减少，RDW 增加的贫血是【专业知识】
    A. 缺铁性贫血
    B. 失血性贫血
    C. 巨幼细胞贫血
    D. 慢性感染性贫血
    E. 再生障碍性贫血

33. 患者，女，30 岁。血红蛋白 80g/L，涂片可见椭圆形红细胞增多。若椭圆形红细胞占 15%，则见于【专业知识】
    A. 正常人
    B. 缺铁性贫血
    C. 巨幼细胞贫血
    D. 镰形细胞贫血
    E. 遗传性椭圆形红细胞增多症

34. 确定贫血的常用指标是【相关专业知识】
    A. MCH、MCV、MCHC
    B. RBC、MCH、RDW
    C. RBC、Hb、Hct
    D. Hct、RDW、MCHC
    E. MCV、RBC、MCHC

35. 男性血红蛋白的参考区间是【相关专业知识】
    A. 170～200g/L

B. 130～175g/L

C. 120～150g/L

D. 105～120g/L

E. 90～110g/L

36. 血液有形成分中，数量最多的细胞是【相关专业知识】

A. 粒细胞

B. 红细胞

C. 血小板

D. 淋巴细胞

E. 单核细胞

37. 正细胞贫血见于【相关专业知识】

A. 再生障碍性贫血

B. 慢性失血

C. 珠蛋白生成障碍性贫血

D. 缺铁性贫血

E. 慢性感染

38. 骨髓移植后，监测骨髓造血功能恢复的重要参数是【相关专业知识】

A. 网织红细胞计数

B. 白细胞分类计数

C. 白细胞计数

D. 血小板计数

E. 红细胞计数

39. 红细胞可通过比自身直径小得多的管道或空隙是因为【相关专业知识】

A. 血管可扩张

B. 血管具有弹性

C. 空隙可发生变形

D. 红细胞膜有变形能力

E. 红细胞以无氧酵解方式获取能量

40. 检测红细胞沉降率时，抗凝剂和血液比例【相关专业知识】

A. 1∶1

B. 1∶2

C. 1∶4

D. 1∶8

E. 1∶9

41. 反映红细胞平均体积的指标是【相关专业知识】

A. MCV

B. PDW

C. Ret

D. MCH

E. RDW

42. 反映红细胞平均血红蛋白含量的是【相关专业知识】

A. MCV

B. PDW

C. Ret

D. MCH

E. RDW

43. 血片中嗜多色性红细胞增多提示骨髓造血功能【相关专业知识】

A. 紊乱

B. 旺盛

C. 活跃

D. 低下

E. 极度低下

44. 外周血中能运送 O_2 和 CO_2 的细胞【基础知识】

A. 红细胞

B. 白细胞

C. 血小板

D. 淋巴细胞

E. 内皮细胞

45. 缺铁性贫血时主要出现【基础知识】

A. 正常正色素性红细胞

B. 低色素性红细胞

C. 嗜碱性点彩红细胞

D. 高色素性红细胞

E. 嗜多色性红细胞

46. 再生障碍性贫血主要出现【基础知识】

A. 正常正色素性红细胞

B. 低色素性红细胞

C. 嗜碱性点彩红细胞

D. 高色素性红细胞

E. 嗜多色性红细胞

47. 氰化高铁血红蛋白测定法测定血红蛋白的吸收波峰为(nm)【专业知识】

 A. 538nm

 B. 540nm

 C. 542nm

 D. 575nm

 E. 582nm

48. 红细胞内血红蛋白的蛋白成分为【专业知识】

 A. 白蛋白

 B. 球蛋白

 C. 珠蛋白

 D. 铁蛋白

 E. 转铁蛋白

49. 血沉测定影响因素叙述正确的是【专业知识】

 A. 球形红细胞使血沉加快

 B. 红细胞越少下沉越慢

 C. 球蛋白使血沉加快

 D. 卵磷脂使血沉加快

 E. 血沉管倾斜使血沉减慢

50. 患者，女，20岁。乏力1年，近期加重到医院就诊，血常规检验为 Hb 70g/L，RBC $3.2×10^{12}/L$，RDW 18%。患者贫血的形态学类型为【相关专业知识】

 A. 小细胞均一性

 B. 小细胞不均一性

 C. 正常体积均一性

 D. 大细胞均一性

 E. 大细胞不均一性

51. 离心法测定血细胞比容，离心后分5层，自上而下依次为【基础知识】

 A. 血浆层、血小板层、白细胞和有

核红细胞层、还原红细胞、含氧红细胞层

B. 血浆层、白细胞和有核红细胞层、血小板层、还原红细胞层、含氧红细胞层

C. 血浆层、血小板层、还原红细胞、白细胞和有核红细胞层、含氧红细胞层

D. 血浆层、血小板层、白细胞和有核红细胞层、含氧红细胞层、还原红细胞层

E. 血浆层、白细胞和有核红细胞层、还原红细胞层、含氧红细胞层、血小板层

52. 关于血细胞比容的叙述，错误的是【专业知识】

 A. 与红细胞大小有关

 B. 有助于贫血的鉴别诊断

 C. 有助于贫血的诊断

 D. 与红细胞数量无关

 E. 可作为补液计算的依据

53. 成人极重度贫血时血红蛋白浓度【专业知识】

 A. <100g/L

 B. <90g/L

 C. <70g/L

 D. <60g/L

 E. <30g/L

54. 下列关于血细胞比容的测定，准确性最高的方法是【专业知识】

 A. 温氏法

 B. 微量高速离心法

 C. 折射仪法

 D. 血液分析仪法

 E. 放射性核素法

55. 可使网织红细胞计数增多的疾病是【专业知识】

A. 巨幼细胞贫血

B. 再生障碍性贫血

C. 慢性贫血

D. 溶血性贫血

E. 慢性肾衰竭

56. 需指定专人专柜加锁保管，并严格登记请领制度的化学试剂是【专业知识】

A. 乙醚

B. 苦味酸

C. 浓硫酸

D. 氰化物

E. 冰乙酸

57. 患者，男，40 岁。外周血 MCH 20pg，MCV 71fl，MCHC 250g/L，可能诊断为【专业知识】

A. 单纯小细胞性贫血

B. 巨幼细胞贫血

C. 正常细胞性贫血

D. 小细胞低色素性贫血

E. 大细胞性贫血

58. 成年男性血沉的参考区间为【专业知识】

A. 0～5mm/h

B. 0～10mm/h

C. 0～15mm/h

D. 0～20mm/h

E. 5～15mm/h

59. 氰化高铁血红蛋白的简写是【相关专业知识】

A. HbA

B. HbF

C. HbS

D. HbCO

E. HiCN

60. 碳氧血红蛋白的简写是【相关专业知识】

A. HbA

B. HbF

C. HbS

D. HbCO

E. HiCN

61. 抗碱血红蛋白的简写是【相关专业知识】

A. HbA

B. HbF

C. HbS

D. HbCO

E. HiCN

62. 下列关于 SDS - Hb 法测定血红蛋白的叙述，错误的是【专业实践能力】

A. 试剂无毒，操作简单

B. 十二烷基硫酸钠质量差异小

C. 十二烷基硫酸钠易破坏白细胞

D. 结果准确重复性好

E. 是测定血红蛋白的次选方法

63. 单纯小细胞性贫血，最常见的病因是【基础知识】

A. 慢性感染

B. 骨髓造血功能障碍

C. 维生素 B_{12}、叶酸缺乏

D. 红细胞膜缺陷

E. 急性溶血

64. 胎儿血红蛋白是指【基础知识】

A. HbA

B. HbF

C. HbA_2

D. Gower1

E. Gower2

65. 关于正常红细胞形态的描述，不正确的是【基础知识】

A. 平均直径为 $7.8\mu m$

B. 双凹圆盘状

C. 瑞特染色呈淡粉红色

D. 生理性淡染区占中央面积的 1/3

E. 细胞内无异常结构

66. 正常人外周血红细胞中，主要的血红蛋白类型是【基础知识】

A. HbA$_2$

B. HbH

C. HbF

D. HbCO

E. HbA

67. 外周血红细胞的异常结构不包括【基础知识】

A. 嗜碱性点彩红细胞

B. 染色质小体

C. 卡波环

D. 网织红细胞

E. 有核红细胞

68. 患者，男，15 岁。因乏力，面色苍白前来就诊，血液分析结果：RBC 3.14×10^{12}/L，Hb 62g/L，Hct 0.21，RDW 21%。该患者贫血形态学应为【专业知识】

A. 小细胞均一性贫血

B. 小细胞不均一性贫血

C. 大细胞均一性贫血

D. 大细胞不均一性贫血

E. 正细胞正色素性贫血

69. 患者，女，30 岁。血红蛋白 80g/L，涂片可见椭圆形红细胞增多。若椭圆形红细胞占 55%，则见于【专业知识】

A. 正常人

B. 缺铁性贫血

C. 大细胞性贫血

D. 镰形细胞贫血

E. 遗传性椭圆形红细胞增多症

（70～71 题共用题干）

患者，女，30 岁。有类风湿关节炎病史，近来出现膝关节和髋关节疼痛。实验室检查：WBC 12.1×10^9/L，RBC 4.50×10^{12}/L，Hb 105g/L，Hct 0.35，红细胞体积变异系数（RDW - CV%）15%，血小板计数（PLT）230×10^9/L。

70. 该患者的 MCHC 应为【专业知识】

A. 129g/L

B. 233g/L

C. 300g/L

D. 333g/L

E. 429g/L

71. 该患者红细胞形态特点是【专业知识】

A. 正细胞、正色素

B. 正细胞、低色素

C. 小细胞、正色素

D. 小细胞、低色素

E. 大细胞、低色素

72. 用于贫血形态学分类的参数不包括【相关专业知识】

A. MCV

B. MCH

C. MCHC

D. RDW

E. Hct

73. 血常规结果显示红细胞和血红蛋白量均减少，可排除的疾病是【相关专业知识】

A. 消化道溃疡

B. 输血溶血反应

C. 缺铁性贫血

D. 再生障碍性贫血

E. 严重腹泻

74. 患者，女，22 岁。月经过多，乏力，易倦，气促，面色苍白。Hb 98g/L，MCV 65fl，血清铁 7.0μmol/L，经铁剂治疗 1 周，效果良好。此时最具

有特征性的实验室改变是【相关专业知识】

A. 网织红细胞计数

B. 嗜酸性粒细胞计数

C. 红细胞沉降率

D. 白细胞计数

E. 红细胞计数

75. RBC 降低、MCV 升高、RDW 升高时，常见于【专业知识】

A. 轻型珠蛋白生成障碍性贫血

B. 缺铁性贫血

C. 再生障碍性贫血

D. 巨幼细胞贫血

E. 骨髓增生异常综合征

76. RBC 降低、MCV 下降、RDW 升高时，常见于【专业知识】

A. 轻型珠蛋白生成障碍性贫血

B. 缺铁性贫血

C. 再生障碍性贫血

D. 巨幼细胞贫血

E. 骨髓增生异常综合征

77. 下列缩写减少可引起贫血的是【基础知识】

A. WBC

B. RBC

C. PLT

D. Hb＋PLT

E. RBC＋Hb

78. 引起红细胞生理性增多的因素不包括【基础知识】

A. 妊娠中期

B. 多汗

C. 冷水刺激

D. 慢性肺心病

E. 新生儿

79. 红细胞膜主要分子层是【基础知识】

A. 疏水层

B. 亲水层

C. 共价层

D. 磷脂双分子层

E. 酰胺基层

80. 衰老红细胞被破坏主要在【基础知识】

A. 肝脏

B. 脾脏

C. 骨髓

D. 肺脏

E. 肾脏

81. 下列全血细胞减少、网织红细胞减少的疾病为【相关专业知识】

A. 白细胞减少症

B. 再生性障碍贫血

C. 缺铁性贫血

D. 白血病

E. 淋巴瘤

82. 对严重烧伤、大出血、休克患者采用静脉输液治疗的目的是【基础知识】

A. 补充水分及电解质

B. 补充营养，供给热量

C. 输入药物，治疗疾病

D. 增加循环血量，改善微循环

E. 改善心脏功能

第三章　白细胞检验

单元	细目	要点	要求	科目
白细胞检验	1. 概要	(1)粒细胞	了解	1，2
		(2)单核细胞	了解	1，2
		(3)淋巴细胞	了解	1，2
	2. 白细胞计数	(1)检验原理	掌握	1，3
		(2)操作方法	熟练掌握	3，4
		(3)方法学评价	了解	3，4
		(4)质量控制	了解	3，4
		(5)参考区间	掌握	2，4
		(6)临床意义	掌握	2，4
	3. 白细胞分类计数	(1)检验原理	了解	1，3
		(2)方法学评价	了解	3，4
		(3)质量控制	了解	3，4
		(4)参考区间	掌握	2，4
		(5)临床意义	掌握	2，4
	4. 白细胞形态检验	(1)检验原理	了解	1，3
		(2)质量控制	了解	3，4
		(3)临床意义	了解	2，4
	5. 嗜酸性粒细胞计数	(1)检验原理	了解	1，3
		(2)操作方法	掌握	3，4
		(3)方法学评价	了解	3，4
		(4)参考区间	了解	2，4
		(5)临床意义	了解	2，4
	6. 红斑狼疮细胞检验	(1)检验原理	了解	1，3
		(2)方法学评价	了解	3，4
		(3)参考区间	了解	2，4
		(4)临床意义	了解	2，4

注：1—基本知识；2—相关专业知识；3—专业知识；4—专业实践能力。

内 容 概 要

一、概要

1. 粒细胞

粒细胞起源于造血干细胞。根据粒细胞群发育阶段，可人为的分为分裂池、成熟池、贮备池、循环池和边缘池。

中性粒细胞起源于骨髓造血干细胞，主要功能是在趋化因子作用下，通过吞噬作用和细胞内的溶酶体释放蛋白水解酶杀灭病原微生物。

嗜酸性粒细胞可吞噬抗原抗体复合物，对组胺、抗原抗体复合物、肥大细胞有趋化性，可分泌组胺酶灭活组胺，限制过敏反应，参与对蠕虫的免疫反应。

嗜碱性粒细胞内的颗粒含组胺、肝素、过敏慢性反应物质，参与过敏反应，也可导致速发性变态反应。

2. 单核细胞

单核-巨噬细胞具有吞噬病原体功能、吞噬和清理功能、吞噬抗原传递免疫信息功能，还具有杀菌、免疫和抗肿瘤作用。

3. 淋巴细胞

淋巴细胞是人体主要的具有免疫活性的细胞，主要有 B 细胞、T 细胞。B 淋巴细胞寿命较短，一般为 3~5d，参与体液免疫；T 淋巴细胞寿命较长，可达数月至数年，参与细胞免疫。

二、白细胞计数

1. 检验原理

将全血用稀酸溶液稀释一定倍数，破坏红细胞后，充入计数池内，计数一定范围内的白细胞数，经换算求出每升血液内的白细胞总数。

白细胞稀释液：由冰乙酸、亚甲蓝或结晶紫及蒸馏水组成。其中，冰乙酸破坏红细胞，且使白细胞核更清晰；亚甲蓝或结晶紫使白细胞核略着色，便于识别。

2. 操作方法

加稀释液(0.38ml)→采血(20μl)及稀释→混匀→充池→静置 2~3min 计数(低倍镜下计数四角 4 个大方格内的白细胞总数)→计算。计算公式：

$$白细胞计数/L = \frac{4 个大方格白细胞数}{4} \times 10 \times 20 \times 10^6/L$$

3. 方法学评价

(1)显微镜计数法　本法简便易行，但重复性和准确性较差。

(2)血细胞分析仪计数法　本法计数细胞数量多，速度快，易于标准化，计数精确性较高，但需特殊仪器。某些人为因素、病理情况可干扰白细胞计数。

4．质量控制

（1）采血时间的影响　同一个人在上午、下午的白细胞计数结果可呈现较大幅度的波动。

（2）计数误差　白细胞显微镜计数的误差主要有技术误差和固有误差两大类。

（3）有核红细胞的影响　当血液中出现较多有核红细胞时，必须进行校正。校正公式：

$$白细胞校正值/L＝校正前白细胞数×\frac{100}{100＋分类100个白细胞时见到的有核红细胞数}$$

（4）经验控制　如果血涂片白细胞 2～4 个/HPF，提示白细胞浓度应为（4～7）×10^9/L；白细胞 4～6 个/HPF，提示白细胞浓度应为（7～9）×10^9/L；白细胞 6～10 个/HPF，提示白细胞浓度应为（10～12）×10^9/L；白细胞 10～12 个/HPF，提示白细胞浓度应为（13～18）×10^9/L。

（5）常规考核标准（RCS）　计算公式如下。

$$RCS＝\frac{4个大方格所数白细胞最大值－最小值}{4个大方格所数白细胞平均值}×100\%$$

白细胞≤4×10^9/L 者，RCS＜30％；白细胞在（4.1～14.9）×10^9/L 者，RCS＜20％；白细胞≥15×10^9/L 者，RCS＜15％。超过上述标准者为不合格。

5．参考区间

（1）显微镜计数法（末梢血）　成人为（4～10）×10^9/L，儿童为（5～12）×10^9/L，6 个月至 2 岁为（11～12）×10^9/L，新生儿为（15～20）×10^9/L。

（2）血细胞分析仪法（静脉血）　成人为（3.5～9.5）×10^9/L。

6．临床意义

白细胞总数高于参考区间的上限称为白细胞增多，而低于参考区间的下限称为白细胞减少。白细胞总数增多或减少主要受中性粒细胞数量的影响，其临床意义见白细胞分类计数。

三、白细胞分类计数

1．检验原理

将血液制成血涂片，经瑞特染色后，根据各种细胞的形态特点区别白细胞并分别进行计数。通常分类 100 个白细胞，计算出各种白细胞所占的百分率；根据白细胞总数也可计算出各种白细胞的绝对值。

2．方法学评价

（1）显微镜分类法　本法能准确根据细胞形态特征进行分类，并可发现细胞形态及染色有无异常，是白细胞分类计数参考方法，但耗时，精确性和重复性较差。

（2）血细胞分析仪分类法　本法有三分群和五分类两种方法，速度快，准确性高，易于标准化，能提示异常结果，结果以数据、图形、文字等形式展示，是白细胞分类和筛检的首选方法，但不能完全代替显微镜检验法对异常白细胞进行鉴别和分类。

3. 质量控制

(1)抗凝血样本应在采集后 4h 内制备血涂片。

(2)白细胞在血涂片中分布很不均匀,一般体积较小的淋巴细胞、嗜碱性粒细胞在头、体部分布较多,而尾部和两侧以中性粒细胞和单核细胞较多,异常大的细胞常在片尾末端出现。因此,分类时应选择在体尾交界处,且必须按"城垛式"移动视野。

(3)白细胞分类计数的数量应根据白细胞总数而定。一般要求在油镜下分类计数 100 个白细胞;当白细胞总数超过 $15 \times 10^9/L$ 时,应分类计数 200 个白细胞;当白细胞数量明显减少($<3 \times 10^9/L$)时,为了减少误差,可多检验几张血涂片,分类计数 $50 \sim 100$ 个白细胞。

(4)分类计数中见到幼稚红细胞,则以每 100 个白细胞见到幼稚红细胞的数量来报告。

4. 参考区间

(1)显微镜分类法(成人) 中性杆状核粒细胞 1%～5%,中性分叶核粒细胞 50%～70%,嗜酸性粒细胞(E)0.5%～5%,嗜碱性粒细胞(B)0～1%,淋巴细胞(L)20%～40%,单核细胞(M)3%～8%。

(2)仪器法(成人) 中性粒细胞(N)40%～75%,E 0.4%～8.0%,B 0～1%,L 20%～50%,M 3%～10%。

5. 临床意义

(1)中性粒细胞生理性增多 ①年龄——新生儿白细胞数较高,3 个月后逐渐下降至成人水平;②日间变化——一般下午较上午高;③剧烈运动、情绪激动、严寒、暴热;④妊娠 5 个月以上及分娩时;⑤吸烟者平均白细胞总数比不吸烟者高。

(2)中性粒细胞病理性增多 ①急性感染;②严重的组织损伤及大量血细胞破坏;③急性大出血;④急性中毒;⑤恶性肿瘤;⑥急、慢性粒细胞白血病。

(3)中性粒细胞病理性减少 ①某些感染,见于某些革兰氏阴性杆菌(伤寒、副伤寒沙门菌)感染及病毒感染(流感)无并发症时;②某些血液病,如再生障碍性贫血及非白血性白血病;③慢性理化损伤;④自身免疫性疾病;⑤脾功能亢进。

(4)嗜碱性粒细胞增多 ①慢性粒细胞白血病;②嗜碱性粒细胞白血病;③过敏性疾病;④骨髓纤维化和某些转移癌时。

(5)淋巴细胞增多 ①生理性增多:婴幼儿期淋巴细胞较高,可达 70%。②病理性增多:绝对增多见于某些病毒或细菌所致的传染病(如风疹、流行性腮腺炎、传染性单核细胞增多症、传染性淋巴细胞增多症、百日咳等)、某些慢性感染(如结核病)及急、慢性淋巴细胞白血病;相对增多见于再生障碍性贫血、粒细胞缺乏症。

(6)淋巴细胞减少 淋巴细胞减少主要见于长期接触放射线或应用肾上腺皮质激素之后。在急性化脓性感染时由于中性粒细胞明显增高可导致淋巴细胞相对减少。

(7)单核细胞增多 ①生理性增多:正常儿童单核细胞较成人稍高,平均为 9%,2 周内的新生儿可达 15%或更高。②病理性增多:某些感染,如亚急性感染性心内膜炎、疟疾、黑热病、急性感染的恢复期、活动性肺结核等;某些血液病,如单核细胞白血病、粒细胞缺乏症的恢复期、淋巴瘤及骨髓增生异常综合征（MDS）等。

四、白细胞形态检验

1. 检验原理

血涂片经染色后，在普通光学显微镜下做白细胞形态学观察和分析。常用的染色方法有瑞特染色法、吉姆萨染色法等。

2. 质量控制

（1）标本 血涂片的制备和染色应良好，否则会影响对白细胞的辨认。

（2）操作 显微镜检验时按一定的方向和顺序对所见白细胞逐个辨认。

3. 临床意义

（1）外周血异常白细胞形态 ①中性杆状核粒细胞：直径为 $10\sim14\mu m$，呈圆形；细胞质染粉红色，内有颗粒（量多、细小、均匀、紫红色）；细胞核弯曲呈杆状、带状、腊肠样，染色质粗糙，染深紫红色。②中性分叶核粒细胞：直径为 $10\sim14\mu m$，呈圆形；细胞质染粉红色，颗粒量多、细小、均匀、紫红色；细胞核分 $2\sim5$ 叶，以 3 叶核为主，染色质粗糙，染深紫红色。③嗜酸性粒细胞：直径为 $12\sim17\mu m$，呈圆形；细胞质着色不清，颗粒橙色、粗大、排列整齐、均匀并充满细胞质；细胞核多为 2 叶，眼镜形，染色质粗糙，深紫红色。④嗜碱性粒细胞：直径为 $10\sim16\mu m$，呈圆形；细胞质着色不清，颗粒紫黑色、量少、大小不均、排列杂乱、可盖于核上；细胞核因颗粒遮盖而不清晰，染色质粗糙，深紫红色。⑤淋巴细胞：直径为 $6\sim15\mu m$，呈圆形或椭圆形；细胞质透明、淡蓝色、多无颗粒，大淋巴细胞可有少量粗大、不均匀紫红色颗粒；细胞核呈圆形、椭圆形、肾形，染色质粗糙成块，深紫红色，核外缘光滑。⑥单核细胞：直径为 $15\sim22\mu m$，呈圆形、椭圆形或不规则形；细胞质半透明、灰蓝色或灰红色，颗粒细小、尘土样、紫红色；细胞核呈肾形、山字形、马蹄形、不规则形，染色质呈疏松网状，染淡紫红色，有膨胀和立体起伏感。

（2）中性粒细胞核象变化 正常情况下，外周血中性粒细胞以 3 叶核居多。核左移见于外周血中中性杆状核粒细胞增多或/和杆状核阶段以前的幼稚细胞出现。①轻度核左移：杆状核粒细胞＞5％。②中度核左移：杆状核粒细胞＞10％，伴少量晚幼粒细胞、中幼粒细胞。③重度核左移：杆状核粒细胞＞25％，可见早幼粒细胞、原始粒细胞，常伴有明显的中毒颗粒等中毒改变。核左移伴有白细胞总数增多者，称为再生性左移，常见于急性化脓性感染、急性大出血、急性中毒等；核左移但白细胞总数不增加或降低者，称为退行性左移，常见于严重感染、再生障碍性贫血、伤寒、败血症等。核右移是指外周血中中性分叶核粒细胞增多，同时 5 叶核以上的中性粒细胞＞3％。核右移常伴白细胞减少，主要见于巨幼细胞贫血、内因子缺乏所致的恶性贫血、感染、尿毒症、骨髓增生异常综合征、应用抗代谢药物治疗肿瘤等。

（3）中性粒细胞的毒性变化 在严重感染、败血症、恶性肿瘤、中毒、大面积烧伤等情况下可发生毒性变。变化包括大小不均、中毒颗粒、空泡、杜勒体、核变性。

（4）中性粒细胞其他异常形态 ①巨多分叶核中性粒细胞：见于巨幼细胞贫血、抗代谢药物治疗后。②棒状小体：见于急性白血病，尤其是颗粒增多型早幼粒细胞白血病（M_3型）。③Pelger-Huët 畸形：可继发于某些严重感染、白血病、骨髓增生异常综合征、肿瘤转移、某些药物治疗后。④Chediak-Higashi 畸形：见于 Chediak-Higashi 综合征，为常染色体隐性遗传。⑤Alder-Reilly 畸形：见于脂肪软骨营养不良、遗传性黏多糖代谢障碍。

（5）淋巴细胞的形态异常　①异型淋巴细胞：在正常人血片中可偶见此种细胞，分为Ⅰ型（空泡型，浆细胞型）、Ⅱ型（不规则型，单核细胞型）、Ⅲ型（幼稚型）3 种类型。②卫星核淋巴细胞：常见于接受较大剂量的电离辐射之后或其他理化因子、抗癌药物等对细胞造成损伤时。

五、嗜酸性粒细胞计数

1. 检验原理

用稀释液将血液稀释一定倍数，破坏大部分红细胞和其他白细胞，并将嗜酸性粒细胞颗粒染色，混匀后充入计数池内，计数一定体积内嗜酸性粒细胞数，通过计算可得出每升血液中嗜酸性粒细胞的数量。

嗜酸性粒细胞稀释液：常用稀释液有乙醇-伊红稀释液、Hinkelman 液。

稀释液中主要成分的作用：保护嗜酸性粒细胞（乙醇），促进红细胞和中性粒细胞破坏（碳酸钾），使嗜酸性粒细胞着色（伊红）。

2. 操作方法

加稀释液→采血和稀释→混匀→充池→计数→计算。

3. 方法学评价

显微镜计数法设备简单、费用低廉，但费时、重复性较差；该法的准确性和重复性高于通过手工法白细胞计数和分类计数间接计算的结果。血细胞分析仪法操作简便，效率高，重复性好，但仪器较贵，适合于大批量的标本集中检测；用于筛查，如仪器提示嗜酸性粒细胞增多、直方图或散点图异常时，需采用显微镜法复查。

4. 参考区间

嗜酸性粒细胞计数的参考区间为$(0.05\sim0.5)\times10^9$/L。

5. 临床意义

（1）生理变化　①年龄变化——5 岁以下儿童嗜酸性粒细胞为$(0\sim0.8)\times10^9$/L，5～15 岁为$(0\sim0.5)\times10^9$/L；②日间变化——外周血嗜酸性粒细胞浓度在 1d 内有波动，白天低、夜间高，上午波动大、下午较恒定，与糖皮质激素脉冲式分泌有关；③劳动、寒冷、饥饿、精神刺激等使嗜酸性粒细胞减少。

（2）增多　成人外周血嗜酸性粒细胞$>0.5\times10^9$/L，增多见于寄生虫病、变态反应性疾病、皮肤病、血液病、某些恶性肿瘤、某些传染病、高嗜酸性粒细胞综合征及其他疾病。

（3）嗜酸性粒细胞计数的其他应用　①观察急性传染病的预后；②观察手术和烧伤患者的预后；③测定肾上腺皮质功能。

六、红斑狼疮细胞检验

1. 检验原理

系统性红斑狼疮(SLE)患者的血清中存在红斑狼疮因子(LE因子)。它属于一种 IgG 型自身抗体(抗核抗体),在体外可使白细胞退化,导致细胞核染色质失去正常结构,变成游离肿胀的圆形或椭圆形云雾状的"游离均匀体";均匀体可吸引吞噬细胞(常为中性粒细胞)在其周围形成"花形细胞簇",最后被其中的一个吞噬细胞吞噬形成红斑狼疮细胞(LE 细胞)。

LE 细胞形成的条件:①患者血清中存在 LE 因子;②受损或退变的细胞核;③具有吞噬活性的白细胞。

LE 细胞检验在显微镜下可见到游离均匀体、花形细胞簇和吞噬体 3 种形态。只有见到典型的吞噬体,才可报告"查到 LE 细胞"。

2. 方法学评价

LE 细胞检验费时费力,阳性率低,且受操作人员水平的影响。近年来,该法逐渐被免疫检验指标所取代。

3. 参考区间

LE 细胞阴性。

4. 临床意义

在 SLE 活动期,LE 细胞的阳性率一般为 $70\%\sim90\%$,缓解期或激素治疗后不易找到。除 SLE 外,其他自身免疫性疾病,如类风湿性关节炎、硬皮病、活动性肝炎等也可见到 LE 细胞。未找到 LE 细胞,并不能排除患 SLE 的可能,应进一步做其他有关的免疫学检验。

归 纳 总 结

1. 粒细胞起源于造血干细胞,在高浓度集落刺激因子作用下粒系祖细胞分化为原粒细胞,经数次有丝分裂,依次发育为早幼粒细胞、中幼粒细胞、晚幼粒细胞、杆状核粒细胞和分叶核粒细胞。

2. 进入组织的粒细胞可具有 $1\sim2d$ 的防御功能,衰老的粒细胞主要在单核-巨噬细胞系统中被破坏,其余从口腔、气管、消化道、泌尿生殖道排出,同时骨髓释放新生的粒细胞而保持外周血中白细胞数量相对稳定。

3. 进入外周血的成熟粒细胞有一半随血液循环,白细胞计数值是循环池的粒细胞数。

4. 中性粒细胞核左移是指外周血杆状核粒细胞增多,并出现晚幼粒细胞、中幼粒细胞、早幼粒细胞、原始粒细胞等,超过 5%。5 叶及以上的中性粒细胞超过 3%,称为核右移。

5. 采用显微镜计数法进行白细胞计数时，通常吸取白细胞稀释液 0.38ml 于小试管中。

6. 瑞特染色中性分叶核粒细胞细胞质呈浅紫红色；嗜碱性粒细胞细胞质呈蓝黑色。

相 关 习 题

1. 血细胞计数池的深度是
   A. 0.01mm
   B. 0.05mm
   C. 0.10mm
   D. 0.15mm
   E. 0.20mm

2. 关于血细胞计数的描述，正确的是
   A. 采血应挤压皮肤
   B. 固有误差即计数域误差
   C. 多次计数取平均值可消灭固有误差
   D. 采血部位不当不属于技术误差
   E. 产生气泡不会影响计数结果

3. 关于改良牛鲍计数板计数室的结构特点，正确的叙述是
   A. 每个计数室的边长均为 9mm
   B. 每个大方格的长宽均为 1mm
   C. 每个计数室被划分成 16 个大方格
   D. 每个计数室四角上的四个大方格用双线画成 16 个中方格
   E. 每个计数室的中央大方格用单线画成 25 个中方格

4. 通常情况下，显微镜计数白细胞的区域是
   A. 一侧计数室，四角四个大方格
   B. 一侧计数室，对角两个大方格
   C. 两侧计数室，对角共四个大方格
   D. 两侧计数室，共十个大方格
   E. 一侧计数室，中间一个大方格

5. 关于白细胞计数的方法学评价，叙述错误的是

A. 显微镜计数法的精密度和准确度较血细胞分析仪法低
B. 血细胞分析仪法快速、简便、易于标准化
C. 血细胞分析仪是白细胞分类和筛检的首选方法
D. 血细胞分析仪法适用于大规模健康人群普查，为常规筛查方法
E. 血细胞分析仪法可完全代替显微镜检验法对异常白细胞进行鉴别和分类

6. 关于改良牛鲍计数板的盖玻片，叙述正确的是
   A. 盖玻片的规格是 24mm × 20mm × 0.06mm
   B. 盖玻片可用一般的盖玻片代替
   C. 盖玻片是普通玻璃盖片
   D. 盖玻片两面的平整度在 0.02mm 以内
   E. 盖玻片的规格是 24mm × 20mm × 0.6mm

7. 手工显微镜法计数白细胞，以测定值和靶值的差值除以靶值来表示的质量控制方法是
   A. 经验控制
   B. 两差比值评价法
   C. 双份计数标准差评价法
   D. 变异百分率评价法
   E. 常规考核标准

8. 改良牛鲍计数板计数细胞对压线细胞

的计数原则是

　A. 数上不数下，数左不数右

　B. 数上下，不数左右

　C. 数左右，不数上下

　D. 全部计数

　E. 全部不数

9. 造成手工法血细胞计数域误差的因素包括

　A. 微量吸管不标准

　B. 稀释倍数不准

　C. 充池后细胞在计数室内分布不可能完全相同

　D. 样本凝固

　E. 采血部位不当

10. 造成手工法血细胞计数的技术误差来源不包括

　A. 采血部位不当

　B. 稀释倍数不准

　C. 血液发生凝固

　D. 器材处理及使用不当

　E. 细胞分布不均

11. 评价白细胞在牛鲍计数板计数室内分布情况采用

　A. 经验控制

　B. 两差比值评价法

　C. 双份计数标准差评价法

　D. 变异百分率评价法

　E. 常规考核标准

12. 关于中性粒细胞核象的描述，错误的是

　A. 核右移表示骨髓造血功能减退

　B. 3叶核以上粒细胞超过5%称为核右移

　C. 核左移表示骨髓造血功能旺盛

　D. 核左移见于急性化脓性感染

　E. 退行性核左移见于再障

13. 核右移常伴白细胞总数

　A. 增多

　B. 减少

　C. 正常

　D. 恒定

　E. 变化不定

14. 关于中性粒细胞核象的叙述，错误的是

　A. 可分为核左移和核右移2种

　B. 反映粒细胞的成熟程度

　C. 核象变化反映某些疾病的病情和预后

　D. 正常外周血中性粒细胞核以分2叶的居多

　E. 杆状核与分叶核之比约为1:13

15. 退行性核左移可见于

　A. 急性失血性贫血

　B. 再生障碍性贫血

　C. 溶血性贫血

　D. 巨幼细胞贫血

　E. 急性中毒

16. 下列关于核右移的说法，错误的是

　A. 外周血中性分叶核粒细胞增多

　B. 是造血功能衰退的表现

　C. 与造血物质、DNA合成障碍和骨髓造血功能减退有关

　D. 炎症的恢复期，一过性的核右移属病理现象

　E. 5叶核以上的中性粒细胞>3%

17. 在疾病进行期出现中性粒细胞核右移常提示

　A. 造血物质丰富

　B. 骨髓造血功能旺盛

　C. 脱氧核糖核酸增多

　D. 机体抵抗力强

　E. 炎症恢复期

18. 出生后，血液淋巴细胞和中性粒细胞数基本相等的第二次交叉时间在

A. 2～2.25 岁

B. 2.25～3 岁

C. 3～4 岁

D. 4～5 岁

E. 6～7 岁

19. 关于不同年龄组 WBC 生理变化的叙述，错误的是

A. 新生儿 WBC 总数可达 $30 \times 10^9/L$

B. 出生后 6～9d，外周血内中性粒细胞与淋巴细胞大致相等

C. 婴儿期淋巴细胞比较高

D. 4～5 岁儿童，淋巴细胞少于中性粒细胞

E. 进入青春期，中性粒细胞数与成人基本相同

20. 在正常生理情况下，小儿白细胞变化曲线中淋巴细胞与中性粒细胞两次交叉时间分别是

A. 1～2d，1～2 岁

B. 2～3d，2～3 岁

C. 6～9d，4～5 岁

D. 7～9d，7～8 岁

E. 8～10d，8～10 岁

21. 某一正常 3 岁男孩体检，其外周血中含量最多的白细胞是

A. 中性粒细胞

B. 嗜酸性粒细胞

C. 嗜碱性粒细胞

D. 淋巴细胞

E. 单核细胞

22. 正常成人淋巴细胞占外周血白细胞分类计数的

A. 0.5～0.7

B. 0.005～0.05

C. 0.2～0.4

D. 0.03～0.08

E. 0.01～0.05

23. 新生儿白细胞计数结果为

A. $(4～10) \times 10^9/L$

B. $(5～12) \times 10^9/L$

C. $(11～12) \times 10^9/L$

D. $(15～20) \times 10^9/L$

E. $(16～22) \times 10^9/L$

24. 成人外周血白细胞计数的参考区间为

A. $(5～10) \times 10^9/L$

B. $(3～8) \times 10^9/L$

C. $(2～8) \times 10^9/L$

D. $(4～10) \times 10^9/L$

E. $(15～20) \times 10^9/L$

25. 外周血白细胞计数所计数的白细胞为

A. 分裂池白细胞

B. 成熟池白细胞

C. 贮备池白细胞

D. 循环池白细胞

E. 边缘池白细胞

26. 关于粒细胞动力学的叙述，错误的是

A. 根据粒细胞的发育阶段划分

B. 划分为分裂池、成熟池、边缘池、贮备池、循环池

C. 白细胞计数时所得的白细胞值是循环池和边缘池的粒细胞数

D. 血液总粒细胞池包括循环池和边缘池

E. 边缘池及循环池的粒细胞之间可以相互换位，并经常保持着动态平衡

27. 从原始粒细胞、早幼粒细胞到中幼粒细胞均有合成 DNA 的能力，这类粒细胞应属于

A. 分裂池白细胞

B. 成熟池白细胞

C. 贮备池白细胞

D. 循环池白细胞

E. 边缘池白细胞

28. 关于生理情况下白细胞变化规律的叙述，错误的是
    A. 早晨较高，下午较低
    B. 安静松弛时较低，活动后较高
    C. 剧烈运动/剧痛和情绪激动时显著增多
    D. 妊娠分娩时增加
    E. 吸烟者高于非吸烟者

29. 关于白细胞计数，正确的描述是
    A. WBC>15×10⁹/L 可增加稀释倍数
    B. WBC>10×10⁹/L 可增加稀释倍数
    C. WBC<4×10⁹/L 可减少稀释倍数
    D. 固有误差与计数细胞数量成正比
    E. 若出现有核红细胞可造成 WBC 计数值假性减少

30. 手工显微镜法计数外周血白细胞，一般稀释倍数是
    A. 10 倍
    B. 15 倍
    C. 20 倍
    D. 200 倍
    E. 40 倍

31. 白细胞计数时，取血 $20\mu l$ 加入 0.18ml 白细胞稀释液，在改良牛鲍计数板 9 大格内数得 270 个白细胞，则该患者白细胞计数值为
    A. $0.3×10^9$/L
    B. $3×10^9$/L
    C. $6×10^9$/L
    D. $13.5×10^9$/L
    E. $67.5×10^9$/L

32. 取血 $20\mu l$ 加至白细胞稀释液 0.78ml 内，混匀滴入计数池，计数 4 个大方格中白细胞数为 50 个，则应报告白细胞数是
    A. $0.5×10^9$/L
    B. $2.5×10^9$/L

C. $5.0×10^9$/L
D. $7.5×10^9$/L
E. $10.0×10^9$/L

33. 显微镜计数法进行外周血白细胞计数时，若镜下数得的 4 个大方格内的白细胞数（N）为 300 个，则经换算求得该标本的白细胞数为
    A. $15×10^9$/L
    B. $3×10^9$/L
    C. $30×10^9$/L
    D. $75×10^9$/L
    E. $375×10^9$/L

34. 取静脉血 $20\mu l$ 加至 0.78ml 白细胞稀释液内，混匀，滴入计数盘，计数 5 个大方格中白细胞数为 625 个，则应报告白细胞计数结果为
    A. $25×10^9$/L
    B. $50×10^9$/L
    C. $75×10^9$/L
    D. $100×10^9$/L
    E. $125×10^9$/L

35. 若患者的白细胞数太低，为减少计数误差，采用显微镜计数法计数 8 个大方格内白细胞数为 100 个，则经换算求得该患者的白细胞数为
    A. $10×10^9$/L
    B. $15×10^9$/L
    C. $20×10^9$/L
    D. $2.5×10^9$/L
    E. $30×10^9$/L

36. 常规操作进行手工法白细胞计数，计数四个角的 4 个大方格内白细胞数为 200 个，则白细胞数为
    A. $5.0×10^9$/L
    B. $10×10^9$/L
    C. $7.5×10^9$/L
    D. $15×10^9$/L

E. 25×10^9/L

37. 关于白细胞计数，错误的是
   A. 白细胞数＞15×10^9/L 时，可增加稀释倍数
   B. 白细胞数＜3×10^9/L 时，可增加计数量
   C. 固有误差与计数细胞数量成正比
   D. 若出现大量有核红细胞，则白细胞计数值假性增高
   E. 镜下白细胞细胞质透亮，细胞核清晰突出

38. 患者，男，出生 2h。CBC结果：WBC 17.3×10^9/L，RBC 4.07×10^{12}/L，Hb 135g/L，Hct 0.45，RDW－CV% 16.5%，PLT 223×10^9/L；N 0.51，L 0.43，M 0.6；有核红细胞73%，网织红细胞10%。校正后的白细胞计数值应为
   A. 10.0×10^9/L
   B. 12.6×10^9/L
   C. 17.3×10^9/L
   D. 23.6×10^9/L
   E. 29.9×10^9/L

39. 白细胞分类计数时，计数 100 个白细胞的同时数得有核红细胞数为30个，校正前白细胞总数为13×10^9/L，校正后白细胞总数为
   A. 0.5×10^9/L
   B. 2.5×10^9/L
   C. 5.0×10^9/L
   D. 7.5×10^9/L
   E. 10.0×10^9/L

40. 外周血涂片白细胞分类计数发现有核红细胞，白细胞校正值应该为
   A. 校正前白细胞数×100/（100＋分类 100 个白细胞时见到的有核红细胞数）

B. 校正前白细胞数×（100＋分类 100 个白细胞时见到的有核红细胞数）
   C. 100×校正前白细胞数/（200＋分类 100 个白细胞时见到的有核红细胞数）
   D. 校正前白细胞数×（100/分类 100 个白细胞时见到的有核红细胞数）
   E. 100×校正前白细胞数/（100－分类 100 个白细胞时见到的有核红细胞数）

41. 关于中性粒细胞的叙述，正确的是
   A. 早晨较高
   B. 下午较高
   C. 安静和休息时高
   D. 严寒、暴热时低
   E. 抽烟时低

42. 中性粒细胞的生理性变化不包括
   A. 新生儿白细胞数一般在 15×10^9/L
   B. 女性妊娠期白细胞总数增高
   C. 安静状态下白细胞数较低
   D. 急性失血时白细胞增高
   E. 冷水刺激后白细胞增高

43. 可引起中性粒细胞数量减少的疾病是
   A. 伤寒
   B. 心绞痛
   C. 急性溶血
   D. 恶性肿瘤
   E. 急性心肌梗死

44. 中性粒细胞减少见于
   A. 流行性出血热
   B. 梅毒
   C. 放疗或化疗后
   D. 输卵管妊娠破裂出血
   E. 肺梗死

45. 中性粒细胞减少见于
   A. 急性化脓性感染

B. 急性心肌梗死

C. 糖尿病酮症酸中毒

D. 宫外孕

E. 再生障碍性贫血

46. 下列疾病，中性粒细胞常减少的是

　　A. 脾功能亢进

　　B. 痛风

　　C. 急性溶血

　　D. 急性中毒

　　E. 肺吸虫病

47. 引起中性粒细胞减少的疾病除外

　　A. 系统性红斑狼疮

　　B. 脾切除

　　C. 长期使用氯霉素

　　D. 放疗患者

　　E. 再生障碍性贫血

48. 成人中性粒细胞减少症，外周血中性粒细胞的绝对值应小于

　　A. $0.5 \times 10^9/L$

　　B. $1.0 \times 10^9/L$

　　C. $2.0 \times 10^9/L$

　　D. $2.5 \times 10^9/L$

　　E. $3.0 \times 10^9/L$

49. 粒细胞缺乏症是指外周血中性粒细胞绝对值低于

　　A. $4.0 \times 10^9/L$

　　B. $3.0 \times 10^9/L$

　　C. $2.0 \times 10^9/L$

　　D. $1.0 \times 10^9/L$

　　E. $0.5 \times 10^9/L$

50. 中性粒细胞增加见于

　　A. 长期接触放射线者

　　B. 再生障碍性贫血

　　C. 脾功能亢进

　　D. 大手术后12～36h

　　E. 系统性红斑狼疮

51. 引起中性粒细胞增多的疾病是

A. 化脓性感染

B. 门脉性肝硬化

C. 再生障碍性贫血

D. 伤寒、副伤寒

E. 系统性红斑狼疮

52. 下列不能引起中性粒细胞病理性增多的是

　　A. 急性感染

　　B. 严重的组织损伤

　　C. 严重的血管内溶血

　　D. 急性中毒

　　E. 伤寒

53. 不引起中性粒细胞生理性增高的是

　　A. 急性中毒

　　B. 早晨较低，下午较高

　　C. 剧烈运动后

　　D. 严寒刺激

　　E. 热水浴

54. 可以引起外周血中中性粒细胞病理性增多的是

　　A. 急性心肌梗死

　　B. 脾功能亢进

　　C. 放射线损伤

　　D. 伤寒

　　E. 系统性红斑狼疮

55. 关于中性粒细胞病理性增高，叙述错误的是

　　A. 严重组织损伤引起中性粒细胞反应性增多

　　B. 反应性增多的粒细胞以成熟的中性分叶核粒细胞为主

　　C. 中性粒细胞增多最常见于急性感染及炎症

　　D. 某些感染如伤寒等中性粒细胞可降低

　　E. 真性红细胞增多症时中性粒细胞可降低

56. 单核细胞病理性增多见于
    A. 传染性单核细胞增多症
    B. 淋巴细胞白血病
    C. 肾移植术后出现排异反应
    D. 亚急性感染性心内膜炎
    E. 接触放射线

57. 单核细胞病理性增多见于
    A. 急性感染的恢复期
    B. 组织移植排斥反应
    C. 传染性淋巴细胞增多症
    D. 过敏性鼻炎
    E. 结核病

58. 淋巴细胞减少见于
    A. 风疹
    B. 严重化脓性感染
    C. 组织移植排斥反应
    D. 白血病
    E. 再生障碍性贫血

59. 白细胞分类淋巴细胞百分率增高，主要见于
    A. 结核病
    B. 接触放射线
    C. 严重化脓性感染时
    D. 应用促肾上腺皮质激素
    E. 应用肾上腺皮质激素

60. 白细胞分类计数时，应在油镜下选择有序检验的部位
    A. 头部
    B. 体尾交界处
    C. 体部
    D. 尾部
    E. 边缘部

61. 白细胞分类计数参考区间中错误的是
    A. 中性杆状核粒细胞 1%～5%
    B. 中性分叶核粒细胞 50%～70%
    C. 嗜酸性粒细胞 0.5%～5%
    D. 淋巴细胞 20%～40%

E. 单核细胞 2%～3%

62. 正常血涂片白细胞分类计数，中性杆状核粒细胞占白细胞总数的
    A. 0.01～0.05
    B. 0.50～0.70
    C. 0.05～0.5
    D. 0.02～0.04
    E. 0.20～0.40

63. 正常情况下，外周血中中性杆状核粒细胞与中性分叶核粒细胞的比值是
    A. 1：14
    B. 1：13
    C. 1：12
    D. 1：11
    E. 1：10

64. 正常成人外周血中，含量最多的白细胞是
    A. 中性粒细胞
    B. 嗜酸性粒细胞
    C. 嗜碱性粒细胞
    D. 淋巴细胞
    E. 单核细胞

65. 关于白细胞的分类计数，错误的是
    A. 低倍镜下观察血涂片的染色质量及细胞分布情况
    B. 油镜下观察细胞质内的颗粒和核分叶情况
    C. 若发现异常或幼稚的白细胞应逐个分类并报告
    D. 若发现有核红细胞应逐个分类并报告所占白细胞的百分比
    E. 应采用低倍镜观察涂片边缘及尾部有无巨大的异常细胞或寄生虫

66. 血涂片中主要见到的白细胞为
    A. 单核细胞
    B. 嗜酸性粒细胞
    C. 中性晚幼粒细胞

D. 中性杆状核粒细胞

E. 中性分叶核粒细胞

67. 生理情况下，外周血中性粒细胞核通常以几叶核为主

 A. 1 叶

 B. 3 叶

 C. 4 叶

 D. 5 叶

 E. 6 叶

68. 下列符合中性杆状核粒细胞特点的是

 A. 核呈弯曲杆状、带状、腊肠样

 B. 核呈圆形、椭圆形、肾形

 C. 核多分 2 叶，呈眼镜形

 D. 核呈不规则状、肾形、马蹄状、山字形

 E. 核形不清楚，常被颗粒覆盖

69. 细胞核常分 2～5 叶的细胞是

 A. 小淋巴细胞

 B. 单核细胞

 C. 红细胞

 D. 分叶核粒细胞

 E. 浆细胞

70. 细胞质淡红色，充满粗大、均匀形如小珠的橘红色颗粒的细胞是

 A. 嗜碱性中幼粒细胞

 B. 早幼粒细胞

 C. 小淋巴细胞

 D. 中性中幼粒细胞

 E. 嗜酸性中幼粒细胞

71. 下列符合嗜酸性粒细胞特点的是

 A. 核呈圆形、椭圆形、肾形

 B. 核多分 2 叶，呈眼镜形

 C. 核不规则，呈肾形、马蹄形、山字形

 D. 核形不清楚，常被颗粒覆盖

 E. 核呈弯曲杆状、带状、腊肠样

72. 下列符合嗜碱性粒细胞特点的是

A. 核呈圆形、椭圆形、肾形

B. 核多分 2 叶，呈眼镜形

C. 核不规则，呈肾形、马蹄形、山字形

D. 核形不清楚，常被颗粒覆盖

E. 核呈弯曲杆状、带状、腊肠样

73. 细胞质淡蓝色，内有粗大而不规则的紫黑色颗粒，可压在核上的细胞是

A. 嗜碱性中幼粒细胞

B. 早幼粒细胞

C. 小淋巴细胞

D. 中性中幼粒细胞

E. 嗜酸性中幼粒细胞

74. 下列符合淋巴细胞特点的是

A. 核呈圆形、椭圆形、肾形

B. 核多分 2 叶，呈眼镜形

C. 核不规则，呈肾形、马蹄形、山字形

D. 核形不清楚，常被颗粒覆盖

E. 核呈弯曲杆状、带状、腊肠样

75. 外周血白细胞细胞质中可以无颗粒的是

A. 中性粒细胞

B. 嗜酸性粒细胞

C. 嗜碱性粒细胞

D. 淋巴细胞

E. 单核细胞

76. 人体主要免疫活性细胞是

A. 中性粒细胞

B. 嗜酸性粒细胞

C. 嗜碱性粒细胞

D. 单核细胞

E. 淋巴细胞

77. 可用于监测组织移植术后是否发生排斥反应的细胞是

A. 中性粒细胞

B. 嗜酸性粒细胞

C. 嗜碱性粒细胞

D. 单核细胞

E. 淋巴细胞

78. 下列符合单核细胞特点的是

    A. 核呈圆形、椭圆形、肾形

    B. 核多分 2 叶，呈眼镜形

    C. 核形不规则，呈肾形、马蹄形、山字形

    D. 核形不清楚，常被颗粒覆盖

    E. 核呈弯曲杆状、带状、腊肠样

79. 单核细胞可转变为

    A. 凝血酶原

    B. 碱性蛋白质

    C. 网织红细胞

    D. 吞噬细胞

    E. 淋巴细胞

80. Pelger - Huët 畸形的特点是

    A. 细胞核呈圆形或椭圆形

    B. 染色质聚集成小块或条索网状

    C. 细胞核常分 5～9 叶

    D. 细胞质内含有数个包涵体

    E. 通常为常染色体隐性遗传性异常

81. 下列现象与白细胞无关的是

    A. Döhle 小体

    B. 棒状小体

    C. 中毒颗粒

    D. 染色质小体

    E. 退行性变

82. 下列几种异常白细胞，表现为成熟中性粒细胞核分叶能力减退的是

    A. Pelger - Huët 畸形

    B. Alder - Reilly 畸形

    C. Chediak - Higashi 畸形

    D. May - Hegglin 畸形

    E. 毒性变化

83. 中性粒细胞的毒性变化不包括

    A. 大小不均

B. 中毒颗粒

C. 空泡

D. 退行性变

E. 棒状小体

84. 中性粒细胞的细胞质中出现棒状小体即可拟诊断为

    A. 急性心肌梗死

    B. 类白血病反应

    C. 缺铁性贫血

    D. 急性白血病

    E. 慢性粒细胞白血病

85. 手工法嗜酸性粒细胞计数中，可以作为嗜酸性粒细胞保护剂的是

    A. 伊红

    B. 丙酮

    C. 草酸铵

    D. 乙二胺四乙酸盐

    E. 碳酸钾

86. 手工法嗜酸性粒细胞计数中，可以作为嗜酸性粒细胞的着色剂的是

    A. 伊红

    B. 丙酮

    C. 草酸铵

    D. 乙二胺四乙酸盐

    E. 碳酸钾

87. 手工显微镜法计数嗜酸性粒细胞的计数区域是

    A. 一侧计数室，四角 4 个大方格

    B. 两侧计数室，四角 8 个大方格

    C. 一侧计数室，中央 5 个中方格

    D. 两侧计数室，10 个大方格

    E. 两侧计数室，对角 4 个大方格

88. 关于嗜酸性粒细胞计数的叙述，错误的是

    A. 嗜酸性粒细胞计数应在 65～70min 内完成

    B. 嗜酸性粒细胞直接计数最好固定

　　　　时间

　　C. 嗜酸性粒细胞计数可以观察急性
　　　　传染病的预后

　　D. 嗜酸性粒细胞计数可以观察烧伤
　　　　患者的预后

　　E. 嗜酸性粒细胞计数可以反映肾上
　　　　腺皮质功能

89. 做嗜酸性粒细胞计数时，如血液稀释
　　20倍，计数10个大方格数得嗜酸性
　　粒细胞25个，则此标本嗜酸性粒细
　　胞应报告为

　　A. 0.5×10⁹/L

　　B. 2.5×10⁹/L

　　C. 5.0×10⁹/L

　　D. 7.5×10⁹/L

　　E. 10.0×10⁹/L

90. 外周血嗜酸性粒细胞增加，多见于

　　A. 伤寒感染

　　B. 淋巴细胞白血病

　　C. 寄生虫感染及皮肤病

　　D. 肾上腺皮质功能亢进

　　E. 长期使用促肾上腺皮质激素

91. 关于嗜酸性粒细胞的叙述，错误的是

　　A. 正常人白天计数结果较夜间低

　　B. 寄生虫病时嗜酸性粒细胞数减少

　　C. 猩红热急性期嗜酸性粒细胞数
　　　　增高

　　D. 嗜酸性粒细胞白血病时增高

　　E. 可用来了解肾上腺皮质功能

92. 形成狼疮细胞的必备条件有

　　A. 患者血清中存在红斑狼疮因子

　　B. 必须有受累或退变的细胞核

　　C. 具有吞噬能力的白细胞

　　D. 只能在体内形成

　　E. 在体外必须孵育，但与孵育温度
　　　　和时间无关

考 题 示 例

1. 成人白细胞计数参考区间为【基础知
　识】

　　A. （4～10）×10⁹/L

　　B. （5～12）×10⁹/L

　　C. （11～12）×10⁹/L

　　D. （12～20）×10⁹/L

　　E. （15～20）×10⁹/L

2. 不属于炎性细胞的是【基础知识】

　　A. 中性粒细胞

　　B. 淋巴细胞

　　C. 红细胞

　　D. 巨噬细胞

　　E. 肥大细胞

3. 引起外周血中性粒细胞减少的疾病是
　【专业知识】

　　A. 烧伤

　　B. 伤寒

　　C. 急性失血

　　D. 急性溶血

　　E. 心肌梗死

4. 关于中性粒细胞生理性变化的叙述，
　错误的是【相关专业知识】

　　A. 新生儿较高

　　B. 早晨较低

　　C. 运动后升高

　　D. 吸烟者低于非吸烟者

　　E. 出生后6～9d与淋巴细胞大致相同

5. 关于中性粒细胞核象变化的叙述，错
　误的是【相关专业知识】

　　A. 核左移提示预后不良

B. 炎症恢复期可见核右移

C. 杆状核粒细胞增多称核左移

D. 5 叶以上粒细胞超过 3% 称为核右移

E. 炎症进行期出现核右移提示预后不良

6. 患儿，男，8 岁。发热，咳嗽 1 周。查体：体温 39.5℃，咽部充血，下颌淋巴结肿大，压痛。外周血检验：WBC 18.5×10^9/L，RBC 3.6×10^{12}/L，L 0.08，M 0.06，N 0.86，涂片中可见中毒颗粒和空泡。根据病史，该患者最可能的诊断是【相关专业知识】

A. 慢性粒细胞白血病

B. 化脓性感染

C. 病毒性感染

D. 传染性单核细胞增多症

E. 伤寒

7. 患者，女，25 岁。因自身免疫性溶血性贫血入院，仪器法见 WBC 12×10^9/L，手工分类 100 个 WBC 见有核红细胞 20 个，WBC 实际数为【相关专业知识】

A. 2×10^9/L

B. 6×10^9/L

C. 8×10^9/L

D. 10×10^9/L

E. 12×10^9/L

8. 正常外周血中淋巴细胞占【基础知识】

A. 0～1%

B. 3%～8%

C. 0.5%～5%

D. 20%～40%

E. 50%～70%

9. 正常成人单核细胞所占白细胞的百分比是【相关专业知识】

A. 50%～70%

B. 40%～50%

C. 20%～40%

D. 3%～8%

E. 0～1%

10. 显微镜法计数白细胞，低倍镜下计数四角 4 个大方格内的细胞数分别是 24、24、25、27，该份标本的白细胞数量是【专业知识】

A. 4.0×10^9/L

B. 5.0×10^9/L

C. 5.5×10^9/L

D. 6.0×10^9/L

E. 6.5×10^9/L

11. 不引起嗜酸性粒细胞增多的疾病【专业知识】

A. 支气管哮喘

B. 猩红热

C. 伤寒

D. 慢性粒细胞白血病

E. 肠寄生虫病

12. 不引起中性粒细胞增加的疾病是【专业知识】

A. 脾功能亢进

B. 尿毒症

C. 急性链球菌感染

D. 急性溶血

E. 急性心肌梗死

13. 下列哪项检验与急性细菌性感染无关【相关专业知识】

A. 白细胞计数

B. C 反应蛋白

C. 血培养

D. 白细胞分类计数

E. 纤维蛋白原测定

14. 嗜酸性粒细胞计数稀释液中起着色剂作用的是【专业知识】

A. 枸橼酸钠

B. 乙醇

C. 丙酮

D. 伊红

E. 乙二胺四乙酸

15. 下列属于外周血白细胞的异常改变是【相关专业知识】

A. 卡波环

B. 杜勒小体

C. 染色质小体

D. 中毒颗粒

E. 空泡

16. 显微镜法计数白细胞，通常加全血【基础知识】

A. $50\mu l$

B. $40\mu l$

C. $30\mu l$

D. $20\mu l$

E. $10\mu l$

17. 妊娠期血液白细胞数的变化是【专业知识】

A. 增高

B. 轻度降低

C. 不变

D. 变化不定

E. 明显降低

18. 外周血淋巴细胞计数增多的疾病是【专业知识】

A. 粒细胞白血病

B. 重度化脓性感染

C. 传染性单核细胞增多症

D. 大手术创伤

E. 急性心肌梗死

19. 可经血液进入组织或体腔，并逐步转变为成熟吞噬细胞的是【相关专业知识】

A. 单核细胞

B. 淋巴细胞

C. 中性粒细胞

D. 嗜酸性粒细胞

E. 嗜碱性粒细胞

20. 中性粒细胞核左移是指外周血【相关专业知识】

A. 中性粒细胞核分 5 叶以上者超过 3%

B. 中性粒细胞核分 3 叶以上者超过 5%

C. 血涂片中粒细胞细胞质内出现中毒颗粒

D. 中性粒细胞分叶核与杆状核比值大于 1∶13

E. 杆状核粒细胞增多或/和出现杆状核阶段以前的幼稚粒细胞

21. 疾病进行期突然出现核右移，常提示【相关专业知识】

A. 患者恢复期

B. 预后良好

C. 预后不良

D. 机体抵抗力强

E. 骨髓造血功能旺盛

22. 关于中毒颗粒的叙述，正确的是【相关专业知识】

A. 云雾状、界限不清、染成灰蓝色的嗜碱性区域

B. 比中性颗粒粗大，大小不等、分布不均、呈黑色或蓝黑色

C. 呈紫红色细杆状物质，分布不均、大小不等

D. 颗粒圆形粗大，量多均匀，呈鲜艳橘红色

E. 大小和分布不均，蓝黑色，常覆盖核上

23. 手工法白细胞分类计数参考区间中错误的是【专业实践能力】

A. 淋巴细胞 40%～60%

B. 单核细胞 3%～8%

C. 嗜酸性粒细胞 0.5%～5%

D. 嗜碱性粒细胞 $0\sim1\%$

E. 中性分叶核粒细胞 $50\%\sim70\%$

24. 报告红斑狼疮细胞阳性结果，必须找到【专业实践能力】

A. 均匀体

B. 花形细胞簇

C. 退化变性中性粒细胞

D. 吞噬细胞

E. 典型红斑狼疮细胞

25. 手工法白细胞计数，通常加稀释液量是【专业实践能力】

A. 0.25ml

B. 0.38ml

C. 0.35ml

D. 1.99ml

E. 0.01ml

26. 白细胞分类计数时应选择血涂片的哪个部位进行有序的镜检【专业实践能力】

A. 头部

B. 体部

C. 尾部

D. 体尾交界处

E. 血片两侧

27. 严寒或暴热刺激时外周血中白细胞变化特点为【基础知识】

A. 暂时性升高

B. 持续性增高

C. 暂时性降低

D. 持续性降低

E. 基本不变

28. 晚期肿瘤伴坏死、继发感染时外周血中白细胞变化特点为【基础知识】

A. 暂时性升高

B. 持续性增高

C. 暂时性降低

D. 持续性降低

E. 基本不变

29. 血涂片检验发现 NRBC 为 81/100WBC，仪器法白细胞计数为 $18\times10^9/L$，患者实际白细胞计数值为【专业知识】

A. $9.0\times10^9/L$

B. $17.2\times10^9/L$

C. $10.0\times10^9/L$

D. $13.4\times10^9/L$

E. $15.2\times10^9/L$

30. 病毒感染时，白细胞分类计数哪项相对减少【相关专业知识】

A. 单核细胞

B. 中性粒细胞

C. 嗜碱性粒细胞

D. 嗜酸性粒细胞

E. 淋巴细胞

31. 中性粒细胞减少见于【相关专业知识】

A. 扁桃体炎

B. 急性风湿热

C. 糖尿病酮症酸中毒

D. 消化道恶性肿瘤晚期

E. 伤寒和副伤寒

32. 可引起中性粒细胞再生性核左移的疾病是【相关专业知识】

A. 再生障碍性贫血

B. 粒细胞减少症

C. 急性溶血

D. 恶性贫血

E. 伤寒

33. 患者，男，24 岁。因汽油火焰烧伤 5h 入急诊观察室，神志清楚，烦躁不安，四肢冰冷。烧伤面积 55%，颈部、颜面部、前胸、双上肢为Ⅲ度烧伤。背部、手掌、肩部为Ⅱ度烧伤。WBC $23\times10^9/L$，N 95%，L 5%，白细胞形态学检验显示中性粒细胞毒性变。不符合上述的改变是

【相关专业知识】

A. 中性粒细胞大小不均

B. 空泡形成

C. 杜勒小体(Döhle body)

D. 退行性变

E. 棒状小体(Auer body)

34. 下列不属于白细胞计数技术误差的是【专业知识】

A. 取血部位不当

B. 稀释倍数不准

C. 用已校准的吸管

D. 充液外溢

E. 充池后盖玻片被移动

35. 患者,男,36 岁。因乏力就诊。血常规:WBC 1.8×10⁹/L,镜检:分类计数 100 个白细胞时,可见有核红细胞数 20 个。其校正白细胞数应为【专业知识】

A. 1.44×10⁹/L

B. 1.5×10⁹/L

C. 1.8×10⁹/L

D. 2.16×10⁹/L

E. 2.25×10⁹/L

36. 引起中性粒细胞减少的疾病是【相关专业知识】

A. 尿毒症

B. 急性失血

C. 链球菌感染

D. 脾功能亢进

E. 慢性粒细胞白血病

37. 急性大出血时,主要增多的白细胞为【相关专业知识】

A. 单核细胞

B. 淋巴细胞

C. 中性粒细胞

D. 嗜酸性粒细胞

E. 嗜碱性粒细胞

38. 正常成人中性分叶核粒细胞所占白细胞的百分比为【相关专业知识】

A. 50%～70%

B. 20%～40%

C. 40%～50%

D. 0～1%

E. 3%～8%

39. 正常成人 3 叶核的中性粒细胞所占白细胞的百分比为【相关专业知识】

A. 50%～70%

B. 20%～40%

C. 40%～50%

D. 0～1%

E. 3%～8%

40. 粒细胞具有合成 DNA 及分裂能力的是【专业实践能力】

A. 分裂池

B. 成熟池

C. 贮备池

D. 循环池

E. 边缘池

41. 与循环池中粒细胞保持动态平衡的是【专业实践能力】

A. 分裂池

B. 成熟池

C. 贮备池

D. 循环池

E. 边缘池

42. 正常成人外周血中,含量最少的白细胞是【专业知识】

A. 中性粒细胞

B. 嗜酸性粒细胞

C. 嗜碱性粒细胞

D. 淋巴细胞

E. 单核细胞

43. 白细胞计数不包括【相关专业知识】

A. 嗜酸性粒细胞

B. 有核红细胞

C. 嗜碱性粒细胞

D. 淋巴细胞

E. 单核细胞

44. 下列疾病中，中性粒细胞增多的是
【专业实践能力】

A. 副伤寒

B. 伤寒

C. 再生障碍性贫血

D. 急性链球菌感染

E. 脾功能亢进

第四章 血细胞分析仪检验

单元	细目	要点	要求	科目
血细胞分析仪检验	1. 概述		了解	2, 3
	2. 检验原理	(1)电阻抗法血细胞分析仪检测原理	掌握	1, 3
		(2)光散射法白细胞计数和分类计数原理	掌握	1, 3
	3. 检验参数	(1)检验的参数	了解	3, 4
		(2)检验结果及表达形式	了解	3, 4
	4. 血细胞直方图	(1)白细胞直方图	了解	3, 4
		(2)红细胞直方图	了解	3, 4
		(3)血小板直方图	了解	3, 4
	5. 方法学评价	(1)仪器性能的评价	了解	3, 4
		(2)干扰血细胞分析仪检验的因素	了解	3, 4
	6. 临床应用	(1)部分检验参数的临床意义	了解	2, 4
		(2)红细胞直方图在贫血中的应用	了解	2, 4

注：1—基本知识；2—相关专业知识；3—专业知识；4—专业实践能力。

内 容 概 要

一、概述

20 世纪 40 年代后期，美国人库尔特(W. H. Coulter)研制了电阻抗血细胞分析仪，开启了血细胞分析的新纪元。近年来，各种型号血细胞分析仪的应用，降低了操作中的随机误差和仪器器材的系统误差及检测方法的固有误差，提高了细胞计数结果的精确性和准确性，为临床提供了更多具有临床价值的实验指标，对疾病的诊断及治疗具有重要的临床意义。目前，已形成血细胞分析流水线，即把标本识别器、标本运输通道、血细胞分析仪、推片机及染片机甚至血细胞形态分析仪联成一体，自动完成整个分析过程。

二、检验原理

1. 电阻抗法血细胞分析仪检验原理

电阻抗法血细胞分析仪检验原理，即库尔特原理，是利用瞬间电压变化形成的脉冲信号来显示血细胞的信息，脉冲振幅越高，细胞体积越大；脉冲数量越多，细胞数量越多；由此可得出血液中血细胞数量和体积值。电阻抗法是三分群血细胞分析仪的核心技术。

2. 光散射法白细胞计数和分类计数原理

采用容量、电导、光散射（VCS）法进行计数。

（1）利用电阻抗法原理测量细胞体积（V）。

（2）利用电导（C）技术测量细胞内部结构，也就是利用高频电磁探针测量细胞内部结构，根据细胞核和细胞质比例、细胞内颗粒大小和密度来识别体积相同但性质不同的两类细胞群体，如小淋巴细胞和嗜碱性粒细胞。

（3）利用光散射（S）技术测量细胞形态和核结构，也就是利用激光照射进入计数区的每个细胞，根据散射光角度（10°～70°）的不同，提供每个细胞形态、核结构信息来鉴别中性粒细胞、嗜碱性粒细胞和嗜酸性粒细胞。

根据 VCS 原理，显示 3 种细胞散点图：DF1（体积和散射光）、DF2（体积和电导）、DF3（体积和电导，但只显示嗜碱性粒细胞群）。

三、检验参数

1. 检验的参数

血细胞分析仪可检验红细胞、白细胞和血小板三大系列细胞的参数，有些血细胞分析仪还兼有检验网织红细胞参数的功能。但是，不同类型血细胞分析仪检验的项目及其参数不尽相同。

电阻型血细胞分析仪可检验十几项参数，主要有 WBC、RBC、Hb、Hct、MCV、MCH、MCHC、PLT、小型白细胞比率（W－SCR）、中等大小白细胞比率（W－MCR）、大型白细胞比率（W－LCR）、小型白细胞计数（W－SCC）、中等大小白细胞计数（W－MCC）、大型白细胞计数（W－LCC）、红细胞分布宽度（RDW）、血小板分布宽度（PDW）、大血小板比率（P－LCR）、平均血小板体积（MPV），并绘制白细胞、红细胞及血小板直方图。

五分类仪器可检验 22 项参数或更多，除了 5 种白细胞的比率和绝对值之外，增加了 RDW、红细胞血红蛋白浓度均值（CHCM）、红细胞血红蛋白分布宽度（HDW）等。有的仪器可根据需要选择各种不同检验模式，如 CBC（全血细胞计数）、CBC＋DIFF（WBC 五分类）、CBC＋NRBC（有核红细胞检测）、CBC＋DIFF＋NRBC、CBC＋Ret（网织红细胞检测）、CBC＋DIFF＋Ret、CBC＋DIFF＋NRBC＋Ret 等，由用户自行设定。

2. 检验结果及表达形式

血细胞分析仪检验结果显示通常采用数据、图形(直方图和散点图)和报警信息(图形、符号或文字)等方式。不同型号血细胞分析仪应用的光散射原理不同,其散点图表达形式及特征也有明显区别。由于血细胞分析仪的类型、检验参数及功能的差异,其报告方式也不一致。

四、血细胞直方图

正常情况下,红细胞直方图呈正态分布,血小板直方图呈偏态分布,白细胞根据细胞形态大小及仪器型号不同呈现不同的曲线,一般是2~3个峰态曲线。

1. 白细胞直方图

正常白细胞直方图,在35~450fl范围内将白细胞分为3个细胞群。左侧峰又高又陡为淋巴细胞峰,最右侧峰又低又宽为中性粒细胞峰,左、右两峰间的谷区较平坦为单个核细胞峰。

2. 红细胞直方图

正常红细胞体积主要分布在50~200fl,为正态分布曲线,峰顶在84~95fl范围。临床上常见的贫血性疾病可使其图形改变,对贫血的鉴别诊断与疗效分析有重要意义。

3. 血小板直方图

血小板直方图反映血小板体积。横坐标表示体积,范围一般为2~30fl,纵坐标表示不同体积血小板出现的相对频率数。在多种疾病中血小板直方图均可发生改变。

五、方法学评价

1. 仪器性能的评价

新仪器安装、每次仪器维修后须对仪器性能进行测试、评价。ICSH公布的血细胞分析仪评价方案包括可比性、准确性、总重复性、精密度、线性范围、携带污染率等。

2. 干扰血细胞分析仪检验的因素

血细胞分析仪常见的干扰因素主要来自标本自身和电磁波等检验环境,而标本自身的干扰因素最为多见。

(1)干扰 RBC、Hb、MCV、MCH 和 MCHC 等参数的常见因素　①冷凝集;②脂血;③红细胞缗钱状排列;④溶血;⑤红细胞对乙二胺四乙酸盐抗凝剂敏感。

(2)干扰 WBC 的常见因素　①有核红细胞(NRBC);②巨大血小板;③难溶血或溶血不良标本。

(3)干扰 PLT 的常见因素　①小细胞性贫血;②血小板聚集或血小板卫星现象;③细胞碎片。

(4)干扰 Ret 的常见因素　①疟原虫;②豪-乔小体。

六、临床应用

1. 部分检验参数的临床意义

(1)RDW　RDW 是反映红细胞体积大小变异性或称为不均一性的参数,用红细胞体积的变异系数（RDW-CV％）或标准差（RDW-s）表示，通常报告 RDW-CV％，参考区间为 11.5％～14.5％。①用于贫血的形态学分类：Bassmen 于 1983 年将 RDW 和 MCV 两个参数相结合，提出了贫血形态学分类依据。②鉴别缺铁性贫血和轻型 β-珠蛋白生成障碍性贫血：前者 RDW 增高；后者 RDW 基本正常。③IDA 早期诊断和疗效观察：IDA 在缺铁潜伏期时 RDW 即有增高，治疗后，若贫血纠正，但 RDW 仍未降至正常水平，可能反映体内铁未完全补足。

（2）HDW　HDW 反映红细胞内 Hb 含量异质性的参数，用单个红细胞 Hb 含量的标准差表示，参考区间为 24～34g/L。遗传性球形红细胞增多症时 RDW、HDW 明显增高，为小细胞不均一性高色素性贫血。

（3）MPV　MPV 的参考区间为 7～11fl。①鉴别血小板减少的病因：MPV 增高，见于外周血血小板破坏过多所致血小板减少；MPV 减少，见于骨髓病变所致血小板减少。②评估骨髓造血功能恢复情况：局部炎症时，骨髓造血未抑制，MPV 正常；败血症时，骨髓造血受抑制，MPV 减少；白血病缓解时，MPV 增高；骨髓造血衰竭，MPV 和血小板计数持续减少；骨髓功能恢复时，MPV 先上升，血小板计数随后上升。

（4）PDW　PDW 反映血小板体积大小异质性的参数。用血小板体积变异系数（CV）来表示，参考区间为 15％～17％。①PDW 增大：见于急性白血病化疗后、巨幼细胞贫血、慢性粒细胞白血病、脾切除后、巨大血小板综合征、血栓性疾病、原发性血小板增多症、再生障碍性贫血。②PDW 减少：见于反应性血小板增多症。

（5）低荧光强度网织红细胞百分率（LFR）和高荧光强度网织红细胞百分率（HFR）①骨髓移植：网织红细胞计数是监测骨髓造血恢复的重要参数，通常移植成功后网织红细胞比白细胞提前 3～4d 增高。HFR 增高提示有较多未成熟细胞从骨髓进入外周血，故 HFR 变化比网织红细胞计数变化具有更重要意义。②贫血：溶血性贫血时，Ret、LFR、HFR 明显增高；肾性贫血时，HFR 上升、LFR 下降、Ret 正常。③放疗和化疗：长期化疗导致网织红细胞亚群发生变化，HFR、MFR 减少早于 LFR。骨髓恢复时，HFR、MFR 又迅速上升。

（6）网织红细胞成熟指数（RMI）　RMI＝（MFR＋HFR）/LFR×100。①RMI 增高：见于溶血性贫血、特发性血小板减少性紫癜（ITP）、慢性淋巴细胞白血病（CLL）、急性白血病、真性红细胞增多症、再生障碍性贫血、多发性骨髓瘤。②RMI 减低：提示骨髓衰竭和造血无效，见于巨幼细胞贫血。

（7）未成熟网织红细胞指数（IRF）　IRF 指未成熟网织红细胞与总网织红细胞百分比。未成熟网织红细胞体积较大，含 RNA 的量多。①监测骨髓移植后的情况：骨髓移植后，全血细胞计数、白细胞分类计数、网织红细胞计数是监测骨髓恢复造血的早期指标，而 IRF 是骨髓移植成功最早、最灵敏的指标。②监测肾移植后的情况：IRF 是肾移植成功较早、较灵敏的指标。

2. 红细胞直方图在贫血中的应用

（1）小细胞性贫血　①RDW 正常：红细胞主峰左移，分布在 55～100fl，波峰在 75fl 处，基底较窄，为小细胞低色素均一性图形，见于轻型珠蛋白生成障碍性贫血。

②RDW 轻度增高：红细胞主峰左移，分布在 55～100fl，波峰在 65fl 处，为小细胞低色素和细胞不均一性图形，见于缺铁性贫血。③RDW 明显增高：红细胞显示双峰，小细胞峰明显左移，波峰在 50fl 处，大细胞峰顶在 90fl 处，基底较宽，为小细胞低色素不均一性图形，见于铁粒幼细胞性贫血、缺铁性贫血经治疗有效时。

（2）大细胞性贫血　①RDW 正常：红细胞主峰右移，分布在 75～130fl，波峰在 100fl 处，为大细胞性图形，见于溶血性贫血、白血病前期、再生障碍性贫血、巨幼细胞贫血。②RDW 轻度增高：红细胞峰右移，基底增宽，分布在 75～150fl，波峰在 105fl 处，为大细胞不均一性图形，见于巨幼细胞贫血。③RDW 明显增高：红细胞峰右移，出现双峰，以 100fl 处峰为主，为大细胞不均一性图形，见于巨幼细胞贫血治疗初期。

（3）正细胞性贫血　①RDW 正常：红细胞分布在 55～110fl，波峰在 88fl 处，为正常红细胞图形，见于慢性病贫血、急性失血、骨髓纤维化、骨髓发育不良。②RDW 轻度增高：红细胞分布在 44～120fl，波峰在 80fl 处，为红细胞不均一性图形，见于血红蛋白异常、骨髓纤维化。③RDW 明显增高：红细胞分布在 40～150fl，波峰在 90fl 处，为红细胞不均一性图形，见于早期或混合性营养不良。

归 纳 总 结

1. 库尔特原理：将血细胞悬浮在电解质溶液中，把装有内、外电极的小孔管插入细胞悬液，接通电源，位于两侧的电极产生稳定的电流。当细胞逐个通过小孔时，由于细胞的导电性质比电解质溶液要低，电路中小孔感应区内电阻增加，于是瞬间引起电压变化出现一个脉冲信号。脉冲大小、振幅高低随细胞体积大小产生变化，即细胞体积越大，引起的脉冲越大，产生脉冲振幅越高。

2. 血细胞分析仪的优点和功能：血细胞分析仪具有准确性高、精确度高、速度快、自动化程度高、提供参数多及便于质控、智能化程度高等特点，可为临床诊断提供快速而准确的参数指标和检验结果。

各类血细胞分析仪主要有三大功能：①血细胞计数；②白细胞分类；③绘制白细胞、红细胞、血小板体积直方图或细胞散点图。

3. 白细胞三分类计数原理：加入溶血剂后，白细胞细胞质经细胞膜渗出，使细胞膜紧裹在细胞核或存在的颗粒物质周围，所以经溶血剂处理后含有颗粒的粒细胞比无颗粒的单核细胞和淋巴细胞要大些。根据电阻抗原理，血细胞分析仪对白细胞进行三分群：第一群为小细胞区，体积为 35～90fl，主要为淋巴细胞；第二群为中间细胞区，也称为单个核细胞区，体积为 90～160fl，包括幼稚细胞、单核细胞、嗜酸性粒细胞、嗜碱性粒细胞；第三群为大细胞区，体积在 160fl 以上，主要为中性粒细胞。

4. 血红蛋白测定原理：细胞悬液加入溶血剂后，红细胞溶解释放出 Hb，并与溶血剂中有关成分形成血红蛋白衍生物，在特定波长（一般是 530～550nm）下比色，吸光度与 Hb 含量成正比，可直接反映 Hb 浓度。不同类型血细胞分析仪，由于溶血剂配方不同，所形成的血红蛋白衍生物也不同，吸收光谱各异，但最大吸收峰均接近 540nm。ICSH 推荐血红蛋白测定方法为氰化高铁血红蛋白测定法，其最大吸收峰在 540nm 处。各型号血细胞分析仪必须以 HiCN 值为标准进行校正。由于 HiCN 有剧毒，近年来改为使用非氰化物溶血剂——十二烷基月桂酰硫酸钠(SLS)溶血剂，形成的衍生物(SLS-Hb)与 HiCN 相似，实验结果的精确性、准确度达到氰化物溶血剂同等水平。

5. 过氧化物酶检测原理：过氧化物酶检测的原理是利用激光散射和过氧化物酶染色技术进行血细胞分类计数。过氧化物酶活性依次为嗜酸性粒细胞＞中性粒细胞＞单核细胞，而淋巴细胞和嗜碱性粒细胞无此酶。

6. 电阻抗与射频技术联合白细胞分类法：①嗜酸性粒细胞检测系统。血液进入仪器后，血液与嗜酸性粒细胞特异计数的溶血剂混合，由于其特殊的 pH 值，使除嗜酸性粒细胞以外的所有细胞溶解或萎缩，因而通过小孔产生脉冲被计数的只有完整的嗜酸性粒细胞。②嗜碱性粒细胞检测系统。其原理同嗜酸性粒细胞检测系统。在特殊溶血剂的作用下，血液中被计数的只有嗜碱性粒细胞。③淋巴细胞、单核细胞、粒细胞(中性粒细胞、嗜碱性粒细胞、嗜酸性粒细胞)检测系统。此系统采用电阻抗与射频联合检测。溶血素作用较轻，对细胞形态改变不大。在测量小孔的内、外电极上存在直流和高频两个光射器及直流电和射频两种电流。直流电测量细胞大小，但不能透过细胞质，射频可透入细胞内测量核的大小及颗粒多少。细胞进入小孔时产生两个不同的脉冲信号，脉冲的高低分别代表细胞大小(DC)、核及颗粒的密度(RF)。以 DC 信号为横坐标，RF 为纵坐标，可根据这两个信号把一个细胞定位于二维的细胞散射图上。根据中性粒细胞、淋巴细胞、单核细胞的细胞大小、细胞质含量、颗粒大小与密度，核形态与密度不同，得出各类细胞比例。

7. 红细胞检测原理：以低角度前向光散射和高角度光散射同时测量一个红细胞，低角光(2°～3°)测量单个细胞体积，高角光(5°～15°)测量单个红细胞血红蛋白浓度，得出 MCV、MCH、MCHC 值，并显示红细胞散射图、单个红细胞体积和血红蛋白含量。

8. 血小板检测原理：血小板随红细胞一起在一个系统进行检测，根据不同阈值，分别计数血小板与红细胞数。单个球形化血细胞通过激光照射后，低角光(2°～3°)测量细胞大小，高角光(5°～15°)测量细胞折射指数(RI)，在二维散射图上得出血细胞数量和相关参数。

相关习题

1. 血细胞分析仪的电阻抗法检测原理的发明者是
   A. 库尔特
   B. 居里
   C. 牛顿
   D. 阿基米德
   E. 克拉珀龙

2. 关于血细胞分析仪法白细胞分类原理

的叙述，错误的是

　　A. 电阻抗法可对白细胞进行分群

　　B. 可以对白细胞进行初步分群/分类

　　C. 准确性一定高于手工法

　　D. 经溶血剂处理后的白细胞大小不完全反应其实体积

　　E. 血细胞分析仪法不能完全替代镜检

3. 电阻抗法血细胞分析仪脉冲数，与细胞的

　　A. 数量成正比

　　B. 体积成正比

　　C. 核体积成正比

　　D. 颗粒数成正比

　　E. 内部结构复杂性成正比

4. 电阻抗法血细胞分析仪的脉冲大小取决于

　　A. 细胞大小

　　B. 细胞厚薄

　　C. 细胞均一性

　　D. 细胞内酶的含量

　　E. 细胞形态

5. 关于电阻抗法血细胞分析仪的叙述，正确的是

　　A. 脉冲信号的数量与细胞数量成反比

　　B. 脉冲信号的数量不能提示细胞的数量

　　C. 脉冲越多说明细胞体积越大

　　D. 脉冲振幅与细胞核成正比

　　E. 脉冲振幅与细胞体积成正比

6. 关于电阻抗法三分群血细胞分析仪的叙述，正确的是

　　A. 脉冲的大小与细胞的大小成反比

　　B. 脉冲的数量与细胞的数量成正比

　　C. 脉冲的大小与细胞核的大小成正比

　　D. 脉冲的大小与细胞内颗粒的情况成正比

　　E. 脉冲的数量与细胞的数量成反比

7. 血细胞分析仪进行白细胞检测时，首先改变白细胞体积的方法是

　　A. 电阻抗法

　　B. 容量、电导、光散射法

　　C. 激光与细胞化学法

　　D. 多角度偏振光散射法

　　E. 电阻抗与射频法

8. 电阻抗法血细胞分析仪进行细胞分类或分群的根据是

　　A. 细胞核形态

　　B. 细胞染色的深浅

　　C. 细胞颗粒

　　D. 细胞膜厚度

　　E. 细胞大小

9. 三分群血细胞分析仪是指

　　A. 将血细胞分为白细胞、红细胞、血小板

　　B. 将白细胞分为小细胞、中间细胞、大细胞

　　C. 将血细胞分为成熟红细胞、有核红细胞、网织红细胞

　　D. 将血小板分为正常、大血小板、小血小板

　　E. 分为血细胞、血浆及其他

10. 电阻抗法血细胞分析仪的白细胞正常直方图呈现

　　A. 1个峰

　　B. 3个峰

　　C. 5个峰

　　D. 7个峰

　　E. 9个峰

11. 三分群血细胞分析仪的正常淋巴细胞直方图分布范围为

　　A. 2～30fl

　　B. 35～90fl

　　C. 90～160fl

　　D. 160～450fl

E. 50～200fl

12. 三分群血细胞分析仪中，MID 指

A. 淋巴细胞区

B. 中性粒细胞区

C. 单个核细胞区

D. 嗜碱性粒细胞区

E. 嗜酸性粒细胞区

13. 三分群血细胞分析仪的正常白细胞直方图上，中间细胞群不包括

A. 幼稚细胞

B. 正常的中性粒细胞

C. 嗜酸性粒细胞

D. 嗜碱性粒细胞

E. 原始细胞

14. 正常嗜酸性粒细胞直方图的范围在

A. 2～30fl

B. 30～35fl

C. 35～90fl

D. 90～160fl

E. 36～360fl

15. 单核细胞直方图的范围在

A. 2～30fl

B. 30～35fl

C. 35～90fl

D. 90～160fl

E. 160fl 以上

16. 在电阻抗法血细胞分析仪的白细胞直方图上，在 160～450fl 分布范围内的主要是

A. 小淋巴细胞

B. 大淋巴细胞

C. 单核细胞

D. 幼稚细胞

E. 中性粒细胞

17. 三分群血细胞分析仪将中性粒细胞定为大细胞群是因为

A. 细胞体积大

B. 脱水后细胞体积较大

C. 颗粒多

D. 细胞核的大小

E. 细胞质较多

18. 在电阻抗法血细胞分析仪的参数中，直接测定得到的参数为

A. RBC

B. PDW

C. MCHC

D. RDW

E. MCH

19. 由电阻抗法血细胞分析仪间接测定的指标是

A. MCV

B. RBC

C. Hct

D. Hb

E. MCHC

20. 多角度偏振光散射法的白细胞分类计数中，测定核分叶的散射光角度是

A. 1°～3°

B. 2°～3°

C. 5°～15°

D. 7°～11°

E. 70°～110°

21. 光学法血细胞分析仪测定细胞大小散射光角度多为

A. 1°～3°

B. 10°～30°

C. 50°～70°

D. 70°～90°

E. 90°～110°

22. 有关血细胞分析仪容量、电导、光散射法中的光散射原理，叙述正确的是

A. 激光源的多色光扫描

B. 激光源的杂光扫描

C. 激光源计数 50% 的细胞

D. 散色光的角度为 0°～90°

E. 激光源的单色光直接扫描进入计数敏感区的每一个细胞

23. 关于血细胞分析仪血红蛋白测定原理的叙述，错误的是

A. 溶血剂中常含氰化钾

B. 氰化钾与血红蛋白作用后形成氰化高铁血红蛋白

C. 血红蛋白衍生物在 530～550nm 波长处比色

D. 吸光度变化与血红蛋白含量成正比

E. 仪器可计算出血红蛋白浓度

24. 关于 5 种白细胞的过氧化物酶活性，正确的是

A. 嗜酸性粒细胞＞中性粒细胞＞单核细胞，嗜碱性粒细胞及淋巴细胞无活性

B. 淋巴细胞＞嗜酸性粒细胞＞单核细胞＞嗜碱性粒细胞

C. 嗜酸性粒细胞＞淋巴细胞＞单核细胞＞嗜碱性粒细胞＞中性粒细胞

D. 单核细胞＞嗜酸性粒细胞＞淋巴细胞，嗜碱性粒细胞及淋巴细胞无活性

E. 嗜碱性粒细胞＞嗜酸性粒细胞＞中性粒细胞，单核细胞及淋巴细胞无活性

25. 激光与细胞化学法血细胞分析仪中，可用于白细胞化学染色并分类的细胞内酶的种类为

A. 碱性磷酸酶

B. 酸性磷酸酶

C. 非特异性酯酶

D. 过氧化物酶

E. 磷脂酶

26. 表示红细胞大小不等程度的指标是

A. RDW

B. MCV

C. MCHC

D. MCH

E. Hct

27. RDW 正常，说明红细胞

A. 体积偏大

B. 体积大小较为一致

C. 结构正常

D. 血红蛋白含量正常

E. 染色正常

28. 下列信号中，血细胞分析仪激光与细胞化学法的散点图通过其定位的是

A. 吸光率和光散射

B. 吸光度和脉冲信号

C. 吸光率和吸光度

D. 光散射和脉冲

E. 光散射和电导值

29. 自动血细胞分析仪法测定血细胞比容的原理不包括

A. 记录每个细胞产生的脉冲信号

B. 脉冲的高低为红细胞的数量

C. 白细胞也计算在其中

D. 正常情况下，白细胞的影响可忽略不计

E. 白血病时容易使血细胞比容测定出现误差

30. MCV 增高、RDW 异常，提示红细胞为

A. 正细胞均一性

B. 正细胞不均一性

C. 大细胞均一性

D. 大细胞不均一性

E. 小细胞不均一性

31. 红细胞直方图显示曲线波峰左移，峰底变窄，提示为

A. 缺铁性贫血

B. 小细胞均一性贫血

C. 铁粒幼细胞性贫血

D. 球形红细胞增多症

E. 巨幼细胞贫血

32. 红细胞直方图出现双峰，底部变宽多见于

A. 珠蛋白生成障碍性贫血

B. 铁粒幼贫血或缺铁性贫血恢复期

C. 再生障碍性贫血

D. 难治性贫血

E. 巨幼细胞贫血

33. 下列有关红细胞体积直方图的叙述，正确的是

A. 缺铁性贫血时，曲线峰底变窄

B. 巨幼细胞贫血时，曲线波峰左移

C. 铁粒幼细胞性贫血时，红细胞呈典型的"双形"性改变

D. 轻型 β-珠蛋白生成障碍性贫血时，红细胞呈典型的小细胞均一性

E. 不同原因引起的贫血类型，其直方图没有明显的特点可区分

34. PLT、MPV 均增高，可见于

A. 艾滋病

B. 骨髓瘤

C. 败血症

D. 白血病化疗后

E. 反应性血小板增多症

35. 再生障碍性贫血时，可出现

A. PLT 减低、MPV 减低

B. PLT 正常、MPV 增高

C. PLT 增高、MPV 减低

D. PLT 增高、MPV 增高

E. PLT 减低、MPV 增高

36. 血细胞分析仪中血小板直方图的横坐标代表

A. 血小板体积

B. 血小板相对数量

C. 平均血小板容量

D. 血小板比容

E. 血小板体积分布宽度

37. 正常血小板直方图分布范围在

A. 1～5fl

B. 2～5fl

C. 2～10fl

D. 2～20fl

E. 2～30fl

38. 在白细胞直方图中，淋巴细胞峰左侧区域异常，可能是

A. 异常淋巴细胞

B. 中性粒细胞增多

C. 嗜酸性粒细胞增多

D. 巨大血小板

E. 浆细胞

39. 关于电阻抗法血红蛋白检测原理的叙述，正确的是

A. 血红蛋白衍生物在特定的波长 530～590nm 下比色

B. 溶血剂配方不同，形成的血红蛋白衍生物不同

C. 完全能代替手工检验

D. 血红蛋白衍生物的吸光度变化与血红蛋白含量成反比

E. 氰化血红蛋白衍生物的最大吸收峰为 590nm

40. 血细胞直方图设计的根据是

A. 细胞体积为横坐标，不同体积细胞的相对频率为纵坐标

B. 细胞直径为横坐标，不同体积细胞的相对频率为纵坐标

C. 细胞直径为横坐标，不同直径细胞的相对频率为纵坐标

D. 细胞直径为横坐标，不同细胞的

相对频率为纵坐标

E. 不同体积细胞的相对频率为横坐标，细胞体积为纵坐标

41. 正常红细胞直方图的范围在

A. 2～30fl

B. 30～35fl

C. 35～90fl

D. 90～160fl

E. 36～360fl

42. 缺铁性贫血患者，红细胞直方图常表现为

A. 波峰右移、峰底变宽

B. 波峰右移、峰底不变

C. 波峰左移、峰底变宽

D. 波峰左移、峰底不变

E. 直方图不变

43. MCV↑、RDW↑，常见的疾病是

A. 再生障碍性贫血

B. 轻型珠蛋白生成障碍性贫血

C. 缺铁性贫血

D. 巨幼细胞贫血

E. 骨髓增生异常综合征

44. 不会影响血细胞直方图变化的因素为

A. 血细胞体积大小

B. 稀释液

C. 溶血剂

D. 操作人员的技术因素

E. 标本测定次数

45. 在红细胞直方图主峰右侧的细胞为

A. 体积较大红细胞

B. 体积较小红细胞

C. 中性粒细胞

D. 巨大血小板

E. 淋巴细胞

46. 有关 MPV 的叙述，不正确的是

A. 白血病缓解时，MPV 减低

B. 骨髓功能恢复，MPV 上升

C. 败血症时，MPV 减低

D. 局部炎症时，骨髓造血不受抑制，MPV 正常

E. 骨髓造血衰竭，持续减低

47. 关于血细胞分析仪法计数红细胞，正确的是

A. 计数红细胞时，连同白细胞一起计数

B. 血细胞分析仪都是用电阻抗法进行红细胞计数

C. MCV、MCH、MCHC 可由仪器直接测出

D. RDW 由仪器测定红细胞和血红蛋白后计算得出

E. 白细胞与血小板不干扰红细胞计数

48. 关于 RDW，以下叙述错误的是

A. RDW 反映红细胞体积大小的异质程度

B. RDW 比血涂片红细胞形态大小的观察更客观

C. RDW 异常受样本中红细胞碎片、凝集、双相性红细胞的影响

D. 小细胞不均一性贫血 RDW 正常

E. RDW 可作为 IDA 的筛选诊断指标

49. 关于贫血 MCV/RDW 分类法，下列不正确的是

A. 小细胞均一性贫血 MCV 减少，RDW 正常

B. 小细胞不均一性贫血 MCV 减少，RDW 增高

C. 大细胞均一性贫血 MCV 增高，RDW 正常

D. 大细胞不均一性贫血 MCV 增高，RDW 增高

E. 正常体积不均一性贫血 MCV 增

高，RDW 增高

50. 小细胞性贫血 RDW 明显增高见于
    A. 轻型珠蛋白生成障碍性贫血
    B. 缺铁性贫血
    C. 铁粒幼细胞性贫血
    D. 红细胞染色异常
    E. 血红蛋白增多

51. 缺铁性贫血和 β-珠蛋白生成障碍性贫血患者的 RDW
    A. 均增大
    B. 均正常
    C. 均缩小
    D. 前者多增大，后者多正常
    E. 前者多正常，后者多增大

52. 红细胞直方图曲线主峰左移，峰底变宽见于
    A. 小细胞均一性贫血
    B. 铁粒幼细胞性贫血
    C. 轻型珠蛋白生成障碍性贫血
    D. 遗传性球形红细胞增多症
    E. 缺铁性贫血

53. RDW 正常，MCV 减低反映的贫血是
    A. 再生障碍性贫血
    B. 轻型珠蛋白生成障碍性贫血

C. 巨幼细胞贫血
D. 骨髓增生异常综合征
E. 缺铁性贫血

54. 红细胞直方图曲线主峰右移，峰底变宽，见于
    A. 大细胞均一性贫血
    B. 铁粒幼细胞性贫血
    C. 轻型珠蛋白生成障碍性贫血
    D. 巨幼细胞贫血
    E. 缺铁性贫血

55. 巨幼细胞贫血患者治疗后，红细胞直方图表现为
    A. 波峰右移，峰底不变
    B. 波峰左移，峰底变宽
    C. 波峰右移，峰底变宽
    D. 波峰左移，峰底不变
    E. 直方图不变

56. 用血细胞分析仪进行检测的血液标本，应保存在
    A. 室温
    B. 4℃
    C. 37℃
    D. −20℃
    E. −80℃

考 题 示 例

1. 三分群血细胞分析仪的白红细分布直方图中，第一群"小细胞区"主要是【基础知识】
   A. 中性粒细胞
   B. 嗜酸性粒细胞
   C. 嗜碱性粒细胞
   D. 淋巴细胞
   E. 单核细胞

2. 患儿，男，8岁。发热，咳嗽1周。查

体：体温39.5℃，咽部充血，下颌淋巴结肿大，压痛。血常规检验：WBC 18.5×10^9/L，RBC 3.6×10^{12}/L，L 0.08，M 0.06，N 0.86，涂片中可见中毒颗粒和空泡。该患者白细胞直方图变化可以显示【相关专业知识】

A. 小细胞左侧和中间细胞区之间区域异常

B. 小细胞区异常

C. 中间细胞区与大细胞区之间区域异常

D. 小细胞区降低，中间细胞区增高

E. 大细胞区增高，小细胞区明显降低

3. 患者，女，20岁。临床诊断为缺铁性贫血。该患者红细胞直方图的特点为【相关专业知识】

A. 波峰左移，峰底变宽

B. 波峰右移，峰底变宽

C. 波峰左移，峰底变窄

D. 波峰右移，峰底变窄

E. 波峰正常，峰底变宽

4. 与血细胞分析仪检测项目"平均红细胞体积"相对应的缩写是【基础知识】

A. RBC

B. MCH

C. Hb

D. Hct

E. MCV

5. 与血细胞分析仪检测项目"平均红细胞血红蛋白含量"相对应的缩写是【基础知识】

A. RBC

B. MCH

C. Hb

D. Hct

E. MCV

6. 下列哪项不是血细胞分析仪检测红细胞的参数【专业实践能力】

A. Hb

B. RDW

C. MPV

D. Hct

E. MCH

7. 反映红细胞大小变异程度的参数是【基础知识】

A. MCV

B. MCH

C. MCHC

D. RDW

E. Hct

8. 若血细胞分析仪某一浓度质控品测定结果稍低于质控范围，首选采取的措施是【专业知识】

A. 关闭仪器

B. 更换质控品

C. 通知维修

D. 重新做质控

E. 稍调高测定值

9. 关于电阻法血细胞分析仪进行白细胞分类的叙述，下列哪项是正确的【专业实践能力】

A. 可对白细胞进行五分类

B. 可完全替代显微镜分类法

C. 手工法作筛选，以血细胞分析仪为准

D. 电阻法原理是目前所有血细胞分析仪的工作原理

E. 电阻法分群报告中的M不是指单核细胞

10. 红细胞直方图中出现双峰，多见于【基础知识】

A. 珠蛋白生成障碍性贫血

B. 缺铁性贫血

C. 铁粒幼细胞性贫血

D. 巨幼细胞贫血

E. 混合性贫血

11. 最早期的国产血细胞分析仪多属于【相关专业知识】

A. 光电法

B. 电容法

C. 激光法

D. 电阻抗法

E. 细胞化学染色法

12. 缺铁性贫血治疗有效，其红细胞直方图特点是【专业实践能力】
    A. 双峰出现，底变窄
    B. 双峰出现，底边宽
    C. 峰左移，底边宽
    D. 峰左移，底变窄
    E. 峰右移，底变窄

13. PDW 减低常见于【基础知识】
    A. 巨幼细胞贫血
    B. 慢性粒细胞白血病
    C. 巨大血小板综合征
    D. 反应性血小板增多症
    E. 再生障碍性贫血

14. 电阻型血细胞分析仪的参数中，直接测定得到的参数为【相关专业知识】
    A. RBC
    B. PDW
    C. MCHC
    D. RDW
    E. MCH

15. 流式细胞仪进行淋巴细胞及其亚群分析时，主要利用的技术是【相关专业知识】
    A. 酶联免疫吸附试验
    B. 生物素-亲和素标记技术
    C. 荧光抗原抗体检测技术
    D. 聚合酶链反应
    E. 基因芯片技术

16. 下列贫血经药物治疗后，红细胞直方图不会出现双峰的是【相关专业知识】
    A. 铁粒幼细胞性贫血治疗有效期
    B. 巨幼细胞贫血治疗初期
    C. 缺铁性贫血治疗有效期
    D. 轻型珠蛋白生成障碍性贫血
    E. 中度贫血输血后

17. 在电阻抗法血细胞分析仪中，下列哪项与脉冲的高低成正比【专业实践能力】
    A. 细胞的移动速度
    B. 细胞的数量
    C. 细胞的大小
    D. 细胞的比密
    E. 细胞是否有核

18. 关于电阻抗法血细胞分析仪检测原理的叙述，正确的是【基础知识】
    A. 脉冲数量越多，细胞数量越多
    B. 脉冲数量越多，细胞体积越大
    C. 脉冲振幅越高，细胞数量越多
    D. 脉冲频率越高，细胞体积越大
    E. 脉冲频率越高，细胞体积越小

19. 患者，男，15 岁。因乏力，面色苍白前来就诊，血细胞分析结果：RBC $3.14 \times 10^{12}/L$，Hb 62g/L，Hct 0.21，RDW 21%。该患者红细胞直方图应表现为【专业知识】
    A. 峰左移，底部增宽
    B. 峰值不变
    C. 峰右移，底部增宽
    D. 峰左移，底部不变
    E. 峰右移，底部不变

20. 关于白细胞直方图的叙述，错误的是【相关专业知识】
    A. 横坐标为细胞体积大小
    B. 纵坐标为不同体积细胞的相对频率
    C. 淋巴细胞峰多为又高又陡
    D. 最左侧峰为单核细胞峰
    E. 中性粒细胞峰多又低又宽

21. 患者，女。PLT 电阻抗法结果为 $59 \times 10^9/L$，光学法结果为 $19 \times 10^9/L$。若电阻抗法 PLT 假性增加，可能的原因是含【专业知识】
    A. 小淋巴细胞
    B. 巨大血小板

C. 血小板增多

D. 血小板活化

E. 白细胞碎片

22. 血细胞分析仪是用来检测【基础知识】

    A. 红细胞异质性

    B. 白细胞异质性

    C. 血小板异质性

    D. 全血细胞异质性

    E. 网织红细胞异质性

23. 在电阻抗法血细胞分析仪或激光法血细胞分析仪上，因血小板聚集产生干扰的项目是【专业知识】

    A. 白细胞计数

    B. 红细胞计数

    C. 血细胞容积测定

    D. 血红蛋白定量

    E. 红细胞分布宽度测定

24. 患者，女。PLT 电阻抗法结果为 $59 \times 10^9/L$，光学法结果为 $19 \times 10^9/L$，若光学法 PLT 测定假性减低，可能的原因是标本【专业知识】

    A. 冷球蛋白阳性

    B. 白细胞碎片增多

    C. 红细胞碎片增多

    D. 血小板卫星现象

    E. 高三酸甘油酯血

25. 红细胞呈正细胞不均一性时【相关专业知识】

    A. MCV 正常、RDW 正常

    B. MCV 正常、RDW 异常

    C. MCV 增高、RDW 异常

    D. MCV 增高、RDW 正常

    E. MCV 降低、RDW 异常

26. 红细胞呈小细胞不均一性时【相关专业知识】

    A. MCV 正常、RDW 正常

    B. MCV 正常、RDW 异常

    C. MCV 增高、RDW 异常

    D. MCV 增高、RDW 正常

    E. MCV 降低、RDW 异常

第五章　血型和输血检验

单元	细目	要点	要求	科目
血型和输血检验	1. 红细胞ABO血型系统	(1)ABO血型系统的抗原及抗体检验	掌握	1，3
		(2)ABO血型系统的亚型	了解	1，3
		(3)ABO血型鉴定	熟练掌握	3，4
		(4)交叉配血法	熟练掌握	3，4
		(5)ABO血型鉴定及交叉配血中常见错误	了解	3，4
		(6)ABO血型系统主要临床意义	掌握	2，4
	2. 红细胞Rh血型系统	(1)Rh血型系统的命名	了解	1，3
		(2)Rh血型系统抗原与抗体	了解	1，3
		(3)Rh血型系统血型鉴定	掌握	3，4
		(4)交叉配血法	掌握	3，4
		(5)质量控制	了解	3，4
		(6)Rh血型系统临床意义	了解	2，4
	3. 新生儿溶血病检验	(1)新生儿溶血病的发病机制与临床表现	了解	2，3
		(2)新生儿溶血病实验室检查及诊断依据	了解	2，3
	4. 自动化血型分析仪	(1)原理	了解	3，4
		(2)主要用途	了解	3，4
		(3)检验特点	了解	3，4
		(4)质量控制	了解	3，4
	5. 人类白细胞抗原	(1)HLA抗原和抗体	了解	1，3
		(2)HLA分型方法	了解	1，3
		(3)HLA检验临床意义	了解	2，4
	6. 血小板血型系统	(1)血小板抗原	了解	1，3
		(2)血小板抗体	了解	1，3
		(3)检验方法	了解	3，4
		(4)临床意义	了解	2，4
	7. 血液保存液	(1)血液保存液的主要成分与作用	了解	3，4
		(2)血液制品贮存温度和时间	掌握	3，4
	8. 输血与输血反应	(1)输血适应证、输血种类与选择	了解	2，4
		(2)输血不良反应	了解	2，4
		(3)输血传播性疾病及预防	了解	2，4

注：1—基本知识；2—相关专业知识；3—专业知识；4—专业实践能力。

内 容 概 要

一、红细胞 ABO 血型系统

1. ABO 血型系统的抗原及抗体检验

ABO 血型系统是人类血型系统中抗原免疫性最强的一个血型系统。根据红细胞上是否存在 A 抗原、B 抗原,血清中是否存在抗 A 抗体、抗 B 抗体,ABO 血型表现型分为 A、B、O、AB 4 种血型。

ABH 抗原不仅存在于红细胞膜上,也可存在于白细胞、血小板及其他组织细胞膜上。ABH 血型特异物质存在于唾液(含量最丰富)、尿液、泪液、胃液、胆汁、羊水、血清、精液、汗液、乳汁等体液中,但不存在于脑脊液。这些可溶性抗原又被称为"血型物质"。

ABO 系统抗体分天然抗体与免疫性抗体:天然抗体是在没有可觉察的抗原刺激下而产生的抗体,以 IgM 为主,又称为完全抗体或盐水抗体;也可能是由一种无觉察的免疫刺激产生而得。免疫性抗体有 IgM、IgG、IgA,但主要是 IgG。抗 A 和抗 B 可以是 IgM 与 IgG,甚至是 IgM、IgG、IgA 的混合物,但主要是 IgM,而 O 型血清中以 IgG 为主。

2. ABO 血型系统的亚型

亚型是指属同一血型抗原,但抗原结构和性能或抗原位点数有一定差异所引起的变化。ABO 血型系统中最重要的 A 亚型主要有 A_1 和 A_2,占全部 A 型血的 99.9%,除此之外还有 A_3、A_x 及 A_m 等亚型,但因抗原性较弱,临床意义较小。B 亚型也不多见,同样因抗原性较弱,临床意义不大。

3. ABO 血型鉴定

ABO 血型鉴定主要是利用抗原与抗体之间的反应来完成的,包括正定型与反定型。前者是用标准血清检验红细胞上的未知抗原;后者是利用标准红细胞检验血清中的未知抗体。常用盐水凝集法。

4. 交叉配血法

交叉配血法是检测受血者和供血者血液是否相合及避免溶血性输血反应(HTR)必不可少的检验项目,分为主侧交叉配血法和次侧交叉配血法。受血者血清和供血者红细胞相配的一管,称为主侧交叉配血法;供血者血清和受血者红细胞相配的一管,称为次侧交叉配血法。其基本方法主要有盐水法、酶法、抗球蛋白法和低离子聚凝胺法等。

5. ABO 血型鉴定及交叉配血中常见错误

ABO 血型鉴定及交叉配血中常见错误有血清、红细胞及操作 3 个方面的原因。

6. ABO 血型系统主要临床意义

ABO 血型系统对于输血、器官移植及新生儿溶血病(HDN)具有重要价值。

二、红细胞 Rh 血型系统

1. Rh 血型系统的命名

临床上，习惯将有 D 抗原者称为 Rh 阳性，而将虽有其他 Rh 抗原而无 D 抗原者称为 Rh 阴性。D 阴性人中最常见的基因型为 *CDe/cDe*。中国汉族人 D 抗原阳性率约 99.7%。

2. Rh 血型系统抗原与抗体

已发现 40 多种 Rh 抗原，与临床关系最密切的 5 种为 D、E、C、c、e，而 5 种抗原中 D 的抗原性最强，对临床更为重要。D^U（弱 D）为一组弱 D 抗原。输血时应将弱 D 型供血者做 Rh 阳性处理，而弱 D 型受血者归 Rh 阴性则较为安全。

Rh 抗体中，除偶尔可见天然的抗 E 抗体外，其余各种 Rh 抗原的抗体多系输血或妊娠时，由外来红细胞免疫刺激后产生。这些抗体均为 IgG，但在免疫应答的早期，也可有 IgM 成分。

3. Rh 血型系统血型鉴定

红细胞 Rh 表型可用特殊的具有抗 D、C、c、E 和 e 抗血清检测来鉴定。但常规只用抗 D 血清检验有无 D 抗原。Rh 血型系统的抗体多由获得性免疫产生，血清中很少有天然抗体，故不需要做反定型。

4. 交叉配血法

Rh 血型系统交叉配血法的原则与 ABO 血型系统交叉配血法的相同。因此系统的抗体为不完全抗体，故应选用酶介质法、抗球蛋白法或聚凝胺法等。

5. 质量控制

严格设定试剂和抗原阳性及阴性对照；严格控制试验介质、浓度、温度、离心、反应时间等反应条件；受检者红细胞必须洗涤干净，以免血清蛋白中和抗球蛋白，出现假阴性。

6. Rh 血型系统临床意义

抗 Rh 抗体主要通过输血或妊娠免疫而产生，可引起严重输血反应或新生儿溶血病（常为第 2 胎溶血）。

三、新生儿溶血病检验

1. 新生儿溶血病的发病机制与临床表现

新生儿溶血病的主要原因为母婴血型不合，孕母体内 IgG 类血型抗体通过胎盘进入胎儿体内，胎儿红细胞被母亲的同种抗体包被，这种抗体是针对胎儿红细胞上父源性的抗原，被包被的红细胞在分娩前后加速破坏，发生溶血，造成胎儿发生以溶血为主要损害的一种被动免疫性疾病。它的主要临床表现为：①贫血；②高胆红素血症；③肝、脾肿大；④组织水肿；⑤肌张力减低、各器官功能障碍等。

新生儿溶血病的血型抗体以抗 A、抗 B、抗 AB、抗 D 等为多见，病情程度从重到轻依次为抗 D 抗体、Rh 系统其他抗体、ABO 血型抗体。

2. 新生儿溶血病实验室检查及诊断依据

新生儿溶血病的诊断应注意产妇的妊娠史、分娩史、输血史及健在子女的血型和健康状况。

产前检查主要包括孕妇和父方的 ABO 定型、Rh 定型及抗体筛选等，产后通过患儿血样抗球蛋白试验结果来确诊。红细胞直接抗球蛋白试验阳性为直接证据。热释放法和乙醚释放法检验血清中存在与患婴红细胞上抗原相对应的游离抗体，也为直接证据。辅助诊断依据：高胆红素血症；孕母血清内查到与胎儿红细胞不相合的不完全抗体。

四、自动化血型分析仪

1. 原理

自动化血型分析仪的原理是在凝胶微柱或玻璃柱介质中，红细胞抗原与相应抗体结合，利用离心力将凝集的红细胞阻于介质中或介质上端，未与抗体结合的红细胞则通过介质间的缝隙沉于介质底部。

2. 主要用途

自动化血型分析仪主要用于 ABO 血型鉴定、Rh 血型鉴定、交叉配血、抗体筛检、抗体鉴别。

3. 检验特点

自动化血型分析仪的检验特点包括：①操作规范、标准和简便、省时、安全；②灵敏度高、准确性好；③结果直观稳定、可靠清晰、易于保存；④数据可电脑管理。

4. 质量控制

标本应及时检测，否则应于 2～8℃贮存，并在规定的时间内检测；标本不可溶血或存在纤维蛋白丝或凝块、蛋白量异常或有自身抗体；试剂应保存于 2～25℃，不能冷冻。微柱破裂和产生气泡可出现假阳性；器材必须清洁干燥，加样必须准确，使用 3%～5%红细胞悬液。

五、人类白细胞抗原

1. 人类白细胞(HLA)抗原和抗体

HLA 是糖蛋白抗原，又称为组织相容性抗原、移植抗原和组织抗原。HLA 由一系列紧密连锁的基因编码，这些基因称为主要组织相容性复合体(MHC)，也称为 HLA 基因。HLA 基因定位在 6 号染色体短臂上，共有 6 个座位，至少含 4 个与移植有关的基因区，即 *HLA - A*、*HLA - B*、*HLA - C* 和 *HLA - D*。*HLA - D* 又分为 *HLA - DR*、*HLA - DQ*、*HLA - DP* 亚区。*HLA - A*、*HLA - B*、*HLA - C* 基因编码的抗原称为Ⅰ类抗原，*HLA - DR*、*HLA - DQ*、*HLA - DP* 基因编码的抗原称为Ⅱ类抗原。HLA 抗体，大部分是 IgG，少数是 IgM。

2. HLA 分型方法

HLA 分型方法有淋巴细胞毒试验、混合淋巴细胞培养试验和分子生物学技术。

3. HLA 检验临床意义

HLA 检验在器官移植、输血、亲子鉴定和某些疾病诊断方面具有重要意义。

六、血小板血型系统

1. 血小板抗原

血小板表面有 2 类抗原：一类是非特异性抗原或血小板相关抗原，与 ABO 血型系统和 HLA 有关；另一类是血小板特异性抗原。人类血小板特异性抗原（HPA）有 5 个血型系统〔HPA - 1(Zw)、HPA - 2(Ko 系统)、HPA - 3、HPA - 4、HPA - 5〕和 10 个抗原。

2. 血小板抗体

血小板表面存在众多复杂抗原，母婴血小板血型不合的妊娠和反复大量输血或输血小板是产生血小板抗体的主要途径。抗体性质绝大多数是 IgG，极少数是 IgM 或 IgA，为同种抗体。另外，在原发性血小板减少性紫癜中检出自身抗体，也多为 IgG 型。

3. 检验方法

血清学检测方法有血小板凝集试验、补体结合试验、免疫荧光试验、酶联免疫吸附试验、简易致敏红细胞血小板血清学技术（SEPSA）和血小板固相被动血凝法（MPHA）。聚合酶链反应等分子生物学技术已应用于血小板特异性抗原的基因分型。

4. 临床意义

血小板配型可提高血小板输注疗效。血小板抗原抗体检测对诊断新生儿同种免疫性血小板减少性紫癜和原发性血小板减少性紫癜有重要意义。

七、血液保存液

1. 血液保存液的主要成分与作用

血液保存液常用配方可分为 ACD（其中，A：枸橼酸；C：枸橼酸三钠；D：葡萄糖）与 CPD（其中，C：枸橼酸三钠；P：磷酸盐；D：葡萄糖及枸橼酸）两大类保存液。在 CPD 中加腺嘌呤即为 CPDA - 1。

血液保存液主要成分的作用如下。

（1）枸橼酸盐　枸橼酸盐是所有抗凝保存液中的基本抗凝物质。最常用的枸橼酸盐是枸橼酸三钠，除抗凝作用外，它还能阻止溶血的发生。

（2）枸橼酸　枸橼酸可避免保存液中的葡萄糖在消毒中焦化。

（3）葡萄糖　葡萄糖是红细胞代谢所必需的营养成分，可延长红细胞保存时间，且防止溶血；并减慢细胞中有机磷的消失，防止红细胞储存损伤。

（4）腺嘌呤　腺嘌呤可促进红细胞 ATP 合成，延长红细胞的保存期（达 35d），并增强红细胞放氧功能。

（5）磷酸盐　磷酸盐提高保存液 pH 值，延长红细胞的保存期。ACD 液 pH 值较低，对保存红细胞不利，只能保存 21d，且放氧能力迅速下降。CPD 保存液中加入腺嘌呤与磷酸，可以延长红细胞的生存期。

2. 血液制品贮存温度和时间

全血和红细胞制剂贮存温度 2～6℃，贮存时间 21d(ACD)、35d(CDPA-1)；洗涤红细胞贮存温度 2～6℃，贮存时间 24d；浓缩血小板贮存温度 20～24℃，贮存时间 7d；浓缩粒细胞贮存温度 20～24℃，贮存时间 24h；新鲜冰冻血浆、冰冻血浆、冷沉淀物贮存温度＜-30℃，贮存时间 1 年；低温冷冻红细胞贮存温度＜-65℃，贮存时间 10 年。

八、输血与输血反应

1. 输血适应证、输血种类与选择

输血适应证主要有：①出血；②严重贫血；③低蛋白血症；④严重感染；⑤凝血障碍。

全血输血可应用于：①各种原因(手术、创伤等)引起的急性大量失血需要补充红细胞及血容量时；②需要进行体外循环手术时；③换血，特别是新生儿溶血病换血。

成分输血的优点：①疗效高，将血液成分提纯、浓缩得到高效价的制品；②反应少，可减少输全血引起各种不良的抗原抗体免疫反应；③合理使用血液成分，将全血分离制成不同的细胞及血浆蛋白成分，供不同目的应用；④经济，既可节省宝贵的血液，又可减低患者的医疗费用。

自身输血的意义：①有利于稀有血型输血；②避免输血反应；③避免输血传染疾病；④自身输血者反复放血，可刺激红细胞再生；⑤为无条件供血的地区提供血源。

2. 输血不良反应

输血不良反应包括免疫性和非免疫性两个方面。

3. 输血传播性疾病及预防

常见的输血传播性疾病有乙型肝炎、丙型肝炎、艾滋病、巨细胞病毒感染、梅毒、疟疾、弓形体病等。献血者有 EB 病毒、黑热病、丝虫病、回归热感染时，均有可能通过输血传播。此外，如血液被细菌污染，可使受血者由此引起菌血症，严重者可致败血症。在由输血引起的疾病中，肝炎和艾滋病危害性最大。

归 纳 总 结

1. ABO 血型抗原的遗传座位在 9 号染色体的长臂 3 区 4 带，有 A、B、O 3 个等位基因。A 和 B 基因对于 O 基因而言为显性基因，O 基因为隐性基因。遵循共显性遗传规律，父母双方各遗传给子代一个基因，可组成 6 个基因型：OO、AA、AO、BB、BO、AB；4 种表现型：A、B、O、AB。

2. 5～6 周胎儿红细胞已可测出 ABH 抗原。新生儿 A、B 抗原位点较成人少，一般在出生后 18 个月时才能充分表现出抗原性，但抗原性也仅为成人的 20%。此外，

ABH 抗原频率亦随种族不同而不同。所谓 H 抗原是形成 A、B 抗原的结构基础。

3. ABH 抗原不仅存在于红细胞膜上，也可存在于白细胞、血小板及其他组织细胞上。分泌型人群的体液中还存在相应的"血型物质"。

4. ABO 血型系统抗体有"天然抗体"与"免疫性抗体"之分。IgM 又称为完全抗体或盐水抗体；IgG 又称为免疫性抗体或不完全抗体。天然抗体和免疫性抗体的主要区别：天然抗体能被血型物质中和，在盐水中能与相应红细胞发生肉眼可见凝集，不能通过胎盘；免疫性抗体不能被血型物质中和，在盐水中不能与相应红细胞发生肉眼可见凝集，能通过胎盘。

5. ABO 血型系统中以 A 亚型最多见。A 亚型主要有 A_1 和 A_2，占全部 A 型血的 99.9％，A 亚型中 A_1 抗原性较强；其他 A 亚型（A_3、A_x、A_m）为数少；做 ABO 血型鉴定时，应加 O 型血清，以防对 A 亚型误定型。B 亚型（B_3、B_m、B_x）比 A 亚型少见，临床意义不大。

6. 交叉配血：主侧加受血者血清与供血者红细胞；次侧加受血者红细胞与供血者血清。盐水配血不能检验 IgG 抗体，只能检验 IgM 抗体。目前，临床上推广使用的交叉配血方法为聚凝胺配血法，它能发现引起溶血性输血反应的几乎所有的规则与不规则抗体。

7. 检出不完全抗体的方法有抗球蛋白法、聚凝胺法、蛋白酶法、胶体介质法等。抗球蛋白法是检测不完全抗体最可靠、最准确的方法。卡式配血/血型鉴定检测法已成为国际安全输血检验的推荐方法。

8. 到目前已确定的 Rh 抗原有 40 多个，抗原性最强、对临床最重要的是 D 抗原，其他依抗原性强弱为 E 抗原、C 抗原、c 抗原、e 抗原。临床上习惯称含 D 抗原的红细胞为 Rh 阳性，不含 D 的为阴性。Rh 阴性人中最常见的基因型为 *ccdee*。

9. Rh 抗体主要为免疫性 IgG。检验抗体的方法有抗球蛋白试验、蛋白酶法、胶体介质法、聚凝胺法、人源盐水介质抗 D 法。

10. 引起新生儿溶血病的主要抗体为 IgG。国内以 ABO 血型不合引起新生儿溶血病较多见。

相 关 习 题

1. ABO 血型的基因型有
   A. 2个
   B. 3个
   C. 4个
   D. 5个
   E. 6个

2. 洗涤红细胞最常用于治疗

A. 血友病
B. 慢性贫血
C. 急性失血
D. 非溶血性输血反应
E. 严重过敏性输血反应

3. 目前临床上推广使用的交叉配血方法为

A. 木瓜酶法

B. 白蛋白法

C. 聚凝胺法

D. 盐水介质法

E. 抗球蛋白法

4. 全血或红细胞通常保存的温度范围是

A. 10～15℃

B. 2～6℃

C. 1～5℃

D. 0～4℃

E. 0℃以下

5. 下表中正反血型定型中，正确的抗 A、抗 B、A 型红细胞、B 型红细胞、血型是

A. － ＋ － ＋ A

B. ＋ － ＋ － B

C. ＋ ＋ ＋ ＋ AB

D. － － ＋ ＋ O

E. － － － － O

6. O 型红细胞与抗 A 及抗 B 血清反应

A. 红细胞凝集

B. 红细胞不凝集

C. 红细胞完全溶解

D. 红细胞不溶解

E. 红细胞部分溶解

7. ABO 血型系统中，红细胞含 H 抗原最多的是

A. A 型

B. B 型

C. O 型

D. AB 型

E. A_1B 型

8. 在血液 ACD 保存液中枸橼酸盐的作用是

A. 抗凝

B. 供给红细胞能量

C. 防止红细胞膨胀失钾

D. 延长红细胞生成期

E. 保持红细胞形态完整

9. 若 HLA 交叉配型阳性，即使组织配型好，也不宜进行移植，否则将发生

A. 超急性排斥反应

B. 急性排斥反应

C. 慢性排斥反应

D. 移植物抗宿主反应

E. 不会发生排斥反应

10. 从血清角度看，Rh 阴性基因型只有

A. *CcdEE*

B. *CcdEe*

C. *ccDee*

D. *ccdee*

E. *Ccdee*

11. IgG 抗体难以直接与红细胞发生凝集反应，因为

A. IgG 抗体的亲和力不够

B. IgG 抗体分子量太小

C. IgG 抗体分子不能同时连接两个红细胞

D. IgG 抗体分子往往数量太少

E. IgG 为完全抗体

12. 常见免疫性输血不良反应是

A. 艾滋病

B. 乙型肝炎

C. 丙型肝炎

D. 出血倾向

E. 溶血反应

13. 能够通过胎盘引起新生儿溶血病的抗体类型是

A. IgA

B. IgM

C. IgG

D. IgD

E. IgE

14. ABO 血型系统的分型是根据

A. 红细胞上存在的抗原

B. 血清中存在的抗体

C. 遗传基因

D. 免疫抗体不同

E. 天然抗体不同

15. 对血小板抗原描述错误的是

A. 血小板表面具有复杂的血型抗原

B. 血小板表面有 2 类抗原

C. 血小板相关抗原与 ABO 血型系统和 HLA 有关

D. 血小板抗原非遗传决定

E. 血小板特异抗原有 5 个血型系统

16. ABO 血型抗原充分表达抗原性的时间，一般是在出生后

A. 3 个月

B. 6 个月

C. 12 个月

D. 18 个月

E. 24 个月

17. 属于白细胞血型系统的是

A. Rh 血型系统

B. H 血型系统

C. HLA 血型系统

D. P 血型系统

E. Bombay 血型系统

18. 不含 ABH 血型物质的体液是

A. 脑脊液

B. 涎液

C. 泪液

D. 胃液

E. 羊水

19. 红细胞计数为多少时应考虑输血

A. $<1.5\times10^{12}/L$

B. $(3.5\sim5.0)\times10^{12}/L$

C. $(4\sim5.5)\times10^{12}/L$

D. $(6.0\sim7.0)\times10^{12}/L$

E. $>6.8\times10^{12}/L$

20. 输注白细胞的指标是

A. $WBC<0.5\times10^9/L$

B. $WBC<0.8\times10^9/L$

C. $WBC<1.0\times10^9/L$

D. $WBC<1.2\times10^9/L$

E. $WBC<1.5\times10^9/L$

21. 低温冷冻红细胞的贮存温度为

A. 0℃

B. 4℃

C. −20℃

D. −40℃

E. <−65℃

22. 鉴定 ABO 血型抗原时，最适宜的反应温度是

A. 10℃

B. 56℃

C. 40℃

D. 37℃

E. 室温

23. 交叉配血试验中，次侧代表

A. 受者红细胞＋供者血清

B. 受者血清＋供者红细胞

C. 受者血清＋受者红细胞

D. 供者血清＋供者红细胞

E. 供者红细胞＋生理盐水

24. 关于母婴 Rh 血型不合引起的新生儿溶血性贫血，不正确的是

A. 可通过输血免疫产生

B. 常为第 1 胎引起新生儿溶血病

C. Rh 阳性细胞进入 Rh 阴性体内 2 个月后能产生抗体

D. 再次免疫后，3 周时抗体浓度达到高峰

E. 可通过妊娠免疫产生

25. 玻片法做 ABO 血型鉴定，属于

A. 直接凝集反应

B. 协同凝集反应

C. 间接血凝反应

D. 间接凝集抑制反应

E. 抗球蛋白试验

（26～27 题共用题干）

　　患者，女，新生儿。出生 2d 全身黄疸，嗜睡、拒食，血清中间接胆红素 400μmol/L，考虑为新生儿溶血病。

26. 为查清病因，最关键的检验项目是

A. RBC

B. Hb

C. WBC

D. Hct

E. 患儿及父母亲血型

27. 若患儿血型为 B 型，母亲为 O 型，为确定患儿及母亲血液中有无游离的不完全抗体，应进行的检验项目是

A. 补体测定

B. 特异性 IgE 测定

C. 特异性 IgG 测定

D. 直接抗球蛋白试验

E. 间接抗球蛋白试验

（28～29 题共用题干）

　　患者，男，58 岁。患有胃癌。术前血 Hb 60g/L；血型鉴定：正定型，抗 A（－）、抗 B（＋）、抗 AB（＋）；反定型，A 细胞（＋）、B 细胞和 O 细胞均（－）。

28. 该患者的血型为

A. A 型

B. B 型

C. O 型

D. AB 型

E. H 型

29. 术中需输注血液，因备血过期需重新抽血，盐水法交叉配血试验结果如下：主侧凝集，次侧不凝，可能的原

因是

A. 患者血型鉴定错误

B. 患者血中含有 A 物质

C. 应采用抗球蛋白交叉配血试验

D. 主侧次侧管标记错误

E. 应做抗体筛选试验再配血

（30～31 题共用题干）

　　新生儿血红蛋白 100g/L，皮肤严重黄染，肝、脾大，疑为新生儿溶血病。

30. 确定诊断的首选试验是

A. PCR 基因分型

B. 淋巴细胞毒试验

C. 直接抗球蛋白试验

D. 间接抗球蛋白试验

E. 混合淋巴细胞培养试验

31. 若患婴疑为 ABO 血型不合，红细胞的检验方法是

A. 聚凝胺法

B. 热释放法

C. 冷释放法

D. 乙醚释放法

E. 乙醇释放法

32. ABO 血型基因在几号染色体上

A. 1 号染色体

B. 2 号染色体

C. 3 号染色体

D. 9 号染色体

E. 10 号染色体

33. Rh 血型系统与人类关系最密切的抗原有

A. 1 个

B. 2 个

C. 3 个

D. 4 个

E. 5 个

34. 血小板表面抗原分为
   A. 2 类
   B. 3 类
   C. 4 类
   D. 5 类
   E. 1 类

35. 控制 ABO 血型系统的等位基因个数是
   A. 1 个
   B. 2 个
   C. 3 个
   D. 4 个
   E. 5 个

36. 人类白细胞膜上的抗原有
   A. 1 类
   B. 2 类
   C. 3 类
   D. 4 类
   E. 5 类

37. 红细胞血型系统中最为复杂的遗传多态性血型系统是
   A. Rh 血型系统
   B. ABO 血型系统
   C. MN 血型系统
   D. Lewis 血型系统
   E. Kell 血型系统

38. ABO 血型鉴定要求抗 A、抗 B 标准血清效价不低于
   A. 1∶4
   B. 1∶8
   C. 1∶16
   D. 1∶128
   E. 1∶64

39. 血型物质含量最多的体液是
   A. 唾液
   B. 尿液
   C. 泪液
   D. 脑脊液
   E. 羊水

40. 不属于免疫性溶血反应的是
   A. 输血传播性疾病
   B. 非溶血性发热反应
   C. 输血相关性移植物抗宿主病
   D. 溶血反应
   E. 过敏反应

41. 下列病原体不会经输血传播的是
   A. 乙型肝炎
   B. 丙型肝炎
   C. 甲型肝炎
   D. 艾滋病
   E. 疟疾

42. 临床上称 Rh 阴性，是指红细胞不含
   A. d 抗原
   B. E 抗原
   C. D 抗原
   D. e 抗原
   E. C 抗原

43. 血液保存液主要成分不包括
   A. 枸橼酸三钠
   B. 枸橼酸
   C. 葡萄糖
   D. 氯化钠
   E. 磷酸盐

44. 血液保存液常用种类配方为
   A. ACD
   B. APD
   C. CPA
   D. CDD
   E. ACC

45. 父母血型基因型为 *AA* 和 *BO*，则其子女血型只能是
   A. A 型或 O 型
   B. A 型或 B 型或 O 型
   C. O 型

D. AB 型或 O 型

E. AB 型或 A 型

46. 低温冰冻红细胞通常贮存的时间为

A. 21d

B. 35d

C. 24d

D. 1 年

E. 10 年

47. 洗涤红细胞最常用于

A. 因输血而发生严重过敏的患者

B. 反复发热的非溶血性输血反应的患者

C. 慢性贫血的患者

D. 心功能不全的患者

E. 预防输血传播性疾病

48. 输血的适应证不包括

A. 出血

B. 严重贫血

C. 严重感染

D. 高蛋白血症

E. 凝血障碍

49. 酶介质法鉴定 Rh 血型时，错误的是

A. 增加红细胞表面电荷

B. 削弱红细胞表面电荷

C. 增加红细胞凝聚性

D. 有利于检出不完全抗体

E. 部分改变红细胞表面结构

50. 父母血型基因型为 *AO* 和 *BB*，则其子女血型只可是

A. A 型或 O 型

B. AB 型或 A 型

C. O 型

D. AB 型或 B 型

E. AB 型或 A 型或 B 型或 O 型

51. 父母血型基因型为 *AO* 和 *BO*，则其子女血型只可是

A. A 型或 O 型

B. AB 型或 A 型

C. O 型

D. AB 型或 B 型

E. AB 型或 A 型或 B 型或 O 型

52. 人类免疫原性最强的红细胞血型系统是

A. ABO 血型系统

B. Rh 血型系统

C. MNSsU 血型系统

D. Kell 血型系统

E. P 血型系统

53. 关于 ABO 血型鉴定使用玻片法的说法，错误的是

A. 操作简便

B. 不需要离心

C. 适合大批量标本

D. 反应时间长

E. 适用于反定型

54. 目前已发现的 Rh 血型系统抗原有

A. 20 种

B. 25 种

C. 30 种

D. 40 多种

E. 52 种

55. 被确认的血小板特异性抗原有

A. 2 个

B. 3 个

C. 5 个

D. 10 个

E. 20 个

56. B 型红细胞的抗原是

A. A 抗原

B. B 抗原

C. D 抗原

D. H 抗原

E. C 抗原

57. Rh 阴性红细胞没有的抗原是

A. A 抗原

B. B 抗原

C. D 抗原

D. H 抗原

E. C 抗原

58. 洗涤红细胞的保存温度为

A. −65℃以下

B. −20℃以下

C. 2～6℃

D. 20～24℃

E. 25～30℃

59. 新鲜冷冻血浆的保存温度为

A. −65℃以下

B. −30℃以下

C. 2～6℃

D. 20～24℃

E. 25～30℃

60. 浓缩粒细胞的保存温度为

A. −65℃以下

B. −30℃以下

C. 2～6℃

D. 20～24℃

E. 25～30℃

61. ABO 血型鉴定时为了防止亚型误定型应

A. 加用 O 型血清

B. 用聚凝胺法

C. 加用抗 A_1 血清

D. 用凝胶微柱法

E. 用抗球蛋白法

62. ABO 血型鉴定使用试管法的主要优点是

A. 离心促凝

B. 操作简便

C. 不适用于反定型

D. 反应时间长

E. 适合大批量标本

63. 不能检出 IgG 抗体的交叉配血方法是

A. 胶体介质法

B. 间接抗球蛋白法

C. 聚凝胺法

D. 盐水法

E. 蛋白酶法

64. 下列不需要进行红细胞血型抗体筛查的情况是

A. 有输血史

B. 有妊娠史

C. 有输血反应者

D. 初次输血者

E. 短期内多次输血者

65. Rh 血型系统定型简便快速的方法是

A. 凝胶微柱法

B. 抗球蛋白法

C. 凝聚胺法

D. 酶法

E. 盐水抗 D 试验

66. 在已检出的血型系统免疫原性最强的抗原是

A. 白细胞抗原

B. 粒细胞抗原

C. 血小板特异性抗原

D. 红细胞抗原

E. Rh 抗原

67. 临床上导致血小板输注无效最常见的抗体是

A. HLA 抗体

B. 红细胞抗体

C. 血小板自身抗体

D. 血小板特异性抗体

E. 其他组织抗体

68. 关于自动化血型分析仪的叙述，不包括

A. 可用于 ABO 血型鉴定

B. 可用于 Rh 血型鉴定

C. 操作规范、标准

D. 结果直观、稳定

E. 器材污染可出现假阴性

69. 经免疫产生 IgG 抗体的患者最常见的输血反应是

A. 溶血反应

B. 非溶血性发热反应

C. 过敏反应

D. 输血相关性移植物抗宿主病

E. 输血相关的急性肺损伤

70. 输血时主要考虑

A. 供血者红细胞不被受血者红细胞所凝集

B. 供血者血浆不使受血者血浆发生凝集

C. 供血者红细胞不被受血者血清凝集

D. 供血者血浆不使受血者红细胞凝集

E. 受血者红细胞不与供血者血浆发生凝集

71. 关于输注全血的危害，说法不正确的是

A. 全血由于保存损伤，因此各种血液成分的功能降低或消失

B. 全血中的血浆可引起受血者非溶血性发热反应

C. 全血中的白细胞、血小板可引起受血者产生相应的免疫抗体

D. 保存期的全血钠、钾、氨、乳酸等成分含量高，增加患者代谢负担

E. 全血中的粒细胞是传播病毒的主要成分

72. 通常情况下，血小板输注无效最常见的原因是

A. HLA 同种免疫

B. 血小板自身抗体

C. 发热反应

D. 受血者年龄大于 60 岁

E. 受血者年龄小于 6 岁

73. 发生输血反应后首要的工作是

A. 核对各种资料

B. 停止输血

C. 保存好血袋

D. 积极治疗

E. 重做交叉配血试验

74. 影响血小板输注疗效的因素不包括

A. 脾功能亢进

B. 严重感染

C. 弥散性血管内凝血高凝期

D. 血小板同种免疫

E. 血小板无力症

75. ACD 全血通常贮存的时间为

A. 21d

B. 35d

C. 24d

D. 24h

E. 1 年

76. 新鲜冰冻血浆通常贮存的时间为

A. 21d

B. 35d

C. 24d

D. 24h

E. 1 年

77. 适用于稀有血型血液保存的血液制剂是

A. 浓缩红细胞

B. 悬浮红细胞

C. 洗涤红细胞

D. 冰冻红细胞

E. 少白细胞、红细胞

78. 父母血型基因型为 AA 和 OO，则其子女血型只可是

A. A 型

B. B 型

C. O 型

D. AB 型

E. AB 型或 O 型

79. 关于输血的原则，错误的是

　　A. 必须保证 ABO 血型相合

　　B. 输同型血经交叉配血试验主、次侧均不凝集为首选

　　C. 紧急情况下 O 型血可少量缓慢接受其他型血液

　　D. AB 型的人可少量缓慢接受其他型血液

　　E. 反复输血的患者必须保证 Rh 血型相合

80. 临床应用的红细胞制品种类较多，不包括的制品是

　　A. 浓缩红细胞

　　B. 少浆红细胞

　　C. 洗涤红细胞

　　D. 辐照红细胞

　　E. 少血小板、红细胞

81. 人类首先发现的红细胞血型系统是

　　A. Rh 血型系统

　　B. ABO 血型系统

　　C. MN 血型系统

　　D. Lewis 血型系统

　　E. Kell 血型系统

82. 浓缩粒细胞通常贮存的时间为

　　A. 21d

　　B. 35d

　　C. 24d

　　D. 24h

　　E. 1 年

83. Rh 阳性通常是指红细胞的抗原是

　　A. A 抗原

　　B. B 抗原

C. AB 抗原

D. H 抗原

E. D 抗原

84. 粒细胞输注的不良反应不包括

　　A. 非溶血性输血发热反应

　　B. 输血相关性移植物抗宿主病

　　C. 病毒感染

　　D. 肺部并发症

　　E. 感染加重

85. 输血前应做的工作，不正确的是

　　A. 输血前应特别注意核对血型、配血结果

　　B. 配血前应检验血液制品的外观情况

　　C. 输血前应告知患者可能发生的风险

　　D. 血制品输注后，所用器具、标本不需保存

　　E. 除生理盐水外，全血中不能加入任何药物或其他制品

86. 血浆输注的适应证不包括

　　A. 凝血因子缺乏

　　B. 肝功能衰竭伴出血

　　C. 血浆置换

　　D. 增强免疫力

　　E. 抗凝药物过量者

87. 血小板输注的适应证不包括

　　A. 血小板数量减少

　　B. 脾功能亢进引起的血小板减少

　　C. 弥散性血管内凝血

　　D. 血小板功能异常

　　E. 血小板无力症

88. 凝血因子输注的适应证不包括

　　A. 凝血因子缺乏

　　B. 血友病 A 止血治疗

　　C. 血友病出血的治疗

　　D. 增强免疫力

E. 抗凝药物过量者

89. 某患者以往输全血时曾起荨麻疹，此次因严重贫血需要输血应选择
    A. 年轻红细胞
    B. 少白细胞的红细胞
    C. 红细胞悬液
    D. 洗涤红细胞
    E. 浓缩红细胞

90. 某患者在以往输血中曾发生 3 次原因不明的发热反应，此次输血应选择
    A. 年轻红细胞
    B. 少白细胞的红细胞
    C. 红细胞悬液
    D. 洗涤红细胞
    E. 浓缩红细胞

91. 导致严重的溶血性输血反应的同种抗体是
    A. 抗 D
    B. 抗 A(抗 B)
    C. 抗 E
    D. 抗 C
    E. 抗 e

92. 有关 Rh 血型不合溶血病的描述，正确的是
    A. 以 D 抗原不合多见
    B. 多发生于第 1 胎
    C. 临床症状轻
    D. 发生于 Rh 阳性母亲
    E. 母体无高效价的 IgG 抗体

93. 某人在接受输血前进行交叉配血的结果：受血者的红细胞与抗 A 标准血清发生凝集，与抗 B 标准血清不凝集。该人血型为
    A. A 型
    B. O 型
    C. AB 型
    D. B 型

E. Rh 型

94. 某人的红细胞与 B 型血的血清凝集，而其血清与 B 型血的红细胞不凝集。该人血型为
    A. A 型
    B. B 型
    C. O 型
    D. AB 型
    E. Rh 型

95. 试管法检测 ABO 血型，红细胞生理盐水悬液浓度规定是
    A. 0.01
    B. 0.02
    C. 0.03
    D. 0.05
    E. 0.1

96. A 型红细胞的抗原是
    A. A 抗原
    B. B 抗原
    C. AB 抗原
    D. H 抗原
    E. D 抗原

97. 临床输血时用于受体和供体两者间的交叉配血试验属于
    A. 正向间接凝集反应
    B. 反向间接凝集实验
    C. 试管凝集反应
    D. 协同凝集法
    E. 间接凝集抑制反应

98. 临床中进行交叉配血试验最常采用的方法为
    A. 正向间接凝集反应
    B. 反向间接凝集反应
    C. 玻片凝集试验
    D. 试管凝集试验
    E. 间接凝集抑制反应

99. O 型血的红细胞膜上含有的抗原是

A. A 抗原

B. B 抗原

C. O 抗原

D. H 抗原

E. D 抗原

100. 与新生儿溶血病血清学检验不相关

的是

A. 直接抗球蛋白试验

B. 游离抗体试验

C. 红细胞抗体释放试验

D. 总胆红素测定

E. 吸收试验

考 题 示 例

1. 不表达 HLA-Ⅰ类抗原的细胞是【相关专业知识】

A. 淋巴细胞

B. 成熟红细胞

C. 血小板

D. 网织红细胞

E. 粒细胞

2. 血清学反应最适宜的 pH 值是【专业实践能力】

A. 3～5

B. 5～6

C. 6～8

D. 8～9

E. 9～10

3. 下列有关溶血性输血反应的叙述，不正确的是【专业知识】

A. 常见于血型不合的输血

B. 属血管内溶血

C. 多在输血时发作

D. 由巨噬细胞造成红细胞破坏

E. 常出现血红蛋白尿

4. 为了延长血液的保存期，应加入以下哪种成分【相关专业知识】

A. 三磷酸腺苷

B. 腺嘌呤

C. EDTA-K_2

D. 次黄嘌呤核苷（肌苷）

E. 枸橼酸钠

5. Rh 血型鉴定，不能采用的试验方法是【相关专业知识】

A. 抗球蛋白试验

B. 酶试验

C. 低离子强度盐溶液试验

D. 聚凝胺试验

E. 盐水介质试验

6. 父母血型基因型为 BB 和 OO，则其子女的血型只可能是【基础知识】

A. A 型

B. B 型

C. O 型

D. B 型和 O 型

E. AB 型

7. 关于 ABO 系统基因型与表现型的对应关系的叙述，错误的是【相关专业知识】

A. 基因型 AA—表现型 A

B. 基因型 BO—表现型 O

C. 基因型 BB—表现型 B

D. 基因型 AB—表现型 AB

E. 基因型 OO—表现型 O

8. 血液保存液的主要成分不包括下列哪项【专业实践能力】

A. 枸橼酸盐

B. 葡萄糖

C. 磷酸盐

D. 腺嘌呤

E. 肝素

9. Rh 血型抗原性最强的是【基础知识】

A. D

B. E

C. C

D. c

E. e

10. 患儿足月顺产，无窒息，第 2 天出现黄疸，逐渐加重，贫血，嗜睡，肝、脾可触及。患儿最可能的诊断是【基础知识】

A. 生理性黄疸

B. 新生儿肝炎

C. 新生儿溶血病

D. 胆道闭锁

E. 先天性心脏病

11. ABO 血型的表现型有【基础知识】

A. 3 个

B. 4 个

C. 5 个

D. 6 个

E. 7 个

12. 在血液保存液中，其配方 CPDA 中 C 是指【相关专业知识】

A. 枸橼酸

B. 枸橼酸三钠

C. 葡萄糖

D. 腺嘌呤

E. 磷酸盐

13. 下列正定型、反定型结果正确的是【相关专业知识】

A. 抗 A（－）、A 型红细胞（－）、B 型红细胞（＋），判断为血型 B

B. 抗 A（＋）、B 型红细胞（＋）、A 型红细胞（＋），判断为血型 A

C. 抗 A（＋）、抗 B（＋）、A 型红细胞（＋）、B 型红细胞（＋），判断为血型 AB

D. 抗 A（－）、抗 B（－）、A 型红细胞（－）、B 型红细（－），判断为血型 O

E. 抗 A（－）、抗 B（－）、A 型红细胞（＋）、B 型红细胞（＋），判断为血型 O

14. 父母血型均为 AB 型，子代不可能有【基础知识】

A. O 型

B. B 型

C. AB 型

D. A 型

E. A 型或 O 型

15. 不属于成分输血优点的是【相关专业知识】

A. 可提高疗效

B. 减少输血反应

C. 可节省血源

D. 血液使用更合理

E. 避免输血传播疾病

16. 输血后肝炎主要指【专业实践能力】

A. 甲型病毒性肝炎

B. 乙型和丙型病毒性肝炎

C. 丁型病毒性肝炎

D. 戊型病毒性肝炎

E. 庚型病毒性肝炎

17. 下面成分输注无须交叉配血，只要 ABO 血型相合的是【基础知识】

A. 全血

B. 浓缩红细胞

C. 悬液红细胞

D. 辐照红细胞

E. 新鲜冰冻血浆

18. 血型反定型时，A、B 标准红细胞均

与受检者血清发生凝集，则受检者血型为【基础知识】

A. A 型

B. B 型

C. O 型

D. AB 型

E. A₁ 亚型

19. 血型定型时，只有标准 A 型红细胞与受检者血清发生凝集，则受检者血型为【专业知识】

A. O 型

B. A 型

C. B 型

D. AB 型

E. A₁ 亚型

20. 引起 Rh 溶血病最常见的 Rh 抗原是【基础知识】

A. D 抗原

B. d 抗原

C. C 抗原

D. c 抗原

E. E 抗原

21. ABO 血型划分的根据是【基础知识】

A. 红细胞膜凝集原的有无和类别

B. 红细胞膜凝集素的有无和类别

C. 血清中凝集素的有无和类别

D. 凝集素和凝集原的配合情况

E. 血清中凝集原的有无和类别

22. ABO 血型系统交叉配型属于【基础知识】

A. 沉淀反应

B. 凝集反应

C. 荧光免疫反应

D. 酶免疫反应

E. 放射免疫反应

23. 关于血型天然抗体的叙述，哪项是错误的【基础知识】

A. 以 IgG 为主

B. 以 IgM 为主

C. 可被相应抗原中和

D. 无可察觉的抗原刺激

E. 不能通过胎盘

24. B 型人血清中有【基础知识】

A. 抗 A 抗体

B. 抗 B 抗体

C. 无抗 A 抗体，有抗 B 抗体

D. 无抗 B 抗体，有抗 A 抗体

E. 既有抗 A 抗体，也有抗 B 抗体

25. 供血者为 O 型，受血者为 B 型，交叉配血时，出现的结果是【专业知识】

A. 主侧管凝集，次侧管凝集

B. 主侧管凝集，次侧管不凝集

C. 主侧管不凝集，次侧管不凝集

D. 主侧管不凝集，次侧管凝集

E. 主侧管溶血，次侧管不溶血

第六章　尿液生成和标本采集

单元	细目	要点	要求	科目
尿液生成和标本采集	1. 尿液生成	(1)肾的基本结构	了解	1，3
		(2)尿液生成机制	掌握	1，3
	2. 尿液检验目的		了解	2，3
	3. 尿标本采集	(1)患者准备	熟练掌握	3，4
		(2)标本容器准备	熟练掌握	3，4
		(3)尿标本采集种类	掌握	3，4
		(4)尿标本采集质量管理	了解	3，4
	4. 尿标本处理	(1)尿标本保存	熟练掌握	3，4
		(2)质量控制	了解	3，4

注：1—基本知识；2—相关专业知识；3—专业知识；4—专业实践能力。

内　容　概　要

一、尿液生成

1. 肾的基本结构

肾单位是肾脏生成尿的基本功能单位，由肾小体和肾小管组成。

2. 尿液生成机制

(1)肾小球滤过　除血细胞、大分子蛋白质外，水、电解质和小分子物质都能被滤过。

(2)肾小管与集合管重吸收　重吸收的主要部位是近端小管。

(3)肾小管分泌　肾小管分泌 H^+、NH_4^+，进行 $Na^+ - H^+$ 交换，调节 pH 值。

二、尿液检验目的

尿液检验的目的是用于泌尿系统及其他系统疾病诊断和治疗；安全用药监测；职

业病辅助诊断；健康评估。

三、尿标本采集

1. 患者准备

尿标本要及时送检；女性应冲洗外阴后留中段尿；送检尿量不少于 15ml。

2. 标本容器准备

标本容器应有标本信息；清洁、干燥；开口大；细菌培养需无菌瓶。

3. 尿标本采集种类

(1)晨尿　晨尿高度浓缩，可用于评价肾脏浓缩能力、有形成分及人绒毛膜促性腺激素(hCG)检验。

(2)随机尿　随机尿易受多种因素(如运动、饮食、用药、情绪等)影响，适用于门诊、急诊检验。

(3)餐后 2h 尿　餐后 2h 尿易于检出病理性蛋白尿、轻型或隐性糖尿病和尿胆原。

(4)定时尿　定时尿常用于有形成分计数和生化检验。

(5)无菌尿　无菌尿常用于肾脏或尿路感染者细菌培养、鉴定及药敏试验。

4. 尿标本采集质量管理

尿标本要及时送检；避免污染；特殊检验按要求留取标本。

四、尿标本处理

1. 尿标本保存

一般 2h 内完成检验，最好在 30min 内完成。如不能及时检验，应进行以下处理。

(1)冷藏保存　4℃下进行冷藏保存。

(2)化学防腐　①甲醛：常用于尿中的细胞、管型等有形成分检验标本防腐。②甲苯：常用于尿糖、尿蛋白等化学成分检验标本防腐。③麝香草酚：主要用于尿浓缩结核分枝杆菌检验标本防腐。④浓盐酸：用作定量测定尿 17-羟、17-酮、肾上腺素、儿茶酚胺、钙离子等标本防腐。⑤冰乙酸：用于检测尿 5-羟色胺、醛固酮等标本防腐。

2. 质量控制

(1)尿标本冷藏时间最好不超过 6h。

(2)甲醛具还原性，可使尿糖班氏法呈假阳性。甲醛用量过大可与尿素产生沉淀，干扰镜检。

(3)甲苯用量必须足够。

归 纳 总 结

1. 尿液的生成分为 3 个过程，即肾小球的滤过、肾小管的重吸收和肾小管的分泌。

2. 尿标本采集，应注意避免污染，要及时送检。

3. 尿标本防腐应在 2h 内完成，如需保存，可置于 4℃冷藏，不超过 6h；或加防腐剂。常用防腐剂有甲醛、甲苯、麝香草酚、浓盐酸、冰乙酸。

相 关 习 题

1. 1h 细胞排泄率试验，留取尿标本时间为
   A. 0.5h
   B. 1h
   C. 2h
   D. 3h
   E. 4h

2. 尿液 Addis 计数时，常用的防腐剂为
   A. 甲醛
   B. 甲苯
   C. 麝香草酚
   D. 浓盐酸
   E. 冰乙酸

3. 做细菌培养用尿标本基本要求是
   A. 无菌操作的导尿
   B. 清洁尿道口后的中段尿
   C. 晨尿
   D. 随机尿
   E. 24h 尿

4. 尿液 Addis 计数时，采用
   A. 晨尿
   B. 餐后尿
   C. 3h 尿
   D. 12h 尿
   E. 24h 尿

5. 用于尿蛋白成分保存的是
   A. 甲苯
   B. 甲醛
   C. 麝香草酚
   D. 浓盐酸
   E. 稀盐酸

6. 尿常规检验最适用于留取的标本是
   A. 随机尿
   B. 晨尿
   C. 餐后尿
   D. 3h 尿
   E. 12h 尿

7. 尿液分析仪检验尿标本，须在多少时间内完成
   A. 3h
   B. 12h
   C. 24h
   D. 6h
   E. 2h

8. 最适宜做妊娠试验的标本是
   A. 3h 尿
   B. 晨尿
   C. 24h 尿
   D. 随机尿
   E. 餐后尿

9. 晨尿不利于检出的物质是
   A. 管型
   B. 葡萄糖
   C. 血细胞
   D. 上皮细胞
   E. 人绒毛膜促性腺激素

10. 尿钾、尿钠定量应选用的标本是
    A. 晨尿
    B. 随机尿
    C. 24h 尿
    D. 12h 尿
    E. 穿刺尿

11. 急性胰腺炎查尿淀粉酶应选用的标本是
    A. 晨尿
    B. 随机尿
    C. 24h 尿
    D. 12h 尿
    E. 穿刺尿

12. 正常情况下，原尿中不含
    A. 尿胆原
    B. 尿胆红素
    C. 葡萄糖
    D. 肌酐
    E. 血细胞

13. 最适用于管型、细胞等有形成分检验的标本为
    A. 随机尿
    B. 餐后尿
    C. 首次晨尿
    D. 12h 尿
    E. 24h 尿

14. 为保存尿液中化学成分，最好的防腐剂是
    A. 甲醛
    B. 麝香草酚
    C. 甲苯
    D. 冰乙酸
    E. 浓盐酸

15. 尿蛋白定量检验应采用的尿标本为
    A. 晨尿
    B. 餐后尿
    C. 3h 尿
    D. 12h 尿
    E. 24h 尿

16. 尿糖定性测定最适宜的尿标本为
    A. 首次晨尿
    B. 随机尿
    C. 餐后 2h 尿

    D. 3h 尿
    E. 12h 尿

17. 24h 尿蛋白最好选用的防腐剂是
    A. 甲苯
    B. 甲醛
    C. 浓盐酸
    D. 麝香草酚
    E. 苯酚

18. 尿红细胞形态检验最适宜的尿标本是
    A. 晨尿
    B. 首次晨尿
    C. 餐后 2h 尿
    D. 随机尿
    E. 计时尿

19. 可以正常通过肾小球滤过膜的物质相对分子量小于
    A. 5000
    B. 10000
    C. 15000
    D. 20000
    E. 25000

20. 原尿中几乎不被重吸收的是
    A. 葡萄糖
    B. 硫酸盐
    C. 肌酐
    D. 氢离子
    E. 钠离子

21. 尿标本收集容器应符合
    A. 由惰性环保材料制成
    B. 可重复使用
    C. 无须带密封口装置
    D. 无须特殊容器
    E. 无须干燥

22. 尿标本冷藏保存时，时间最好不超过
    A. 2h
    B. 4h
    C. 6h

D. 8h

E. 10h

23. 3h尿标本多用于

    A. 1h尿排泄率检验

    B. 尿糖定量

    C. 尿蛋白定量

    D. 尿电解质检验

    E. 尿肌酐检验

24. 测定尿钙离子时，尿标本防腐剂首选

    A. 甲醛

    B. 甲苯

    C. 浓盐酸

    D. 冰乙酸

    E. 麝香草酚

25. 尿标本需具备的最基本内容不包括

    A. 患者的姓名、性别

    B. 采集的日期、时间

C. 标本的类别

D. 采集的方法

E. 无特殊保存条件

26. 对尿标本的收集容器的要求不包括

    A. 干燥洁净

    B. 特殊容器

    C. 带密封口装置

    D. 足够容积

    E. 可重复使用

27. 正常情况下，不能自由通过肾小球滤过膜的物质分子量为

    A. ＜15000

    B. 30000～40000

    C. 40000～50000

    D. 50000～60000

    E. ＞70000

考 题 示 例

1. 生成尿的基本功能单位是【基础知识】

    A. 肾小球

    B. 肾单位

    C. 肾小管

    D. 乳头管

    E. 集合管

2. 符合尿标本留取要求的是【专业知识】

    A. 可选择用一次性容器

    B. 尿量一般应达5ml

    C. 尿常规检验不适用防腐剂

    D. 尿液中应加消毒剂

    E. 3h内及时送检

3. 24h尿钾、钠定量应选用的防腐剂是【相关专业知识】

    A. 甲醛

    B. 甲苯

C. 浓盐酸

D. 麝香草酚

E. 冰乙酸

4. 24h尿17-羟皮质类固醇定量应选用的防腐剂是【相关专业知识】

    A. 甲醛

    B. 甲苯

    C. 盐酸

    D. 麝香草酚

    E. 冰乙酸

5. 常见于尿糖等化学成分检测的防腐剂为【相关专业知识】

    A. 甲苯

    B. 甲醛

    C. 浓盐酸

    D. 三氯甲烷

E. 叠氮钠

6. 尿液中细胞、管型的检验，保存样本适用的防腐剂是【专业实践能力】

A. 甲苯

B. 戊二醛

C. 甲醛

D. 浓盐酸

E. 麝香草酚

7. 正常成人每天通过肾小球滤过的原尿约【基础知识】

A. 5L

B. 3L

C. 50L

D. 100L

E. 180L

8. 肾单位不包括【基础知识】

A. 近端小管

B. 远端小管

C. 髓袢

D. 集合管

E. 肾小球

9. 肾脏重吸收物质最重要的部位是【基础知识】

A. 近端小管

B. 远端小管

C. 髓袢

D. 集合管

E. 肾小球

10. 肾脏的生理功能不包括【基础知识】

A. 调节体液的电解质、渗透压和酸碱平衡

B. 排泄体内代谢产物

C. 分泌前列腺素、促红细胞生成素

D. 对外来物质和体内一些生物活性物质进行生物转化

E. 保留体内所需的氨基酸、葡萄糖等

11. 夏季从留取尿标本后到完成检验的时间应为【专业知识】

A. 1.0h 内

B. 1.5h 内

C. 2.0h 内

D. 2.5h 内

E. 3.0h 内

12. 原尿成分与血浆成分不同的是【相关专业知识】

A. 葡萄糖的含量

B. 钾的含量

C. 蛋白质的含量

D. 钠的含量

E. 尿素的含量

13. 不适于尿液中尿酸测定的防腐剂为【相关专业知识】

A. 甲苯

B. 二甲苯

C. 草酸钾

D. 盐酸

E. 麝香草酚

14. 正常尿中主要含有【基础知识】

A. 水、蛋白质和钠

B. 水、尿素和蛋白质

C. 水、尿素和氯化钠

D. 水、尿素和胆红素

E. 水、蛋白质和胆红素

15. 正常情况下，能被肾小管几乎完全重吸收的物质是【相关专业知识】

A. 尿素

B. 肌酐

C. 尿酸

D. 白蛋白

E. 葡萄糖

16. 患者，女，22岁。出现泌尿系感染症状，但常规尿细菌培养为阴性。要进行尿液厌氧菌培养应如何采集标本

【相关专业知识】

A. 留取清洁中段尿

B. 耻骨联合上膀胱穿刺

C. 留取初段尿液

D. 采用导尿管导尿

E. 留取末端尿

17. 尿液常规分析不宜超过【专业实践能力】

A. 0.5h

B. 1.0h

C. 1.5h

D. 2.0h

E. 6.0h

18. 尿液常规分析若不能及时检验，标本应冷藏于【专业实践能力】

A. 4℃冰箱

B. 0℃冰箱

C. −2℃冰箱

D. −20℃冰箱

E. −80℃冰箱

19. 关于肾小球通透性的叙述，错误的是【基础知识】

A. 对分子的大小有选择

B. 正常情况下血细胞不可自由通过

C. 血浆蛋白质可以自由通过

D. 小分子物质，如葡萄糖、水等可自由通过

E. 有电荷屏障，正电荷相对多的物质容易通过

20. 肾脏远端小管及集合管对水的重吸收受何种激素支配【基础知识】

A. 抗利尿激素

B. 促肾上腺皮质激素

C. 类固醇激素

D. 肾素

E. 前列腺素

21. 尿液培养标本采集容器的特殊要求是

【相关专业知识】

A. 无污染物

B. 无渗漏

C. 无化学物质

D. 干燥清洁

E. 无菌

22. 尿标本放置时间过长，发生浑浊变化的主要原因是【专业实践能力】

A. 尿液被污染，细菌生长

B. 尿液葡萄糖分解

C. 尿液蛋白质分解

D. 尿液细胞破坏

E. 尿液酸碱度改变

23. 应首选尿液常规检验的疾病是【专业知识】

A. 肝脏疾病

B. 胆道疾病

C. 胰脏疾病

D. 肾脏疾病

E. 肺脏疾病

24. 门诊患者尿液常规检验多采用【专业实践能力】

A. 晨尿

B. 随机尿

C. 餐前尿

D. 餐后尿

E. 中段尿

25. 尿沉渣检验最适宜的标本是【基础知识】

A. 晨尿

B. 随机尿

C. 餐后尿

D. 餐前尿

E. 12h尿

26. 具有"逆流倍增"的功能，在尿液浓缩稀释功能中起重要作用的是【基础知识】

A. 肾小球

B. 近端小管

C. 髓祥

D. 远端小管

E. 集合管

27. 具有选择性滤过功能的是【基础知识】

    A. 肾小球

    B. 近端小管

    C. 髓祥

    D. 远端小管

    E. 集合管

28. 做尿细菌培养，要求留取【相关专业知识】

    A. 清洁前段尿

    B. 随机尿

    C. 清洁中段尿

    D. 12h 尿

    E. 24h 尿

29. 尿标本采集容器的容量，一般应达到【相关专业知识】

A. 5ml

B. 10ml

C. 20ml

D. 50ml

E. 100ml

30. 决定尿量多少最关键的部位是【基础知识】

    A. 肾小囊

    B. 近端小管

    C. 髓祥升支

    D. 髓祥降支

    E. 远端小管和集合管

31. 钠离子、钾离子、氯离子的主要排泄器官是【基础知识】

    A. 皮肤

    B. 肠道

    C. 肝脏

    D. 肾脏

    E. 肺脏

第七章　尿液理学检验

单元	细目	要点	要求	科目
尿液理学检验	1. 尿量	(1)质量控制	掌握	3，4
		(2)参考区间	了解	2，4
		(3)临床意义	了解	2，4
	2. 尿颜色和透明度	(1)检验原理	了解	1，3
		(2)方法学评价	了解	3，4
		(3)质量控制	了解	2，4
		(4)参考区间	了解	2，4
		(5)临床意义	了解	3，4
	3. 尿比重测定	(1)检验原理	了解	1，3
		(2)方法学评价	掌握	3，4
		(3)质量控制	了解	2，4
		(4)参考区间	了解	2，4
		(5)临床意义	了解	3，4
	4. 尿渗量测定	(1)概念	了解	1，3
		(2)方法学评价	了解	3，4
		(3)参考区间	了解	2，4
		(4)临床意义	了解	2，4
	5. 尿气味	(1)正常尿	了解	1，3
		(2)病理性尿	了解	3，4

注：1—基本知识；2—相关专业知识；3—专业知识；4—专业实践能力。

内 容 概 要

一、尿量

1. 质量控制

尿量不作为报告项目，如需测量应精确至 1ml。

2. 参考区间

成年人：1000~2000ml/24h，昼夜尿量之比为(2~4)：1；小儿的尿量个体差异较大，按体重计算较成人多 3~4 倍。

3. 临床意义

(1)多尿　多尿指尿量超过 2500ml/24h。①生理性多尿：常见于饮水过多、静脉输液过多、服用利尿药及精神紧张等。②病理性多尿：常见于内分泌疾病(如尿崩症)、代谢性疾病(如糖尿病)和肾脏疾病(如慢性肾炎、肾盂肾炎)。

(2)少尿　少尿指尿量＜400ml/24h 或持续＜17ml/h(儿童＜0.8ml/kg)。①生理性少尿：常见于摄水过少或出汗过多。②病理性少尿：常见于各种原因所致严重脱水、休克及肾衰竭。

(3)无尿　无尿指尿量＜100ml/24h 或 12h 内完全无尿，常见于严重的急性肾衰竭。

二、尿颜色和透明度

1. 检验原理

尿的颜色和透明度通过肉眼观察判断即可。

2. 方法学评价

尿的颜色以实际颜色报告。透明度以清晰透明、雾状、云雾状、浑浊 4 种形式报告。

3. 质量控制

尿的颜色与尿量多少有关，易受食物、药物及疾病影响。标本久置可出现少量絮状沉淀。

4. 参考区间

新鲜尿为淡黄色、清晰透明。

5. 临床意义

(1)生理性变化　尿的颜色和透明度易受食物、药物和尿液酸碱度的影响。

(2)病理性变化　①血尿：主要见于各种原因所致的泌尿系统出血或其他出血性疾病。②血红蛋白尿：常见于各种原因所致的溶血性疾病、血型不合的输血反应等。③肌红蛋白尿：常见于心肌或骨骼肌组织严重损伤时，可被 100％饱和硫酸铵沉淀。④胆红素尿：常见于阻塞性黄疸和肝细胞性黄疸，久置易被氧化成胆绿素而呈棕绿色。

⑤乳糜尿：常见于肾周围淋巴管阻塞或丝虫病，离心外观不变，沉渣见红细胞和淋巴细胞。⑥脓尿与菌尿：常见于泌尿系统感染及前列腺炎、精囊炎。⑦结晶尿：常见的晶体有草酸盐、磷酸盐、尿酸盐结晶等。

三、尿比重测定

1. 检验原理

尿比重（SG）为4℃时尿液与同体积纯水质量之比。尿比重粗略反映肾小管浓缩稀释功能。

2. 方法学评价

（1）尿比重计法 本法标本用量多，试验影响因素多，准确性差。

（2）折射仪法 本法易于标准化，可重复测定，为参考方法。

（3）试带法 本法简便，灵敏度低，精密度差。

3. 质量控制

（1）化学试带法 本法需与仪器匹配；要在有效期内使用；若pH值>7.0，结果应加0.005。

（2）尿比重计法 尿比重计需校正，测定时尿量要足，需对尿温度、蛋白尿、糖尿进行校正。

（3）折射计法 本法测尿前需按室温补偿调校。

4. 参考区间

成人晨尿的尿比重参考区间>1.020，随机尿的尿比重参考区间在1.003～1.030；新生儿尿的尿比重参考区间在1.002～1.004。

5. 临床意义

尿比重是临床上评估肾脏浓缩稀释功能常用的指标。

四、尿渗量测定

1. 概念

尿渗量是指经肾排泄到尿中所有溶质颗粒的总量，与颗粒大小无关。

2. 方法学评价

尿渗量在评价肾脏浓缩稀释功能上优于尿比重。

3. 参考区间

尿渗量的参考区间为600～1000mOsm/（kg·H_2O）；24h最大范围在40～1400mOsm/（kg·H_2O）。

4. 临床意义

尿渗量是评价肾脏浓缩功能较好的指标。

五、尿气味

1. 正常尿

新鲜尿微弱芳香气味，久置呈氨臭味。

2. 病理性尿

　　新鲜尿呈氨味，见于慢性膀胱炎和尿潴留；腐败腥臭味见于膀胱炎及化脓性肾盂肾炎；粪臭味见于膀胱结肠瘘；烂苹果味见于糖尿病酮症酸中毒；大蒜臭味见于有机磷农药中毒；老鼠屎味见于苯丙酮尿症。

归 纳 总 结

　　1. 正常成年人尿量为 1000～2000ml/24h，>2500ml/24h 为多尿，<400ml/24h 或持续<17ml/h 为少尿，<100ml/24h 或 12h 内完全无尿为无尿。昼夜尿量之比为(2～4)∶1。

　　2. 正常人尿液淡黄色、清晰透明。

　　3. 尿比重是指在 4℃时尿液与同体积纯水重量之比，用于反映肾小管的浓缩稀释功能。检验方法有尿比重计法、折射仪法和试带法。

　　4. 尿渗量是指经肾排泄到尿中所有溶质颗粒的总数量，与颗粒大小无关。它是评价肾脏浓缩功能较好的指标。

　　5. 正常人新鲜尿液可呈微弱的芳香味，久置可有氨臭味。

相 关 习 题

1. 正常成人 24h 尿量为
　　A. 0.5～1L
　　B. 1～1.2L
　　C. 1～2L
　　D. 2～3L
　　E. 2.5～3L

2. 儿童的尿量按每千克体重为成人的
　　A. 1～2 倍
　　B. 2～3 倍
　　C. 3～4 倍
　　D. 4～5 倍
　　E. 5～6 倍

3. 尿量测定应精确至
　　A. 0.1ml
　　B. 0.5ml
　　C. 1ml

　　D. 2ml
　　E. 5ml

4. 糖尿病引起的多尿特点是
　　A. 患者尿比重、尿渗透压均升高
　　B. 患者尿比重、尿渗透压均下降
　　C. 患者尿比重升高，尿渗透压均下降
　　D. 患者尿比重下降，尿渗透压均升高
　　E. 患者尿比重、尿渗透压均正常

5. 精神紧张性多尿属于
　　A. 生理性多尿
　　B. 病理性多尿
　　C. 肾前性少尿
　　D. 肾性少尿
　　E. 肾后性少尿

6. 不属于生理性多尿的情况为
　　A. 饮水过多

B. 服用咖啡后引起的多尿

C. 精神紧张

D. 使用脱水剂

E. 尿崩症

7. 尿崩症患者尿量变化属于

A. 生理性多尿

B. 病理性多尿

C. 肾前性少尿

D. 肾性少尿

E. 肾后性少尿

8. 尿崩症患者 24h 尿量可达

A. 1～5L

B. 5～15L

C. 15～20L

D. 20～25L

E. 25～30L

9. 肾性多尿的特点是

A. 夜尿量减少

B. 夜尿量增多

C. 昼夜尿量比<1：2

D. 昼夜尿量比<1：4

E. 昼夜尿量比<4：1

10. 对于少尿概念，正确的说法是

A. 指 24h 尿量少于 200ml

B. 指 24h 尿量少于 300ml

C. 指每小时尿量持续少于 10ml

D. 指每小时尿量持续少于 17ml

E. 指每小时尿量持续少于 20ml

11. 不属于肾性少尿的情况是

A. 急性肾小球肾炎

B. 急性肾盂肾炎

C. 肾移植排斥反应

D. 肾结石

E. 多囊肾

12. 不属于肾前性少尿的情况是

A. 休克

B. 心力衰竭

C. 严重呕吐

D. 尿路结石

E. 大面积烧伤

13. 肾后性少尿的原因不包括

A. 肾结石

B. 肾损伤

C. 血容量减低

D. 肾肿瘤

E. 膀胱功能障碍

14. 不属于肾后性少尿的是

A. 输尿管结石

B. 尿路先天性畸形

C. 前列腺肥大

D. 多囊肾

E. 膀胱功能障碍

15. 急性肾盂肾炎性少尿属于

A. 生理性多尿

B. 病理性多尿

C. 肾前性少尿

D. 肾性少尿

E. 肾后性少尿

16. 无尿是指尿量

A. <20ml/h

B. <50ml/h

C. <100ml/24h

D. <150ml/24h

E. <200ml/24h

17. 休克、心力衰竭患者尿量变化属于

A. 生理性多尿

B. 病理性多尿

C. 肾前性少尿

D. 肾性少尿

E. 肾后性少尿

18. 对尿液颜色几乎没影响的物质是

A. 尿色素

B. 尿胆原

C. 尿胆素

D. 尿卟啉

E. 尿糖

19. 影响尿液颜色最大的因素是

    A. 尿糖

    B. 尿 pH 值

    C. 尿卟啉

    D. 尿色素

    E. 尿量

20. 浓茶色尿液常见于

    A. 尿路出血

    B. 尿路结石

    C. 细菌感染

    D. 肝胆疾病

    E. 淋巴管破裂

21. 血红蛋白尿的外观特点为

    A. 黄色

    B. 暗红色

    C. 黑色

    D. 绿色

    E. 白色

22. 深黄色尿提示尿中含有

    A. 红细胞

    B. 黑色素

    C. 结晶

    D. 胆红素

    E. 血红蛋白

23. 肉眼血尿是指每升尿中含血量超过

    A. 0.1ml

    B. 0.5ml

    C. 1ml

    D. 1.5ml

    E. 2ml

24. 不会引起尿液浑浊的物质是

    A. 细胞

    B. 细菌

    C. 蛋白质

    D. 结晶

E. 性激素

25. 尿液长时间放置后引起浑浊变化的主要原因为

    A. 光照分解

    B. 温度变化

    C. 细菌增殖和腐败

    D. 部分成分挥发

    E. pH 值变化

26. 区别脓尿和结晶尿的主要方法是

    A. 加热

    B. 隐血试验

    C. 尿胆红素测定

    D. 尿三杯试验

    E. 乳糜试验

27. 一份浑浊尿液于试管内加热浑浊增加，加冰乙酸后变清但无气泡，可能是

    A. 尿酸盐

    B. 磷酸盐

    C. 碳酸盐

    D. 管型

    E. 菌尿

28. 浑浊尿加热、加酸后变清，且有气泡产生，提示尿中含有

    A. 磷酸盐

    B. 尿酸盐

    C. 碳酸盐

    D. 细胞

    E. 细菌

29. 尿三杯试验结果为第 1 杯和第 2 杯均为清晰，第 3 杯有弥漫的脓液，可初步诊断为

    A. 急性肾盂肾炎

    B. 肾病综合征

    C. 前列腺炎

    D. 急性肾炎

    E. 急性膀胱炎

30. 尿三杯试验中，三杯均有血尿，推测出血部位可能在
    A. 肾脏
    B. 膀胱
    C. 尿道
    D. 肝脏
    E. 脾脏

31. 尿三杯试验中，血尿以第 1 杯为主，推测出血部位可能在
    A. 膀胱
    B. 肾脏
    C. 尿道
    D. 集合管
    E. 肾小球

32. 尿三杯试验中，血尿以第 3 杯为主，出血部位可能在
    A. 输尿管
    B. 膀胱
    C. 尿道
    D. 肾小球
    E. 肾盂

33. 尿比重是尿与同体积纯水重量之比，温度设定为
    A. 2℃
    B. 4℃
    C. 6℃
    D. 8℃
    E. 20℃

34. 尿比重测定常用的筛检方法是
    A. 超声波法
    B. 干化学试带法
    C. 折射仪法
    D. 比重计法
    E. 称量法

35. 关于用折射仪测定尿液比重，正确的说法是
    A. 每次测定前应按室温进行温度补

偿调校
    B. 温度不会影响测定结果
    C. 浑浊尿液不会对测定结果产生影响
    D. 若尿液中含蛋白质，每增加 10g/L 蛋白质，比重应减去 0.003
    E. 若尿液中含糖，每增加 10g/L 糖，比重应减去 0.005

36. 使用尿液分析仪测得一份尿标本比重为 1.015，但该标本 pH 值＞7.0，则此尿标本比重应报告
    A. 1.010
    B. 1.015
    C. 1.020
    D. 1.025
    E. 1.030

37. 高浓度葡萄糖、尿素或造影剂皆不影响的比重测定方法
    A. 称量法
    B. 折射仪法
    C. 超声波法
    D. 化学试带法
    E. 尿比重计法

38. 成人随机尿比重的参考区间是
    A. 1.015～1.025
    B. 1.002～1.004
    C. 1.003～1.030
    D. 1.004～1.040
    E. 1.005～1.025

39. 关于糖尿病患者尿液检验，正确的叙述是
    A. 尿外观近无色，量常增多，比重较高，尿糖定性试验阳性
    B. 尿外观近无色，量常增多，比重较低，尿糖定性试验阴性
    C. 尿外观近无色，量常增多，比重较低，尿糖定性试验阳性

D. 尿外观近乳白色，量常增多，比重较高，尿糖定性试验阳性

E. 尿外观近乳白色，量常增多，比重较低，尿糖定性试验阴性

40. 糖尿病患者最常见的是
A. 尿量少，比重升高
B. 尿量多，比重低
C. 尿量多，比重高
D. 尿量少，比重低
E. 尿量多，比重正常

41. 尿崩症患者可出现的情况是
A. 尿量多，比重低
B. 尿量多，比重高
C. 尿量少，比重高
D. 尿量少，比重低
E. 尿量多，比重固定

42. 高比重尿主要见于
A. 尿崩症
B. 急性肾小球肾炎
C. 急性肾小管坏死
D. 急性肾衰多尿期
E. 慢性肾衰竭

43. 尿渗量的表示方法中质量渗摩尔（Osm）是指
A. 1g 水中含有 1mol 不能电离的溶质时，该溶液的渗量为 1Osm/（g·H_2O）
B. 100ml 水中含有 1mol 不能电离的溶质时，该溶液的渗量为 1Osm/（100ml·H_2O）
C. 1ml 水中含有 1mol 不能电离的溶质时，该溶液的渗量为 1Osm/（ml·H_2O）
D. 1mg 水中含有 1mol 不能电离的溶质时，该溶液的渗量为 1Osm/（mg·H_2O）
E. 1kg 水中含有 1mol 不能电离的溶质时，该溶液的渗量为 1Osm/（kg·H_2O）

44. 正常尿渗量和血浆渗量之比为
A. （2.0～3.0）：1
B. （3.0～4.7）：1
C. （4.0～5.0）：1
D. （1.5～2.5）：1
E. （5.0～6.0）：1

45. 等渗尿的尿渗透压/血浆渗透压的比值为
A. 2：1
B. 3：1
C. 1：3
D. 1：2
E. 1：1

46. 尿渗量显著降低见于
A. 多囊肾
B. 膀胱癌
C. 糖尿病
D. 泌尿系感染
E. 尿崩症

47. 慢性膀胱炎尿气味是
A. 新鲜尿液呈氨臭味
B. 蒜泥味
C. 腐烂苹果味
D. 尿液有鼠臭味
E. 尿液呈现粪便臭味

48. 新鲜尿液具有老鼠尿样臭味，提示为
A. 有机磷中毒
B. 酮症酸中毒
C. 苯丙酮尿症
D. 膀胱癌
E. 泌尿系感染

49. 新鲜尿液具有烂苹果味，提示为
A. 有机磷中毒
B. 苯丙酮尿症
C. 晚期膀胱癌

D. 酮症酸中毒

E. 慢性尿潴留

50. 新鲜尿液具有腐臭味，提示为

A. 有机磷中毒

B. 苯丙酮尿症

C. 晚期膀胱癌

D. 酮症酸中毒

E. 慢性尿潴留

51. 新鲜尿液具有大蒜臭味，提示为

A. 慢性尿潴留

B. 慢性膀胱炎

C. 有机磷中毒

D. 酮症酸中毒

E. 膀胱炎

52. 评价肾脏浓缩稀释功能最好的指标是

A. 尿比重

B. 电导率

C. 自由水清除率

D. 尿渗量

E. 有效渗透压

53. 检验远端肾小管功能的试验是

A. 尿微量白蛋白测定

B. 血肌酐测定

C. 酚红排泌试验

D. 浓缩-稀释试验

E. 尿 β_2-微球蛋白测定

考 题 示 例

1. 体内尿量多少主要取决于【基础知识】

A. 精神因素

B. 环境温度

C. 药物种类

D. 内分泌功能

E. 肾浓缩和稀释功能

2. 成人少尿指 24h 尿量少于【基础知识】

A. 0.1L

B. 0.2L

C. 0.3L

D. 0.4L

E. 1.0L

3. 少尿是指每小时尿量持续少于【专业知识】

A. 5ml

B. 12ml

C. 17ml

D. 20ml

E. 25ml

4. 尿液常规分析每次尿量不应小于【专业实践能力】

A. 5ml

B. 15ml

C. 30ml

D. 50ml

E. 100ml

5. 患儿，男，10 岁。10d 前晨起双眼睑水肿，尿色发红，尿量逐渐减少。入院查体，生命体征正常，发育正常，重病容，精神差。尿常规结果显示镜下红细胞、白细胞可见，尿中有病理性管型，尿蛋白（3＋）。少尿是指 24h 尿量少于【专业知识】

A. 17ml

B. 100ml

C. 400ml

D. 500ml

E. 800ml

6. 不属于生理性多尿的是【相关专业知识】

A. 过多饮水

B. 精神紧张

C. 癔症

D. 食用利尿药物或食物

E. 甲亢

7. 多尿是指 24h 尿量超过【专业实践能力】

    A. 1500ml

    B. 1800ml

    C. 2000ml

    D. 2500ml

    E. 3000ml

8. 引起多尿常见的病因是【专业知识】

    A. 呕吐

    B. 烧伤

    C. 尿崩症

    D. 前列腺癌

    E. 重症肝病

9. 引起多尿的疾病是【相关专业知识】

    A. 糖尿病

    B. 严重腹泻

    C. 重症肝病

    D. 大面积烧伤

    E. 急性肾小球肾炎

10. 尿量不增加的情况是【相关专业知识】

    A. 尿崩症

    B. 糖尿病

    C. 利用利尿剂

    D. 大量饮水

    E. 交感神经兴奋

11. 尿量测定用量筒的精确度应控制在【相关专业知识】

    A. ±1ml

    B. ±5ml

    C. ±10ml

    D. ±20ml

    E. ±50ml

12. 尿崩症是由于缺乏【专业实践能力】

    A. 黄体生成素（LH）

    B. 促肾上腺皮质激素（ACTH）

    C. 抗利尿激素（ADH）

    D. 促甲状腺激素（TSH）

    E. 生长激素（GH）

13. 正常成人新鲜尿液呈【基础知识】

    A. 淡黄色

    B. 深黄色

    C. 黄绿色

    D. 茶色

    E. 褐色

14. 尿透明度报告可分为【相关专业知识】

    A. 2 个等级

    B. 3 个等级

    C. 4 个等级

    D. 5 个等级

    E. 6 个等级

15. 正常尿液浑浊的原因是【相关专业知识】

    A. 白细胞

    B. 红细胞

    C. 细菌

    D. 蛋白质

    E. 结晶

16. 尿液离心或加热、加酸后仍不变清，最可能是【专业知识】

    A. 尿酸盐结晶

    B. 乳糜尿

    C. 草酸钙结晶

    D. 磷酸盐结晶

    E. 碳酸盐结晶

17. 浑浊酸性尿加热后变清可能是【专业实践能力】

    A. 草酸盐

    B. 碳酸盐

    C. 硫酸盐

D. 尿酸盐

E. 磷酸盐

18. 浑浊碱性尿加热后变清且有气泡产生可能是【专业实践能力】

A. 草酸盐

B. 碳酸盐

C. 硫酸盐

D. 尿酸盐

E. 磷酸盐

19. 浑浊尿加 3‰乙酸变清，但无气泡产生可能是【专业实践能力】

A. 草酸盐

B. 碳酸盐

C. 硫酸盐

D. 尿酸盐

E. 磷酸盐

20. 加热、加酸后使浑浊尿液变清，可判断此尿液为【专业知识】

A. 脓尿

B. 结晶尿

C. 菌尿

D. 胆红素尿

E. 血红蛋白尿

21. 尿比重测定，美国临床检验标准委员会（NCCLS）和中国临床检验标准委员会（CCCLS）建议的参考方法是【专业知识】

A. 称量法

B. 浮标法

C. 超声波法

D. 折射仪法

E. 试带法

22. 在尿比重测定时，如尿液温度低于指定温度3℃，则其结果应【基础知识】

A. 增加 0.001

B. 减去 0.001

C. 增加 0.003

D. 减去 0.003

E. 增加 0.004

23. 尿比重降低可见于【相关专业知识】

A. 脱水

B. 高热

C. 心功能不全

D. 慢性肾盂肾炎

E. 急性肾小球肾炎

24. 尿量多、比重大，临床上见于【专业知识】

A. 糖尿病

B. 尿崩症

C. 慢性肾炎

D. 急性肾衰竭

E. 慢性肾盂肾炎

25. 常用于评价肾脏远端小管的浓缩、稀释功能的是【专业知识】

A. 血、尿渗透压

B. 血白蛋白

C. 尿总蛋

D. 尿酶

E. 血肌酐

第八章　尿液化学检验

单元	细目	要点	要求	科目
尿液化学检验	1. 尿液酸碱度测定	(1)概述	了解	1, 3
		(2)方法学评价	掌握	3, 4
		(3)质量控制	了解	3, 4
		(4)参考区间	了解	2, 4
		(5)临床意义	了解	2, 4
	2. 尿液蛋白质检验	(1)概念	掌握	1, 3
		(2)方法学评价	掌握	3, 4
		(3)质量控制	了解	3, 4
		(4)参考区间	掌握	2, 4
		(5)临床意义	掌握	2, 4
	3. 尿液糖检验	(1)概念	掌握	1, 3
		(2)方法学评价	掌握	3, 4
		(3)质量控制	了解	3, 4
		(4)参考区间	掌握	2, 4
		(5)临床意义	掌握	2, 4
	4. 尿液酮体检验	(1)概念	了解	1, 3
		(2)方法学评价	掌握	3, 4
		(3)质量控制	了解	3, 4
		(4)参考区间	了解	2, 4
		(5)临床意义	了解	2, 4
	5. 尿液胆红素检验	(1)概述	了解	1, 3
		(2)方法学评价	掌握	3, 4
		(3)质量控制	了解	3, 4
		(4)参考区间	了解	2, 4
		(5)临床意义	了解	2, 4

单元	细目	要点	要求	科目
尿液化学检验	6. 尿液尿胆原和尿胆素检验	(1)概述	了解	1，3
		(2)方法学评价	掌握	3，4
		(3)质量控制	了解	3，4
		(4)参考区间	了解	2，4
		(5)临床意义	了解	2，4
	7. 尿血红蛋白检验	(1)概述	了解	1，3
		(2)方法学评价	掌握	3，4
		(3)质量控制	了解	3，4
		(4)参考区间	了解	2，4
		(5)临床意义	了解	2，4
	8. 尿液本周蛋白检验	(1)概述	掌握	1，3
		(2)方法学评价	了解	3，4
		(3)参考区间	了解	2，4
		(4)临床意义	了解	2，4
	9. 尿液微量白蛋白测定	(1)概述	了解	1，3
		(2)方法学评价	掌握	3，4
		(3)参考区间	了解	
		(4)临床意义	了解	2，4
	10. 尿液蛋白电泳	(1)方法学评价	了解	1，3
		(2)参考区间	了解	3，4
		(3)临床意义	了解	2，4
	11. 尿液肌红蛋白检验	(1)概述	了解	1，3
		(2)方法学评价	掌握	3，4
		(3)参考区间	了解	2，4
		(4)临床意义	了解	2，4
	12. 尿液 β_2-微球蛋白测定	(1)概述	了解	1，3
		(2)方法学评价	了解	3，4
		(3)质量控制	了解	3，4
		(4)临床意义	了解	2，4
	13. 尿液人绒毛膜促性腺激素检验	(1)概述	了解	1，3
		(2)方法学评价	了解	3，4
		(3)质量控制	了解	3，4
		(4)参考区间	了解	2，4
		(5)临床意义	了解	2，4

续表

单元	细目	要点	要求	科目
尿液化学检验	14. 尿液 Tamm - Horsefall 蛋白测定		了解	1，3
	15. 尿液 α₁-微球蛋白测定		了解	1，3
	16. 尿液纤维蛋白降解产物检验		了解	1，3
	17. 尿乳糜液和脂肪检验	(1)概述	了解	1，3
		(2)方法学评价	掌握	3，4
		(3)质量控制	了解	3，4
		(4)参考区间	了解	2，4
		(5)临床意义	了解	2，4
	18. 其他化学物质检验	(1)尿液免疫球蛋白及补体 C3	了解	1，3
		(2)尿酶	了解	1，3
		(3)尿氨基酸	了解	1，3
		(4)尿含铁血黄素	了解	1，3
		(5)卟啉尿	了解	1，3

注：1—基本知识；2—相关专业知识；3—专业知识；4—专业实践能力。

内 容 概 要

一、尿液酸碱度测定

1. 概述

尿液酸碱度反映肾脏调节体液酸碱平衡的能力。

2. 方法学评价

(1)滴定法　本法可动态监测，但操作复杂。

(2)pH 计法　本法可精确检测 pH 值，但需特殊仪器，操作烦琐。

(3)指示剂法　本法受黄疸尿、血尿干扰。

(4)试带法　试带易受潮变质。

3. 质量控制

标本必须新鲜。

4. 参考区间

晨尿多偏弱酸性，pH 值在 5.5～6.5，平均 pH 值为 6.0。随机尿 pH 值在 4.6～8.0。

5. 临床意义

(1)生理性变化　酸碱度的生理性变化与饮食、运动、饥饿、出汗、应激状态等有关。

(2)病理性变化 ①pH 值增高：见于呼吸性碱中毒、严重呕吐、肾盂肾炎、肾小管性酸中毒等；②pH 值降低：见于酸中毒、低钾性碱中毒、慢性肾小球肾炎、发热、糖尿病、痛风等。

二、尿液蛋白质检验

1. 概念

当尿液蛋白质排出量超过 150mg/24h 或其浓度超过 100mg/L 时，化学定性阳性，即为蛋白尿。正常人尿液蛋白质含量极微，定性为阴性。

2. 方法学评价

(1)加热乙酸法 本法特异性强，干扰少，灵敏度低。

(2)磺基水杨酸法 本法简便，灵敏度高，被 NCCLS 作为干化学检验蛋白质的参考和确证试验。

(3)试带法 本法快速、简便，易于标准化，适于健康普查或临床筛检。

3. 质量控制

(1)加热乙酸法 陈旧标本呈假阳性；乙酸量不准呈假阴性；低盐或无盐饮食呈假阴性。

(2)磺基水杨酸法 超大剂量青霉素钾盐、有机碘造影剂及高浓度尿酸等均可致假阳性。

4. 参考区间

尿液蛋白质阴性。

5. 临床意义

(1)生理性蛋白尿 生理性蛋白尿无器质性病变，多为一过性，一般定性不超过（＋）。生理性蛋白尿分为功能性蛋白尿、体位性蛋白尿和摄食性蛋白尿。

(2)病理性蛋白尿 病理性蛋白尿器质性病变，尿中持续出现蛋白。根据发病部位，病理性蛋白尿可分为肾前性蛋白尿、肾性蛋白尿和肾后性蛋白尿。

三、尿液糖检验

1. 概念

血糖浓度超过肾糖阈或肾小管重吸收能力下降时，尿液糖定性呈阳性称为糖尿。正常人尿葡萄糖含量极微，定性为阴性。

2. 方法学评价

(1)班氏还原法（Benedict 法） 本法为传统尿糖定性方法，特异性差，易受干扰。

(2)试带法 本法特异性强、灵敏度高、简单快速，适于自动化分析。

3. 质量控制

容器洁净；标本新鲜。

4. 参考区间

尿液糖阴性。

5. 临床意义

尿液糖阳性见于血糖增高性糖尿和血糖正常性糖尿。

四、尿液酮体检验

1. 概念

酮体是机体脂肪代谢中间产物，由乙酰乙酸、β-羟丁酸及丙酮组成。

2. 方法学评价

（1）湿化学法　湿化学法有 Rothera 法和 Gerhardt 法。前者不与 β-羟丁酸反应；后者只与乙酰乙酸反应。

（2）试带法　本法快速简便，是目前临床最常用的尿液酮体筛检方法。

3. 质量控制

标本新鲜。

4. 参考区间

尿液酮体阴性。

5. 临床意义

尿液酮体阳性见于糖尿病性酮尿和非糖尿性病酮尿。

五、尿液胆红素检验

1. 概述

尿中胆红素主要有未结合胆红素和结合胆红素。因衰老红细胞在单核-巨噬细胞系统被破坏，故生成未结合胆红素，被肝摄取并转化为结合胆红素。

2. 方法学评价

（1）Harrison 氧化法　本法操作复杂，准确性高。

（2）试带法（重氮法）　本法操作简单，且可用于尿自动化分析仪。

3. 质量控制

标本新鲜，须避光。

4. 参考区间

尿液胆红素阴性。

5. 临床意义

尿液胆红素检验有助于黄疸诊断和鉴别诊断。

六、尿液尿胆原和尿胆素检验

1. 概述

结合胆红素经胆管入肠腔，被菌群分解为尿胆原，大部分尿胆原通过"肝肠循环"被重吸收，小部分进入血液由尿中排出，还有一部分以粪胆素原形式随粪排出。

2. 方法学评价

尿胆原检验方法有湿化学 Ehrlich 法和试带法。前者灵敏度高，但易受干扰；后者操作简便、特异性强，但灵敏度低。

尿胆素检验方法是湿化学 Schleisinger 法。因其与尿胆原临床意义相同，一般不做该项检验。

3. 质量控制

标本新鲜，避光保存。

4. 参考区间

尿胆原和尿胆素阴性或弱阳性（1：20 稀释后阴性）。

5. 临床意义

尿胆原和尿胆素可结合血清胆红素、尿胆红素和粪胆素原等检验，用于黄疸的诊断和鉴别诊断。

七、尿血红蛋白检验

1. 概述

当血管内溶血时，可出现血红蛋白血症。当其浓度超过 1000mg/L 时，可随尿排出。

2. 方法学评价

试带法基本克服了湿化学法试剂不稳定性。

3. 质量控制

标本新鲜；试带干燥、避光保存；湿化学法试剂须新鲜配制，做阳性对照。

4. 参考区间

尿血红蛋白阴性。

5. 临床意义

尿血红蛋白检验可用于辅助诊断泌尿系统疾病和血管内溶血性疾病。

八、尿液本周蛋白检验

1. 概述

本周蛋白是免疫球蛋白轻链，能自由通过肾小球滤过膜，当浓度超过近端小管重吸收阈值时，可随尿排出。

2. 方法学评价

（1）热沉淀法　本法特异性高、操作简便但费时，标本量较大，灵敏度低。

（2）对甲苯磺酸沉淀法　本法操作简便，灵敏度高，但特异性差。

（3）电泳法或免疫法　最好采用免疫扩散法或免疫电泳法，是本周蛋白确证试验。

3. 参考区间

尿液本周蛋白阴性。

4. 临床意义

尿液本周蛋白检验主要用于诊断和鉴别诊断多发性骨髓瘤（MM）、巨球蛋白血症、肾淀粉样变及其他恶性淋巴增殖性疾病。

九、尿液微量白蛋白测定

1. 概述

尿中白蛋白超过正常但低于常规试带法可检出范围时，检测尿液微量白蛋白。尿液微量白蛋白是早期糖尿病肾病的主要临床指标。

2. 方法学评价

尿液微量白蛋白一般化学法结果无异常，免疫法可以检测出较低浓度。

3. 参考区间

尿液微量白蛋白的参考区间：晨尿，（6.5±5.1）mg/L；随机尿，（1.27±0.78）mg/mmolCr或（11.21±6.93）mg/gCr。

4. 临床意义

尿液微量白蛋白测定主要用于早期肾损害的诊断。

十、尿液蛋白电泳

1. 方法学评价

十二烷基硫酸钠-聚丙烯酰胺凝胶电泳法是目前分析蛋白质亚基及相对分子量的最好方法。

2. 参考区间

各区带中以白蛋白区带为主。

3. 临床意义

尿液蛋白电泳主要用于蛋白尿的分型。

十一、尿液肌红蛋白检验

1. 概述

肌红蛋白（Mb）存在于横纹肌内，常见于肌肉组织受损时。Mb可溶于80％硫酸铵溶液中，被100％饱和硫酸铵沉淀。

2. 方法学评价

（1）化学法　本法为过筛试验。

（2）分光光度计法　本法灵敏度较差。

（3）单克隆抗体免疫法　本法最敏感、特异，是确证试验。

3. 参考区间

尿液肌红蛋白阴性。

4. 临床意义

尿液肌红蛋白阳性见于阵发性肌红蛋白尿、创伤、组织局部缺血、代谢性肌红蛋白尿、原发性肌肉疾病等。

十二、尿液 β_2-微球蛋白测定

1. 概述

β_2-微球蛋白是机体有核细胞产生的单链球蛋白，可自由通过肾小球滤过膜，尿中极少存在。

2. 方法学评价

酶联免疫吸附试验快速、简便，灵敏度高，准确性好。

3. 质量控制

注意与尿液 α_1-微球蛋白的区别。

4. 临床意义

尿液 β_2-微球蛋白测定主要用于评估肾脏早期损伤时肾小球和近端肾小管功能。

十三、尿液人绒毛膜促性腺激素检验

1. 概述

人绒毛膜促性腺激素是由胎盘合体滋养层细胞分泌的具促进性腺发育的糖蛋白激素，主要存在于孕妇血液、尿液、初乳、羊水和胎儿体内。

2. 方法学评价

(1)胶体金标记免疫层析法　本法灵敏度高。

(2)酶免法　本法灵敏度较高，但操作复杂，费时。

(3)乳胶凝集抑制法　本法灵敏度低，特异性不高。

3. 质量控制

注意区别尿中 LH、FSH、TSH。

4. 参考区间

非妊娠女性和健康男性：阴性；正常妊娠女性：阳性。

5. 临床意义

尿液人绒毛膜促性腺激素检验可用于早期妊娠诊断；流产诊断和监测；异位妊娠诊断；滋养细胞肿瘤诊断及其他。

十四、尿液 Tamm－Horsefall 蛋白测定

尿液 Tamm－Horsefall 蛋白测定可作为远端肾小管病变的定位标志物及泌尿道结石患者的体外碎石疗效判断指标。

十五、尿液 α_1-微球蛋白测定

尿液 α_1-微球蛋白测定主要用于评估肾小球滤过及肾小管损伤的特异、灵敏指标。

十六、尿液纤维蛋白降解产物检验

尿液纤维蛋白降解产物增高可见于原发性肾小球疾病、弥散性血管内凝血、原发

性纤溶病、泌尿系感染、肾移植排斥反应等。

十七、尿乳糜液和脂肪检验

1. 概述

肠道乳糜液逆流至泌尿系淋巴管,致淋巴管破裂,乳糜液入尿而呈乳白色牛奶状。

2. 方法学评价

(1)离心沉淀法　简便、实用;可初步区分乳糜尿、脓尿、高浓度结晶尿。

(2)有机溶剂抽提法　用乙醚抽提尿液后,如乳浊程度明显减轻或变为澄清可确诊为乳糜尿;将乙醚提取物经苏丹Ⅲ染色,置镜下观察,如见大小不等、橘红色脂肪球为乙醚试验阳性。

3. 质量控制

(1)注意鉴别乳糜尿、结晶尿及脓尿。

(2)本试验阳性,应注意在尿沉渣中查找微丝蚴。

4. 参考区间

乳糜尿阴性。

5. 临床意义

乳糜尿常见于丝虫病或其他原因所致的淋巴管阻塞。

十八、其他化学物质检验

1. 尿液免疫球蛋白及补体 C3

正常人尿液中无 IgG、IgA、IgM 和补体 C3,肾小球疾病时可出现。

2. 尿酶

(1)溶菌酶　溶菌酶有助于判断肾小管的功能。

(2)尿 N-乙酰-β-D-氨基葡萄糖苷酶　尿 N-乙酰-β-D-氨基葡萄糖苷酶(NAG)增高见于各种肾病。

(3)尿淀粉酶　尿淀粉酶主要用于急、慢性胰腺炎及胰腺管阻塞的诊断。

3. 尿氨基酸

尿氨基酸增多见于肾小管功能减退、遗传性疾病及药物或毒物所致肾损害。

4. 尿含铁血黄素

当血管内溶血时,由肾小管吸收的小部分血红蛋白分解为含铁血黄素,随细胞分解释放到尿中。它是慢性血管内溶血的重要指标之一。

5. 卟啉尿

卟啉尿常见于卟啉病患者。

归 纳 总 结

1. 正常饮食,晨尿多为弱酸性,平均 pH 值为 6.0,随机尿 pH 值在 4.6～8.0。

2. 正常人尿蛋白含量极微，定性阴性。检验方法有加热乙酸法、磺基水杨酸法和试带法。

3. 正常人尿中葡萄糖含量极微，定性为阴性。检验方法有班氏还原法和试带法。

4. 酮体包括乙酰乙酸、β-羟丁酸及丙酮。检验方法有化学法和试带法。

5. 胆红素主要有未结合胆红素（UCB）和结合胆红素（CB）。检验方法有 Harrison 氧化法和试带法。

6. 尿胆原是结合胆红素经胆管入肠腔，被菌群分解所得，可氧化为尿胆素。

7. 血红蛋白尿常见于血管内溶血。检验方法有化学法和试带法。

8. 肌红蛋白尿常见于肌肉组织损伤。单克隆抗体免疫法可做其确证试验及 Mb 定量分析。

9. 人绒毛膜促性腺激素是由胎盘合体滋养层细胞分泌的糖蛋白激素，可用于早早孕、异位妊娠、流产及滋养层细胞肿瘤检验。

10. 本周蛋白是免疫球蛋白轻链，能自由通过肾小球，当其浓度超过重吸收阈值时，可随尿排出。免疫扩散法或免疫电泳法是其确证试验。

11. 乳糜尿呈现乳白色牛奶状，可用乙醚萃取，再用苏丹Ⅲ染色，使脂肪球呈橘红色。乳糜尿常见于丝虫病或其他原因所致淋巴管阻塞。

相 关 习 题

1. 尿液酸碱度测定最精确的方法是
   A. 试带法
   B. 指示剂法
   C. 滴定法
   D. pH 试纸法
   E. pH 计法

2. 尿酸碱度的检测主要用来监测
   A. 肾脏的浓缩功能
   B. 肾脏疾病的预后
   C. 胆管疾病的诊治
   D. 尿路细菌感染的情况
   E. 泌尿系统患者的用药情况

3. 正常饮食条件下，晨尿 pH 值的参考区间是
   A. 5.0～5.5
   B. 5.5～6.0
   C. 5.5～6.5

D. 4.6～7.0
E. 4.6～8.0

4. 用溴麝香草酚蓝测定尿液酸碱反应，中性尿液呈
   A. 黄色
   B. 蓝色
   C. 绿色
   D. 棕色
   E. 无色

5. 尿液酸碱度测定最易受黄疸、血尿干扰的方法是
   A. 试带法
   B. 指示剂法
   C. 滴定法
   D. pH 试纸法
   E. pH 计法

6. 尿液 pH 值降低一般不见于

A. 痛风

B. 肾小管性酸中毒

C. 慢性肾小球炎

D. 糖尿病

E. 呼吸性酸中毒

7. 通常不引起尿液 pH 值升高的是

    A. 进食较多的蔬菜

    B. 尿液被细菌污染

    C. 尿内含大量血液

    D. 服用小苏打或碳酸钾

    E. 进食过多的动物性肉类

8. 可使尿液 pH 值增高的是

    A. 肾小管性酸中毒

    B. 糖尿病

    C. 痛风

    D. 低钾性代谢性碱中毒

    E. 白血病

9. 生理性酸性尿见于

    A. 进食高蛋白食物

    B. 进食碱性物质含量过多的水果

    C. 尿中存在大量脓液

    D. 尿中存在大量血液

    E. 尿中存在大量细菌

10. 病理性酸性尿见于

    A. 低钾性碱中毒

    B. 呼吸性碱中毒

    C. 严重呕吐

    D. 肾盂肾炎

    E. 肾小管性酸中毒

11. 关于蛋白尿的概念，错误的说法是

    A. 尿蛋白定性弱阳性

    B. 尿蛋白定性阳性

    C. 尿蛋白定量超过 100mg/L

    D. 尿液蛋白定量不低于 100mg/L

    E. 尿液蛋白定量超过 150mg/24h

12. 精神紧张引起的蛋白尿是

    A. 体位性蛋白尿

B. 功能性蛋白尿

C. 肾小球性蛋白尿

D. 肾小管性蛋白尿

E. 混合性蛋白尿

13. 生理性蛋白尿定量不超过

    A. 0.1g/24h

    B. 0.2g/24h

    C. 0.3g/24h

    D. 0.4g/24h

    E. 0.5g/24h

14. 下列为生理性蛋白尿的是

    A. 肾小管性蛋白尿

    B. 肾小球性蛋白尿

    C. 本周蛋白尿

    D. 溢出性蛋白尿

    E. 功能性蛋白尿

15. 不属于功能性蛋白尿的情况是

    A. 剧烈运动后

    B. 发热

    C. 寒冷刺激

    D. 过度兴奋

    E. 站立时间过长

16. 体位性蛋白尿的特点是

    A. Tamm - Horsefall 蛋白

    B. 蛋白 β_2-微球蛋白

    C. 凝溶蛋白

    D. 站立活动后出现尿蛋白，平卧后消失

    E. 活动后出现尿蛋白（＋），平卧后仍持续存在

17. 可以自由通过肾小球滤过膜的蛋白质是

    A. IgM

    B. IgG

    C. 白蛋白

    D. α_2-巨球蛋白

    E. β_2-微球蛋白

18. 肾小球性蛋白尿中主要增加的蛋白是
    A. 纤维蛋白原
    B. 免疫球蛋白
    C. 本周蛋白
    D. 白蛋白
    E. β_2-微球蛋白

19. 属于肾小球性蛋白尿的情况是
    A. 泌尿系结石
    B. 重金属中毒
    C. 巨球蛋白血病
    D. 糖尿病肾病
    E. 药物中毒

20. 肾小管上皮细胞受损所引起的蛋白尿称为
    A. 肾小管性蛋白尿
    B. 肾小球性蛋白尿
    C. 溢出性蛋白尿
    D. 混合性蛋白尿
    E. 生理性蛋白尿

21. 评估肾小球滤过膜的破坏程度，常用的指标是
    A. 血 IgG
    B. 尿 IgG
    C. 血转铁蛋白
    D. 尿转铁蛋白
    E. 选择性蛋白尿指数

22. 肾小球通透性增加所引起的蛋白尿称为
    A. 肾小管性蛋白尿
    B. 肾小球性蛋白尿
    C. 溢出性蛋白尿
    D. 混合性蛋白尿
    E. 生理性蛋白尿

23. 肾小管性蛋白尿中不可能出现
    A. IgA
    B. 溶菌酶
    C. 核糖核酸酶

D. α_1-微球蛋白
    E. β_2-微球蛋白

24. 属于肾小管性蛋白尿的情况是
    A. 泌尿系结石
    B. 重金属中毒
    C. 巨球蛋白血症
    D. 糖尿病肾病
    E. 狼疮性肾炎

25. 反映肾小管功能损伤最灵敏的蛋白质是
    A. 白蛋白
    B. Tamm - Horsefall(T - H)蛋白
    C. β_2-微球蛋白
    D. α_1-微球蛋白
    E. 本周蛋白

26. 以选择性蛋白尿为主的疾病是
    A. 糖尿病性肾炎
    B. 膜增生性肾炎
    C. 局灶性肾小球硬化
    D. 红斑狼疮性肾炎
    E. 早期肾小球肾炎

27. 非选择性蛋白尿中主要的蛋白质是
    A. 白蛋白
    B. 本周蛋白
    C. 免疫球蛋白
    D. 转铁蛋白
    E. 黏蛋白

28. 非选择性蛋白尿的蛋白质
    A. 多为小分子量的蛋白质
    B. 多为中等分子量的蛋白质
    C. 多为大分子量的蛋白质
    D. 多为中、大分子量的蛋白质
    E. 多为小、中、大分子量的蛋白质

29. 不属于溢出性蛋白尿的蛋白质是
    A. 溶菌酶
    B. IgM
    C. 本周蛋白

D. 肌红蛋白

E. 游离血红蛋白

30. 属于肾前性蛋白尿的情况是

　　A. 泌尿系结石

　　B. 重金属中毒

　　C. 多发性骨髓瘤

　　D. 糖尿病肾病

　　E. 狼疮性肾炎

31. 属于肾后性蛋白尿的情况是

　　A. 泌尿系结石

　　B. 药物中毒

　　C. 血红蛋白尿

　　D. 糖尿病肾病

　　E. 多发性骨髓瘤

32. 急性肾炎或慢性肾炎急性发作时，尿液的典型改变最符合的是

　　A. 蛋白尿、多尿

　　B. 脓尿、蛋白尿

　　C. 血尿、白细胞管型

　　D. 颗粒管型、蛋白尿

　　E. 红细胞管型、蛋白尿

33. 被 NCCLS 推荐作为尿蛋白检测参考方法的是

　　A. 加热乙酸法

　　B. 磺基水杨酸法

　　C. 沉淀法

　　D. 色谱法

　　E. 电泳法

34. 在尿蛋白定性方法中经典且特异性较好的方法是

　　A. 3％磺基水杨酸法

　　B. 加热乙酸法

　　C. 试带法

　　D. 10％磺基水杨酸法

　　E. 双缩脲法

35. 可用作蛋白质定性确证试验的是

　　A. 干化学法

　　B. 磺基水杨酸法

　　C. 加热乙酸法

　　D. 考马斯亮蓝法

　　E. 双缩脲比色法

36. 目前尿蛋白的首选筛检试验是

　　A. 干化学试带法

　　B. 加热乙酸法

　　C. 磺基水杨酸法

　　D. 丽春红法

　　E. 考马斯亮蓝法

37. 关于加热乙酸法测定尿液中蛋白质，错误的说法是

　　A. 陈旧性尿液因细菌生长可引起假阳性

　　B. 操作必须遵照加热、加酸、再加热的程序

　　C. 加入的冰乙酸量要适当，否则会出现假阴性

　　D. 无盐或低盐饮食患者，可致假阴性

　　E. 尿中含碘造影剂时可致假阴性

38. 导致加热乙酸法呈阴性的原因有

　　A. 操作过程中加酸太多

　　B. 应含碘造影剂

　　C. 超大剂量青霉素

　　D. 尿中含有大量细菌分解的蛋白质

　　E. 尿 pH 值接近蛋白质等电点

39. 尿蛋白加热乙酸法试验中结果呈絮状浑浊，有大凝块下沉，应报告为

　　A. ±

　　B. 1＋

　　C. 2＋

　　D. 3＋

　　E. 4＋

40. 尿蛋白加热乙酸法试验中结果呈白色浑浊无颗粒，应报告为

　　A. ±

B. 1＋

C. 2＋

D. 3＋

E. 4＋

41. 导致磺基水杨酸法尿蛋白假阴性的是

A. 有机碘造影剂的应用

B. 超大剂量青霉素

C. 强碱性尿

D. 尿内含有高浓度尿酸

E. 脓尿

42. 关于磺基水杨酸法测定尿液蛋白质，说法错误的是

A. 与白蛋白、球蛋白、本周蛋白均可发生反应

B. 在略高于蛋白质等电点的条件下，蛋白质氨基与水杨酸根结合而沉淀

C. 大剂量的青霉素钾盐可致假阳性

D. 高浓度的尿酸、草酸盐可致假阳性

E. 可对尿蛋白进行半定量测定

43. 磺基水杨酸法测定尿蛋白，错误的说法是

A. 高浓度尿酸可导致假阳性

B. 有机碘造影剂可导致假阳性

C. 灵敏度高

D. 结果显示快

E. 高浓度尿酸或尿酸盐可致假阴性

44. 磺基水杨酸法测定尿蛋白，有明显的白色浑浊，但无颗粒出现，可报告为

A. ±

B. 1＋

C. 2＋

D. 3＋

E. 4＋

45. 磺基水杨酸法测定尿蛋白，絮状浑浊，有大凝块下沉，可报告为

A. ±

B. 1＋

C. 2＋

D. 3＋

E. 4＋

46. 尿微量白蛋白排泄率测定最好采用的尿标本是

A. 首次晨尿

B. 随机尿

C. 12h尿

D. 3h尿

E. 24h尿

47. 目前常用的尿微量白蛋白检测方法为

A. 免疫固定电泳

B. 蛋白电泳法

C. 胶体金单克隆抗体法

D. 免疫电泳

E. 免疫比浊法

48. 关于尿微量白蛋白的叙述，下列错误的是

A. 用蛋白定性的化学方法不能检出

B. 可随机留取标本

C. 多采用免疫化学法进行常规测定

D. 可见于糖尿病性肾病

E. 为晚期肾损伤的测定指标

49. 通常不使用常规蛋白定性和定量方法测定尿微量白蛋白，原因是

A. 特异性差

B. 操作复杂

C. 准确性不够

D. 敏感性低

E. 干扰因素过多

50. 尿液蛋白电泳主要用于

A. 蛋白尿的分型

B. 蛋白尿的定性

C. 蛋白尿的定量

D. 早期肾损害的诊断

E. 多发性骨髓瘤的诊断

51. 关于 β₂-微球蛋白，叙述错误的是
    A. 存在于所有有核细胞表面
    B. 炎症及肿瘤时血浆中浓度可降低
    C. 急性白血病有神经系统浸润时，脑脊液 β₂-微球蛋白可增高
    D. 肾移植术后如发生排斥反应，尿 β₂-微球蛋白可增高
    E. 尿 β₂-微球蛋白主要用于检测肾小管功能

52. 尿中 β₂-微球蛋白增高，常见于
    A. 肾小球性蛋白尿
    B. 肾小管性蛋白尿
    C. 溢出性蛋白尿
    D. 混合性蛋白尿
    E. 偶然性蛋白尿

53. 检测尿中 β₂-微球蛋白是监测
    A. 肾小球功能
    B. 恶性肿瘤
    C. 泌尿系统感染
    D. 肾小管功能
    E. 良性肿瘤

54. 检测尿肌红蛋白对心肌梗死具有重要临床价值的方法是
    A. 隐血试验法
    B. 80%饱和硫酸铵法
    C. 单克隆抗体免疫法
    D. 电泳法
    E. 磺基水杨酸法

55. 关于尿液肌红蛋白的叙述，错误的是
    A. 尿标本必须新鲜
    B. 不存在于平滑肌等其他组织中
    C. 硫酸铵法的特异性和灵敏度高
    D. 镜检无红细胞，但隐血试验阳性
    E. 主要用于鉴别横纹肌组织是否发生损伤

56. 关于肌红蛋白尿，不正确的说法是

A. 肌红蛋白在正常人尿中含量甚微
B. 心肌发生严重损伤时，肌红蛋白检验呈阳性
C. 骨骼肌发生严重损伤时，肌红蛋白检验呈阳性
D. 肌红蛋白尿镜检时可见大量红细胞
E. 肌红蛋白尿呈粉红色

57. 用硫酸铵法测定尿液中肌红蛋白时，其浓度为
    A. 0.65
    B. 0.70
    C. 0.75
    D. 0.80
    E. 0.85

58. 可能出现肌红蛋白尿的疾病是
    A. 血型不合的输血反应
    B. 阵发性睡眠性血红蛋白尿
    C. 蚕豆病
    D. 心肌梗死
    E. 肾小球肾炎

59. 尿液以 80% 硫酸铵沉淀后，取上清液进行隐血试验为阳性，尿液可能为
    A. 血尿
    B. 血红蛋白尿
    C. 卟啉尿
    D. 氨基酸尿
    E. 肌红蛋白尿

60. 肌红蛋白溶解试验中需加入
    A. 75%乙醇
    B. 30%磺基水杨酸
    C. 80%硫酸铵
    D. 60%硫酸铵
    E. 无水乙醇

61. 引起肌红蛋白尿最常见的原因是
    A. 肌肉严重损伤
    B. 肾病综合征

C. 肾小管变性疾病

D. 腹膜结核

E. 先天性淋巴管畸形

62. 不可能出现血红蛋白尿的疾病是

　　A. 血型不合的输血反应

　　B. 阵发性睡眠性血红蛋白尿

　　C. 蚕豆病

　　D. 严重肝病

　　E. 新生儿溶血病

63. 血浆中血红蛋白含量超过何值，血红蛋白可随尿排出

　　A. 0.1g/L

　　B. 0.5g/L

　　C. 1.0g/L

　　D. 1.5g/L

　　E. 2.0g/L

64. 阵发性睡眠性血红蛋白尿患者尿液常见

　　A. 肉眼血尿

　　B. 血红蛋白尿

　　C. 肌红蛋白尿

　　D. 脓尿

　　E. 胆红素尿

65. Tamm - Horsefall 蛋白属于

　　A. 球蛋白

　　B. 糖蛋白

　　C. 白蛋白

　　D. 黏蛋白

　　E. 免疫球蛋白重链

66. 肾病综合征最多见的蛋白尿是

　　A. 肾小球性蛋白尿

　　B. 肾小管性蛋白尿

　　C. 混合性蛋白尿

　　D. 溢出性蛋白尿

　　E. 组织性蛋白尿

67. 肾病综合征的主要表现不包括

　　A. 大量蛋白尿

B. 低凝状态

C. 低蛋白血症

D. 高脂血症

E. 水肿

68. 检测本周蛋白较为先进的方法是

　　A. 热沉淀-溶解法

　　B. 蛋白电泳法

　　C. 免疫电泳

　　D. 免疫速率散射浊度法

　　E. 免疫固定电泳

69. 关于尿本周蛋白的叙述，下列错误的是

　　A. 又称为凝溶蛋白

　　B. 是骨髓瘤的特征之一

　　C. 其尿中含量可作为肿瘤细胞数的指标

　　D. 大量排出伴肾功能不全，提示患者预后不良

　　E. 一经检出，即提示肾功能不全

70. 不能用于尿本周蛋白检测的是

　　A. 蛋白电泳法

　　B. 加热乙酸法

　　C. 热沉淀-溶解法

　　D. 对甲苯磺酸法

　　E. 免疫速率散射浊度法

71. 检测尿本周蛋白需标本量较大的方法是

　　A. 免疫固定电泳法

　　B. 蛋白电泳法

　　C. 免疫速率散射比浊法

　　D. 热沉淀-溶解法

　　E. 对甲苯磺酸法

72. 若某患者的尿液 50℃ 左右时发生沉淀，但在 100℃ 左右时沉淀消失，则此尿液中含有下列

　　A. 白蛋白

　　B. 球蛋白

C. 糖蛋白

D. T-H 蛋白

E. 本周蛋白

73. 关于本周蛋白尿的叙述，不正确的是

 A. 在 pH 值为 4.5～5.5，56℃条件下加热出现白色浑浊

 B. 100℃煮沸后浑浊消失，在冷却时又可重新凝固

 C. 传统的筛查法是加热凝固法

 D. 目前常用的过筛法为对甲苯磺酸法

 E. 尿中球蛋白＞5g/L 不影响对甲苯磺酸法的结果

74. 关于本周蛋白的描述，正确的是

 A. 是游离免疫球蛋白的重链

 B. 不能自由通过肾小球滤过膜

 C. 加热至 40～60℃时溶解

 D. 加热至 90～100℃时凝固

 E. 又称为凝溶蛋白

75. 本周蛋白尿属于

 A. 肾小球性蛋白尿

 B. 肾小管性蛋白尿

 C. 混合性蛋白尿

 D. 溢出性蛋白尿

 E. 组织性蛋白尿

76. 本周蛋白尿最好的确证试验是

 A. 热沉淀-溶解法

 B. 对甲苯磺酸法

 C. 散射比浊法

 D. 酶免疫分析法

 E. 免疫固定电泳法

77. 尿糖测定最传统的方法为

 A. 试带法

 B. 班氏法

 C. 薄层层析法

 D. 丽春红法

 E. 考马斯亮蓝法

78. 尿糖定量的参考区间为

 A. 0.25～3.5mmol/24h

 B. 0.35～4.5mmol/24h

 C. 0.45～5.5mmol/24h

 D. 0.56～5.0mmol/24h

 E. 0.66～6.0mmol/24h

79. 尿糖定性特异性最好的方法是

 A. 班氏法

 B. 葡萄糖氧化酶法

 C. Lange 法

 D. Harrison 法

 E. 葡萄糖酸化法

80. 维生素 C 对班氏法测尿糖的影响，叙述正确的是

 A. 与干化学试带法的影响相同

 B. 造成假阳性

 C. 造成负干扰

 D. 无任何影响

 E. 加热煮沸不能排除其影响

81. 血糖增高性糖尿不包括

 A. 糖尿病

 B. 应激性糖尿

 C. 摄入性糖尿

 D. 妊娠期糖尿

 E. 嗜铬细胞瘤引起的糖尿

82. 妊娠或哺乳期妇女尿中除可能出现葡萄糖外，还可能出现

 A. 乳糖

 B. 蔗糖

 C. 半乳糖

 D. 果糖

 E. 戊糖

83. 妊娠时可出现糖尿，属于

 A. 血糖增高性糖尿

 B. 血糖正常性糖尿

 C. 暂时性糖尿

 D. 应激性糖尿

E. 假性糖尿

84. 血糖、尿糖同时增高可见于
    A. 慢性肾炎
    B. 肾病综合征
    C. 甲亢
    D. 范科尼(Fanconi)综合征
    E. 新生儿糖尿

85. 属于血糖正常性糖尿的情况是
    A. 糖尿病
    B. 甲状腺功能亢进
    C. 库欣综合征
    D. 家族性肾性糖尿
    E. 嗜铬细胞瘤

86. 尿酮体中 β-羟丁酸的比例约为
    A. 48%
    B. 58%
    C. 68%
    D. 78%
    E. 88%

87. 尿酮体测定的方法是
    A. Benedict 法
    B. Rothera 法
    C. Harrison 法
    D. Ehrlich 法
    E. 对甲苯磺酸法

88. Gerhardt 法所测定的尿液酮体成分为
    A. 乙酰乙酸
    B. β-羟丁酸
    C. 丙酮
    D. 乙酰乙酸＋β-羟丁酸
    E. β-羟丁酸＋丙酮

89. 用于尿液乙酰乙酸检测的方法是
    A. Schleisinger 法
    B. Smith 法
    C. Gerhardt 法
    D. Benedict 法
    E. Ehrlich 法

90. 目前临床最常用的尿酮体筛检方法为
    A. Rothera 法
    B. Gerhardt 法
    C. 片剂法
    D. 折射仪法
    E. 试带法

91. Rothera 法测定尿液中酮体，乙酰乙酸、丙酮与亚硝基铁氰化钠反应呈
    A. 红色
    B. 紫色
    C. 蓝色
    D. 黑色
    E. 绿色

92. 引起血糖减低而尿酮体阳性的原因包括
    A. 服用苯乙双胍
    B. 败血症
    C. 饥饿
    D. 肺炎
    E. 伤寒

93. 长期饥饿时，尿中含量增高的物质是
    A. 乳酸
    B. 胆红素
    C. 酮体
    D. 丙酮酸
    E. 氨基酸

94. 新生儿尿酮体强阳性，应高度怀疑为
    A. 败血症
    B. 伤寒
    C. 肺炎
    D. 新生儿溶血症
    E. 遗传性疾病

95. 尿胆红素的定性筛选试验是
    A. Smith 碘环法
    B. Harrison 法
    C. 干化学试带法
    D. 泡沫试验

E. 碘氧化法

96. 尿中胆红素主要来自
   A. 血红蛋白的代谢产物
   B. 白细胞的代谢产物
   C. 脂肪的代谢产物
   D. 铁蛋白的代谢产物
   E. 卟啉的代谢产物

97. 尿液胆红素的确证试验是
   A. Smith 试验
   B. 干化学试带法
   C. Harrison 法
   D. 振荡泡沫试验
   E. 碘氧化法

98. 胆汁淤积性黄疸患者尿液常见
   A. 肉眼血尿
   B. 血红蛋白尿
   C. 肌红蛋白尿
   D. 脓尿
   E. 胆红素尿

99. Harrison 法测尿胆红素加试剂后产生绿色反应，可报告为
   A. 阴性
   B. 弱阳性
   C. 阳性
   D. 强阳性
   E. 可疑

100. 下列尿胆红素检测结果呈阴性的疾病可能为
   A. 胆管癌
   B. 急性黄疸性肝炎
   C. 溶血性黄疸
   D. 败血症
   E. 先天性高胆红素血症

101. 尿中对黄疸有鉴别意义的物质为
   A. 尿酮症
   B. 尿胆红素
   C. 尿蛋白

D. 亚硝酸盐

E. 尿白细胞

102. 在酸性条件下，与尿中卟胆原生成红色缩合物的是
   A. 氯仿
   B. 苏丹Ⅲ
   C. 甲醛
   D. 乙醇
   E. 对二甲氨基苯甲醛

103. 尿胆原检测多采用
   A. Harrison 法
   B. Schleisinger 法
   C. Ehrlich 法
   D. Livenson 法
   E. 碘环法

104. 关于尿胆原代谢，叙述错误的是
   A. 结合胆红素排入肠道后氧化为尿胆原
   B. 大部分尿胆原在肠道被重吸收
   C. 少部分尿胆原进入血液由尿液排出
   D. 尿胆红素、尿胆原及尿胆素，俗称尿三胆
   E. 尿胆原、尿胆素检验常称为尿二胆

105. 用于尿液尿胆素检测的方法是
   A. Schleisinger 法
   B. Smith 法
   C. Gerhardt 法
   D. Benedict 法
   E. Ehrlich 法

106. Ehrlich 法测定尿胆原时，Ehrlich 试剂与尿液的比例为
   A. 1∶1
   B. 1∶2
   C. 1∶4
   D. 1∶5

E. 1：10

107. 关于 Ehrlich 法测定尿胆原，错误的
说法是

A. 尿标本需新鲜，久置后呈假阳性
反应

B. 尿液中如含有结合胆红素，应先
加入氯化钙去除后再测定

C. 反应时尿液与 Ehrlich 试剂的比
例为 10：1

D. 尿胆原在酸性条件下与对二甲氨
基苯甲醛反应，生成樱红色化
合物

E. 操作完毕后放置 10min 后呈樱红
色，结果报告为阳性

108. 尿胆原呈强阳性，尿胆红素呈阴性
的是

A. 溶血性贫血

B. 急性病毒性黄疸型肝炎

C. 胰头癌

D. 胆石癌

E. 原发性胆汁性肝硬化

109. 正常人尿液尿胆原可呈弱阳性，尿
稀释比例规定为多少时应为阴性

A. 1：1

B. 1：5

C. 1：10

D. 1：20

E. 1：40

110. 肝细胞性黄疸见于

A. 胆管结石

B. 胆管癌

C. 急性黄疸性肝炎

D. 胰头癌

E. 原发性胆汁性肝硬化

111. 溶血性黄疸时，不会发生的情形是

A. 血中游离胆红素增加

B. 尿中出现胆红素

C. 粪胆素原增加

D. 尿胆素原增加

E. 粪便颜色加深

112. 尿胆红素检验时，吸附胆红素所用
100g/L 氯化钡溶液与尿液比例为
1：2，而做尿胆原检验除去胆红素
时，氯化钡溶液与尿液比例为

A. 1：1

B. 1：2

C. 1：3

D. 1：5

E. 1：10

113. 关于人绒毛膜促性腺激素，错误的
叙述是

A. hCG 是由子宫的胎盘滋养层细
胞分泌的一种糖蛋白激素

B. 从受精后的第 6 天开始分泌 hCG

C. 孕妇血清 hCG 通常从受精后的
第 8～10 周可达高峰

D. hCG 分泌后直接进入胎血循环

E. 血清中的 hCG 略高于尿液

114. hCG 产生于

A. 卵巢

B. 胎盘

C. 肾脏

D. 子宫

E. 输卵管

115. 尿 hCG 的化学性质是

A. 糖蛋白

B. 黏蛋白

C. 球蛋白

D. 白蛋白

E. 纤维蛋白

116. 妊娠妇女血清中 hCG 浓度达到高峰
的时间为妊娠

A. 第 1 周

B. 第 2～3 周

C. 第 4~6 周

D. 第 8~10 周

E. 第 11~12 周

117. 检测尿 hCG 最灵敏的方法是

A. 单克隆抗体胶体金试验

B. 酶联免疫吸附试验

C. 放射免疫试验

D. 胶乳凝集抑制试验

E. 血凝抑制试验

118. 关于尿 hCG 的叙述,错误的是

A. 不完全流产,hCG 可呈阳性

B. 滋养层细胞肿瘤患者手术后, hCG 应减低或呈阴性

C. 完全流产时,hCG 由阳性转阴性

D. 男性尿 hCG 增高,一般要考虑 精原细胞癌等

E. 做尿 hCG 检测,不能稀释尿液 后再测定

119. 能检出早早孕的妊娠诊断试验有

A. 酶联免疫吸附试验

B. 胶乳凝集抑制试验

C. 胶乳凝集抑制浓缩试验

D. 检孕卡法

E. 胶乳凝集抑制稀释试验

120. 非孕妇血 β-hCG 水平不超过

A. 1U/L

B. 5U/L

C. 10U/L

D. 20U/L

E. 25U/L

121. 孕妇尿液 hCG 可被测出通常是从受 精后的

A. 第 5 天

B. 第 6 天

C. 第 7 天

D. 第 8 天

E. 第 9 天

122. 用单克隆抗体胶体金试验检测尿 hCG,其结果判断中正确的是

A. 质控线和检测线均不显紫红色为 阴性

B. 质控线和检测线均显紫红色为 阳性

C. 仅检测线显紫红色为阳性

D. 质控线和检测线均显紫红色为 阴性

E. 仅质控线显紫红色为阳性

123. 操作简便、灵敏度高、检测快速的 hCG 方法是

A. 电化学发光法

B. 放射免疫实验

C. 单克隆胶体金法

D. 酶联免疫吸附试验

E. 胶乳凝集抑制试验

124. 不能体现 hCG 临床价值的是

A. 早期妊娠诊断

B. 子宫肌瘤诊断

C. 异位妊娠诊断

D. 流产诊断与监测

E. 滋养细胞疾病诊断

125. 尿 hCG 阴性不能排除的疾病是

A. 葡萄胎术后 8 周

B. 异位妊娠

C. 先兆流产保胎无效

D. 正常分娩后 3 周

E. 完全流产后

126. 若尿 hCG＜2500U/L 并逐渐下降, 则可能的情况是

A. 睾丸畸胎瘤

B. 宫外孕

C. 死胎

D. 葡萄胎

E. 绒毛膜上皮细胞癌

127. 用下列何种方法检测 hCG 可免除黄

体生成素的干扰

　　A. β-hCG 单克隆二点酶免疫测定

　　B. α-hCG 单克隆免疫测定

　　C. 胶乳凝集抑制稀释试验

　　D. 胶乳凝集抑制试验

　　E. 胶乳凝集抑制浓缩试验

128. 尿 N-乙酰-β-D-氨基葡萄糖苷酶
　　增高不包括

　　A. 肾移植术后排斥

　　B. 急性肾小球肾炎

　　C. 梗阻性肾病

　　D. 下尿路感染

　　E. 急性肾盂肾炎

129. 关于尿溶菌酶的叙述，正确的是

　　A. 近端肾小管上皮细胞内含量特别
　　　丰富

　　B. 不能由肾小管重吸收的蛋白质

　　C. 反映肾小球损害的一种蛋白质

　　D. 判断肾小管功能的一种酶

　　E. 反映肾小管损伤的灵敏指标

130. 以下不是早期反应肾损伤的标志
　　物是

　　A. 尿 N-乙酰-β-D-氨基葡萄糖
　　　苷酶

　　B. IgG

　　C. α_1-微球蛋白

　　D. 尿白蛋白

　　E. β_2-微球蛋白

131. 关于尿 N-乙酰-β-D-氨基葡萄糖
　　苷酶的叙述，正确的是

　　A. 在远端肾小管上皮细胞内含量特
　　　别丰富

　　B. 能由肾小球滤过并由肾小管重吸
　　　收的蛋白质

　　C. 反映肾小球损害的一种蛋白质

　　D. 反映肾小管重吸收功能的一种酶

　　E. 肾小管功能损害最敏感的指标

之一

132. 关于 N-乙酰-β-D-氨基葡萄糖苷
　　酶的叙述，错误的是

　　A. 不通过肾小球滤过，因而尿中排
　　　出量不受血中其来源的影响

　　B. 其为溶酶体酶的一种

　　C. 分子量为 140000，在肾皮质含量
　　　最高

　　D. 在肾单位远端小管细胞内含量最
　　　丰富

　　E. 其活性对肾小管活动性损伤有灵
　　　敏反应

133. 尿 N-乙酰-β-D-氨基葡萄糖苷酶
　　主要存在的部位是

　　A. 近端肾小管上皮细胞

　　B. 肾集合管细胞

　　C. 肾盂移行上皮细胞

　　D. 膀胱上皮细胞

　　E. 单核细胞和中性粒细胞

134. 尿淀粉酶升高不含哪种疾病

　　A. 胰腺管阻塞

　　B. 胰腺癌

　　C. 慢性胰腺炎

　　D. 急性胰腺炎

　　E. 急性胆囊炎

135. 关于急性胰腺炎时血和尿中淀粉酶
　　升高的叙述，错误的是

　　A. 尿中淀粉酶上升稍晚于血清淀
　　　粉酶

　　B. 尿淀粉酶活性可高于血清 1 倍
　　　以上

　　C. 尿淀粉酶活性在持续 3～10d 后
　　　恢复正常

　　D. 尿淀粉酶活性一般于发病 6～10h
　　　后开始升高

　　E. 尿淀粉酶活性增加不能较好反映
　　　疾病的严重程度

136. 尿中纤维蛋白降解产物进行性增高提示
    A. 多发性骨髓瘤
    B. 肾小球内有局部凝血
    C. 肾小管损害
    D. 肾病综合征
    E. 腹膜结核

137. 患儿，10岁。畏寒、高热、乏力并全身不适。腰痛，有尿路刺激征。尿液检验结果：SG 1.015，Pro（2＋），RBC 3～5个/HFP，WBC 满视野，白细胞管型1～2个/LPF，颗粒管型偶见，肾小管上皮细胞偶见。可初步诊断为
    A. 肾小球肾炎
    B. 肾病综合征
    C. 肾盂肾炎
    D. 膀胱肿瘤
    E. 膀胱炎

138. 患者，女，65岁。偶然跌倒后肋骨骨折，X线检查发现骨质有侵蚀样破坏；血常规查血细胞数量及血红蛋白轻微降低，血涂片上红细胞排列呈缗钱样且背景浅蓝色，尿液分析仪查尿蛋白（2＋）。对该患者的有关叙述，最可能正确的是
    A. 可能是慢性肾病，并已引起肾性贫血
    B. 可能是慢性肾病合并再生障碍性贫血
    C. 可能是多发性骨髓瘤，且有肾损伤，尚不知有无本周蛋白尿
    D. 可能是多发性骨髓瘤，且肯定有本周蛋白尿
    E. 可能是多发性骨髓瘤，尚无肾损伤

139. 患者，男，65岁。咳嗽、咳痰10d，食欲不振，腹泻3d，神志不清伴抽搐2h。糖尿病史10年，不规律口服降糖药治疗。假设不能测血生化，则有助诊断的检验是
    A. 血气、血象
    B. 尿糖、尿酮体
    C. 腹部B超
    D. 便常规
    E. 脑脊液检验

140. 患者，女，40岁。因尿频、尿急、尿痛就诊。查体：体温41℃，左肾区叩击痛；实验室检查：尿液外观浑浊、尿蛋白（2＋），白细胞（3＋），显微镜检有大量白细胞，可见闪光细胞，尿液细菌培养阳性。对该患者可能的诊断是
    A. 急性尿道炎
    B. 急性肾小球肾炎
    C. 急性间质性肾炎
    D. 急性肾盂肾炎
    E. 慢性肾盂肾炎

141. 患者，男，8岁。1周前上呼吸道感染，患者高热，乏力，腰痛，眼睑浮肿，抗生素治疗无效；尿液常规检验结果示尿蛋白（3＋）。其余项目均在参考区间内。根据以上情况，对该患者最可能的诊断是
    A. 肾小球肾炎
    B. 肾盂肾炎
    C. 肾病综合征
    D. 尿道炎
    E. 膀胱炎

考 题 示 例

1. 肾小球通透性增加时产生的蛋白尿【专业知识】
   - A. 肾小球性蛋白尿
   - B. 感染性蛋白尿
   - C. 溢出性蛋白尿
   - D. 肾小管蛋白尿
   - E. 组织性蛋白尿

2. 用 Harrison 法检测胆红素添加的试剂是【相关专业知识】
   - A. 盐酸
   - B. 氯化钡
   - C. 三氯化铁
   - D. 维生素 C
   - E. 亚硝基铁氰化物

3. 尿 hCG 胶乳凝集抑制试验的原理是尿液【专业实践能力】
   - A. 只与胶乳 hCG 反应
   - B. 先与抗 hCG 反应，再与抗 hCG 血清反应
   - C. 先与乳胶 hCG 反应，再与抗 hCG 血清反应
   - D. 先与抗 hCG 血清反应，再与乳胶 hCG 反应
   - E. 同时与抗 hCG 血清和乳胶 hCG 反应

4. 梗阻性黄疸时，可出现的结果是【专业实践能力】
   - A. 血中结合胆红素和未结合胆红素均增高，尿胆原正常，尿胆红素阳性
   - B. 血中结合胆红素高度增加，未结合胆红素增加，尿胆原减少，尿胆红素阴性
   - C. 血中结合胆红素高度增加，未结合胆红素稍增加，尿胆原减少，尿胆红素阳性
   - D. 血中结合胆红素正常，未结合胆红素高度增加，尿胆原增多，尿胆红素阴性
   - E. 血中结合胆红素增加，未结合胆红素正常，尿胆原增多，尿胆红素阴性

5. 班氏法尿糖定性，其试剂与尿的比例为【基础知识】
   - A. 1∶9
   - B. 9∶1
   - C. 1∶10
   - D. 10∶1
   - E. 4∶1

6. 尿中蛋白质含量超过多少时称为蛋白尿【基础知识】
   - A. 50mg/24h
   - B. 100mg/24h
   - C. 150mg/24h
   - D. 200mg/24h
   - E. 250mg/24h

7. 胶乳凝集抑制试验检测尿液 hCG，一般在妊娠多少天后呈阳性结果【基础知识】
   - A. 5～7d
   - B. 10～20d
   - C. 20～30d
   - D. 35～40d
   - E. 60～80d

8. 适宜用于化学法测定蛋白质的尿液 pH 值为【专业知识】
   - A. 1.0～3.0
   - B. 2.0～4.0
   - C. 5.0～7.0

D. 7.0～9.0

E. 8.0～10.0

9. 深黄色尿提示尿中可能含有【专业知识】

  A. 红细胞

  B. 胆红素

  C. 黑色素

  D. 血红蛋白

  E. 结晶

10. 不能准确进行尿蛋白定量的方法是【相关专业知识】

  A. 丽春红 S 法

  B. 考马斯亮蓝法

  C. 艾氏法

  D. 双缩脲比色法

  E. 邻苯三酚红法

11. 下列属于肾小球性蛋白尿的是【相关专业知识】

  A. 急性肾小球肾炎

  B. 肾盂肾炎

  C. 急性肾衰竭

  D. 重金属中毒

  E. 挤压伤

12. 本周蛋白尿见于【相关专业知识】

  A. 膀胱炎

  B. 多发性骨髓瘤

  C. 原发性巨球蛋白血症

  D. 肾小球肾炎

  E. 肾盂肾炎

13. 能检出早早孕的妊娠诊断试验有【专业实践能力】

  A. 酶联免疫吸附试验

  B. 放射免疫法

  C. 胶乳凝集抑制试验

  D. 胶乳凝集抑制稀释试验

  E. 胶乳凝集抑制浓缩试验

14. "尿三胆"是指【基础知识】

  A. 尿胆红素、尿胆原、尿胆汁酸

  B. 结合胆红素、未结合胆红素、尿胆红素

  C. 尿胆红素、尿胆原、尿胆素

  D. 结合胆红素、未结合胆红素、尿胆汁酸

  E. 尿胆红素、尿胆素、尿胆汁酸

15. 关于蛋白尿的叙述，正确的是【基础知识】

  A. 尿液中蛋白质含量＞100mg/24h 或 100mg/L

  B. 尿液中蛋白质含量＞150mg/24h 或 100mg/L

  C. 尿液中蛋白质含量＞100mg/24h 或 150mg/L

  D. 尿液中蛋白质含量＞150mg/24h 或 150mg/L

  E. 尿液中蛋白质含量＞200mg/24h 或 200mg/L

16. 肾小球滤过率测定的金标准是【专业知识】

  A. Na^+ 清除率

  B. 尿素消除率

  C. 肌酐消除率

  D. 菊粉消除率

  E. 对氨基马尿酸消除率

17. 检测尿 hCG 灵敏度高的方法是【专业知识】

  A. 检孕卡法

  B. 生物学试验

  C. 血凝抑制试验

  D. 胶乳凝集抑制试验

  E. 单克隆抗体胶体金试验

18. 尿液化学检验利用酶反应原理的是【专业知识】

  A. 磺基水杨酸法

  B. 尿比重折射仪法

C. 尿葡萄糖定性测定法

D. 尿蛋白考马斯亮蓝法

E. 尿胆红素 Harrison 法

19. 被称为凝溶蛋白的是【专业知识】

    A. 冷球蛋白

    B. 本周蛋白

    C. 纤维蛋白原

    D. 巨球蛋白

    E. C 反应蛋白

20. 适于尿胆原测定的标本是【专业知识】

    A. 首次晨尿

    B. 随机尿

    C. 3h 尿

    D. 24h 尿

    E. 餐后 2h 尿

21. 用于尿 hCG 定性检测的最适标本是【相关专业知识】

    A. 晨尿

    B. 随机尿

    C. 餐后尿

    D. 3h 尿

    E. 24h 尿

22. 属于酮体的 3 种物质是【相关专业知识】

    A. 丙酮、β-羟丁酸、乙酰乙酸

    B. 丙酮、丙酮酸、β-羟丁酸

    C. 乙酰 CoA、β-羟丁酸、乙酰乙酸

    D. 乙酰 CoA、丙酮、乙酰乙酸

    E. 乙酰乙酸、丙酮酸、β-羟丁酸

23. 溶血性黄疸时，尿液胆红素检验结果【专业实践能力】

    A. －

    B. 1＋

    C. 2＋

    D. 3＋

    E. 4＋

24. 肾小球性蛋白尿以下列何种蛋白质为主【专业实践能力】

    A. 球蛋白

    B. 白蛋白

    C. 血红蛋白

    D. 纤维蛋白原

    E. 黏蛋白

25. 尿 hCG 不增高的疾病是【基础知识】

    A. 葡萄胎

    B. 绒毛膜上皮细胞癌

    C. 睾丸畸胎癌

    D. 盆腔炎

    E. 卵巢囊肿

26. 患者，女，25 岁。停经 40d，腹痛待查。应首先留尿液检测【相关专业知识】

    A. 红细胞

    B. 白细胞

    C. 尿蛋白

    D. 尿 hCG

    E. 酮体

27. 酮尿是指尿液中出现大量【基础知识】

    A. 葡萄糖

    B. 胆红素

    C. 尿胆原

    D. 尿胆素

    E. 乙酰乙酸

28. 患者，女，33 岁。有重金属接触史，常感腰痛，尿常规：Pro（1＋）、WBC（2＋）、RBC（1＋）。蛋白电泳显示多为小分子量蛋白质。该患者的蛋白尿属于【专业知识】

    A. 混合性蛋白尿

    B. 溢出性蛋白尿

    C. 选择性蛋白尿

    D. 体位性蛋白尿

    E. 肾小管性蛋白尿

29. 反映肾小管重吸收功能的是【相关专

业知识】

A. 血清白蛋白

B. 血清前白蛋白

C. 尿微球蛋白

D. 尿转铁蛋白

E. 血清 C 反应蛋白

30. 患者，男，56 岁。尿常规蛋白（3＋）。最可能的诊断为【专业实践能力】

A. 肾小球损伤

B. 肾小管近端小管功能障碍

C. 肾小管远端小管功能障碍

D. 集合管功能障碍

E. 膀胱炎症

31. 患者，男，51 岁。血肌酐检测结果为 88.4μmol/L，尿肌酐检测结果为 4420μmol/L，24h 尿量为 1584ml。计算其内生肌酐清除率为【专业实践能力】

A. 35ml/min

B. 50ml/min

C. 55ml/min

D. 175ml/min

E. 3300ml/min

32. 与 hCG 有交叉反应的物质是【基础知识】

A. T_3

B. T_4

C. FT_3

D. FT_4

E. TSH

33. 下列指标能较好反映肾小球滤过功能的是【专业知识】

A. 血尿素

B. 血肌酐

C. 血尿酸

D. 尿肌酐

E. 内生肌酐清除率

34. 患者，男，42 岁。因食欲不振，肝区疼痛，巩膜黄染入院，临床初步诊断为急性肝炎。此时患者尿液中胆色素的检验结果最可能是【专业知识】

A. 胆红素阴性，尿胆原强阳性

B. 胆红素阴性，尿胆原阴性

C. 胆红素阳性，尿胆原阳性增强

D. 胆红素阳性，尿胆原阴性

E. 尿胆红素阳性，尿胆原不确定

35. 本周蛋白的本质是【专业实践能力】

A. 尿中的微球蛋白

B. 尿中游离的免疫球蛋白轻链

C. 尿中游离的白蛋白

D. 尿中游离的管型物

E. 尿中的免疫球蛋白

36. 患者，女，33 岁。疑似多发性骨髓瘤。实验室检查尿液，较有诊断意义的是【专业实践能力】

A. 白蛋白

B. 球蛋白

C. 纤维蛋白

D. T－H 蛋白

E. 本周蛋白

37. 患者，女，52 岁。自觉口干、多尿伴双下肢麻木 3 周，体重较前下降 2kg。实验室检查：空腹血糖 8.6mmol/L；尿蛋白（1＋），葡萄糖（2＋），白细胞（1＋）。根据以上资料，患者的基础疾病是【专业实践能力】

A. 肾病综合征

B. 输尿管结石

C. 糖尿病

D. 尿崩症

E. 尿路感染

38. 患者，女，65 岁。因水肿就诊，尿蛋白定性（2＋）。如怀疑肾病综合征，应进行的检验是【专业实践能力】

A. 尿微球蛋白

B. 尿沉渣流式细胞学检验

C. 本周蛋白试验

D. 24h 尿蛋白定量

E. 肌酐清除率

39. hCG 浓度达到高峰的时间是妊娠后【基础知识】

A. 4～5 周

B. 6～7 周

C. 8～10 周

D. 1～13 周

E. 14～15 周

40. 关于乳糜尿的叙述，错误的是【基础知识】

A. 由淋巴管破裂致乳糜流入尿中所致

B. 加乙醚充分振荡后，浑浊程度明显减轻

C. 离心后，上清液澄清

D. 苏丹Ⅲ染色后，镜下可见大小不等的橘红色球形小体

E. 常见于丝虫病

第九章 尿液有形成分检验

本 章 考 纲

单元	细目	要点	要求	科目
尿液有形成分检验	1. 检验方法	(1)检验方法	了解	3，4
		(2)方法学评价	了解	3，4
		(3)质量控制	掌握	3，4
	2. 尿细胞检验	(1)红细胞	熟练掌握	1，3
		(2)白细胞	熟练掌握	1，3
		(3)上皮细胞	熟练掌握	1，3
		(4)吞噬细胞	了解	1，3
		(5)其他细胞	了解	1，3
	3. 尿管型检验	(1)概念	了解	1，3
		(2)管型形成机制和条件	掌握	1，3
		(3)管型种类、形态和临床意义	熟练掌握	3，4
	4. 尿结晶检验	(1)尿结晶形成和检验方法	了解	3，4
		(2)生理性结晶	掌握	3，4
		(3)病理性结晶	了解	3，4
	5. 尿沉渣定量检验	(1)方法学评价	了解	3，4
		(2)参考区间	了解	2，4
		(3)临床意义	了解	2，4
		(4)1h尿中有形成分计数操作方法	掌握	3，4

注：1—基本知识；2—相关专业知识；3—专业知识；4—专业实践能力。

内 容 概 要

一、检验方法

1. 检验方法

尿液有形成分的检验方法有非染色镜检法、染色镜检法、尿沉渣定量分析法。

2. 方法学评价

(1)非染色镜检法　本法适用于急诊有明显浑浊血尿、脓尿的检验。

(2)染色镜检法　本法有助于识别细胞、管型等。

(3)定量尿沉渣计数板法　目前，推荐尿有形成分定量检验方法。

3. 质量控制

标本新鲜、及时检验；统一操作规程；加强对操作者的考核。

二、尿细胞检验

1. 红细胞

随机尿不见红细胞，离心沉淀高倍镜下偶见红细胞。红细胞增多见于：①泌尿系统炎症、肿瘤、结核、结石、创伤、肾移植排斥等；②全身其他系统的出血性疾病；③生殖系统疾病，如前列腺炎、精囊炎、盆腔炎等。

2. 白细胞

随意尿离心沉淀后白细胞 $1\sim2$ 个/HPF 为正常，>5 个/HPF 为增多。白细胞增多见于：①泌尿系统炎症；②女性阴道炎或子宫颈炎、附件炎，常伴大量鳞状上皮细胞；③肾移植术后排异反应，可见大量淋巴细胞及单核细胞；④大量嗜酸性粒细胞，见于间质性肾炎、变态反应性泌尿系统炎症。

3. 上皮细胞

(1)鳞状上皮细胞　鳞状上皮细胞大量出现，伴白细胞，提示泌尿生殖系统炎症。

(2)移行上皮细胞　移行上皮细胞常见于尿路感染。

(3)肾小管上皮细胞　肾小管上皮细胞常见于肾小管病变。慢性肾病时可脂肪变性成复粒细胞。

4. 吞噬细胞

吞噬细胞常见于泌尿道急性炎症，伴白细胞增多。

5. 其他细胞

其他细胞有病毒感染细胞及其包涵体。

三、尿管型检验

1. 概念

管型是蛋白质、细胞及其裂解产物在远端小管和集合管内酸化、浓缩、凝集而形成的圆柱形蛋白聚集体。

2. 管型形成机制和条件

(1)原尿中有白蛋白和 Tamm - Horsefall(T - H)蛋白。

(2)肾小管有使尿液浓缩酸化的能力。

(3)有可供交替使用的肾单位。

3. 管型种类、形态和临床意义

(1)透明管型　透明管型一般无，偶见于老年人晨尿、激烈运动后、全身麻醉等。

(2)细胞管型　细胞管型所含细胞超过管型体积的 1/3。①红细胞管型：常见于急性肾小球肾炎、慢性肾炎急性发作。②白细胞管型：常见于急性肾盂肾炎、间质性肾炎等。③肾上皮细胞管型：常见于急性肾小管坏死、重金属、化学物质、药物中毒等。

(3)颗粒管型　颗粒管型常见于急性肾小球肾炎、慢性肾小球肾炎、肾病、肾小管硬化症、肾盂肾炎、慢性铅中毒等。

(4)蜡样管型　蜡样管型常见于慢性肾小球肾炎晚期、肾功能不全及肾淀粉样变性。

(5)脂肪管型　脂肪管型常见于亚急性肾小球肾炎、慢性肾小球肾炎、中毒性肾病等，尤其是肾病综合征时。

(6)宽大管型　宽大管型常见于重症肾病、急性肾衰竭患者多尿早期、慢性肾炎晚期尿毒症。

(7)细菌管型或真菌管型　细菌管型或真菌管型常见于病原体感染或真菌感染。

(8)结晶管型　结晶管型常见于代谢性疾病、中毒或药物所致的肾小管内结晶沉积伴急性肾衰竭、肾病综合征。

(9)混合管型　混合管型常见于肾小球肾炎反复发作、肾梗死、肾移植后急性排异反应等。

四、尿结晶检验

1. 尿结晶形成和检验方法

尿结晶多源于食物或盐类代谢，主要通过显微镜观察和某些化学试验检验。

2. 生理性结晶

生理性结晶一般无意义。若生理性结晶大量持续出现在新鲜尿中，同时伴较多红细胞，则应怀疑尿结石的可能。

3. 病理性结晶

(1)胆红素结晶　胆红素结晶常见于各种黄疸、重症肝炎、肝硬化等。

(2)胱氨酸结晶　胱氨酸结晶常见于肾结石或膀胱结石。

(3)亮氨酸与酪氨酸结晶　亮氨酸与酪氨酸结晶常见于组织大量坏死疾病。

(4)胆固醇结晶　胆固醇结晶常见于膀胱炎、肾盂肾炎或乳糜尿中。

(5)磺胺类药物结晶　若磺胺类药物结晶伴红细胞和管型，则提示肾损害。

五、尿沉渣定量检验

1. 方法学评价

尿沉渣定量检验操作烦琐、耗时，但更符合标准化要求，是目前推荐尿有形成分定量检验方法。

2. 参考区间

红细胞：男<30000/h，女<40000/h；白细胞：男<70000/h，女<140000/h；管型：<3400/h。

3. 临床意义

急性肾小球肾炎时，红细胞、白细胞、管型均增高。

4. 1h 尿中有形成分计数操作方法

留取 3h 全部尿液；混匀标本，以 1500r/min 离心 5min，弃上层尿，留管底 1ml 沉淀；混匀后充池，低倍计数 20 个大方格内管型数；高倍计数 10 个大方格内红细胞、白细胞数；计算。

归 纳 总 结

1. 尿液有形成分检测方法有非染色镜检法、染色镜检法和定量尿沉渣计数板法。

2. 尿液有形成分检验细胞和结晶应选择高倍镜视野，检验管型应选择低倍镜视野。

3. 正常尿液中，随机尿不见红细胞，离心沉淀后高倍镜视野偶见。红细胞增多常见于泌尿系及全身系统疾病。白细胞增多常见于泌尿系统炎症、肾移植排斥反应等尿中，成年女性混有阴道分泌物时可见较多的鳞状上皮细胞。

4. 正常尿液偶见透明管型。颗粒管型提示肾单位有淤滞。蜡样管型提示肾单位长期阻塞。

5. 正常人尿中结晶一般无意义，但要注意病理性结晶。

6. 尿沉渣有形成分定量分析是目前推荐的尿液有形成分的定量检验方法。

相 关 习 题

1. 1h 尿液有形成分计数，成年女性白细
   胞数的参考区间为
   A. <50000/h
   B. <70000/h
   C. <100000/h
   D. <140000/h

   E. <200000/h

2. 尿沉渣镜检离心所需的尿量为
   A. 2ml
   B. 5ml
   C. 10ml
   D. 15ml

E. 20ml

3. 标准化定量尿沉渣计数板法离心制备尿液沉渣，其相对离心力是
   A. 400g
   B. 500g
   C. 300g
   D. 200g
   E. 800g

4. 目前推荐尿沉渣定量检验的方法是
   A. Addis 计数
   B. 1h 尿液有形成分计数
   C. 标准化沉渣定量计数板法
   D. 直接涂片镜检法
   E. 离心镜检法

5. 尿沉渣检验标准化要求取尿 10ml，离心后弃除上层尿，保留
   A. 0.1ml
   B. 0.2ml
   C. 0.3ml
   D. 0.4ml
   E. 0.5ml

6. 关于尿沉渣镜检标准化操作的描述，错误的是
   A. 取 10ml 尿液离心后留取 0.2ml 沉渣
   B. 先用低倍镜观察，再用高倍镜观察
   C. 以观察到的细胞、管型的平均值报告
   D. 管型观察 20 个高倍镜视野
   E. 细胞观察 10 个高倍镜视野

7. 显微镜检验尿管型时，应观察多少个低倍镜视野
   A. 2
   B. 5
   C. 10
   D. 20
   E. 30

8. 尿沉渣用 Sternheimer - Malbin 法(S -

M 染色法)染色后，红细胞染成
   A. 淡紫色
   B. 粉红色
   C. 无色
   D. 深紫色
   E. 蓝色

9. 有助于辨识尿液有形成分中透明管型、红细胞和血小板，常用的检验方法为
   A. 光学显微镜法
   B. 相差显微镜法
   C. 偏振光显微镜法
   D. 透射电镜发
   E. 尿沉渣分析仪

10. 正常人尿沉渣中无
    A. 细菌
    B. 结晶
    C. 红细胞
    D. 白细胞
    E. 上皮细胞

11. 红细胞在酸性尿中易发生
    A. 可存在一定时间
    B. 溶解破裂
    C. 膨胀破坏
    D. 体积变大
    E. 皱缩

12. 红细胞在碱性尿中易发生
    A. 可存在一定时间
    B. 溶解破裂
    C. 膨胀破坏
    D. 体积变小
    E. 皱缩

13. 红细胞在低渗尿中易发生
    A. 可存在一定时间
    B. 溶解
    C. 膨胀
    D. 皱缩
    E. 凝固

14. 按照尿中红细胞形态，可将血尿分为
    A. 2 种
    B. 3 种
    C. 4 种
    D. 5 种
    E. 6 种

15. 非均一性红细胞血尿，红细胞体积可相差
    A. 1～2 倍
    B. 2～3 倍
    C. 3～4 倍
    D. 4～5 倍
    E. 5～6 倍

16. 在尿沉渣中见红细胞细胞质向一侧或多侧伸出，细胞膜突起，如生芽样，这种红细胞对鉴别肾性血尿很有意义，该红细胞称为
    A. 棘形红细胞
    B. 皱缩红细胞
    C. 面包圈红细胞
    D. 颗粒形红细胞
    E. 影细胞

17. 尿中红细胞不来源于肾小球源性血尿的是
    A. 面包圈形红细胞
    B. 双凹圆盘形红细胞
    C. 棘形红细胞
    D. 小球形红细胞
    E. 影红细胞

18. 关于肾小球源性血尿的叙述，错误的是
    A. 红细胞出现 2 种以上的形态变化
    B. 红细胞大小、形态一致
    C. 可见影红细胞
    D. 可见面包圈样红细胞
    E. 可见棘形红细胞

19. 目前，多数认为非肾性血尿的异形红细胞应
    A. ≤30%
    B. ≤40%
    C. ≤50%
    D. ≤60%
    E. ≤70%

20. 目前，多数认为肾性血尿的异形红细胞应
    A. ≥50%
    B. ≥60%
    C. ≥70%
    D. ≥80%
    E. ≥90%

21. 对肾小球源性血尿的描述，错误的是
    A. 红细胞体积相差 3～4 倍
    B. 红细胞有 2 种以上的形态变化
    C. 见到面包圈样红细胞
    D. 尿液 MCV 与血液 MCV 相同
    E. 异形红细胞≥80%

22. 急性肾小球肾炎可出现
    A. 大量嗜碱性粒细胞
    B. 大量淋巴细胞
    C. 大量形态不均一性红细胞
    D. 大量肾小管上皮细胞
    E. 大量白细胞

23. 观察尿液红细胞形态、鉴别血尿的来源最好采用
    A. 普通显微镜
    B. 透射电镜
    C. 荧光显微镜
    D. 偏振光显微镜
    E. 相差显微镜

24. 流式细胞术尿沉渣分析仪报告红细胞信息为非均一性红细胞，提示患者患有
    A. 膀胱炎
    B. 膀胱肿瘤

C. 肾盂肾炎

D. 肾小球肾炎

E. 膀胱结石

25. 以下尿沉渣检验结果，属于异常的是

    A. 红细胞 4～6 个/HPF

    B. 白细胞 0～2 个/HPF

    C. 鳞状上皮细胞 0～2 个/HPF

    D. 少量磷酸盐结晶

    E. 大圆上皮细胞偶见

26. 离心尿显微镜检验每高倍镜视野白细胞超过多少为尿白细胞增高

    A. 1 个

    B. 2 个

    C. 3 个

    D. 4 个

    E. 5 个

27. 白细胞在碱性尿中易发生

    A. 可存在一定时间

    B. 溶解破裂

    C. 膨胀破坏

    D. 体积变小

    E. 皱缩

28. 尿液中白细胞增多主要见于

    A. 输尿管结石

    B. 肾盂肾炎

    C. 多囊肾

    D. 肾下垂

    E. 肾小球肾炎

29. 膀胱炎患者可见

    A. 血红蛋白尿

    B. 肌红蛋白尿

    C. 胆红素尿

    D. 乳糜尿

    E. 脓尿

30. 关于炎症时脓细胞的概念，叙述错误的是

    A. 细胞已变性坏死

B. 形态多不规则

C. 细胞质充满粗大颗粒，细胞核不清楚

D. 结构模糊

E. 常成团分布，细胞界线清晰

31. 闪光细胞主要见于

    A. 急性肾小球肾炎

    B. 急性肾小管肾炎

    C. 急性肾盂肾炎

    D. 前列腺炎

    E. 尿道炎

32. 尿液中闪光细胞来自血液中的

    A. 中性粒细胞

    B. 嗜酸性粒细胞

    C. 嗜碱性粒细胞

    D. 淋巴细

    E. 单核细胞

33. 尿液中出现多量的嗜酸性粒细胞常见于

    A. 急性膀胱炎

    B. 急性输尿管炎

    C. 急性间质性肾炎

    D. 急性肾小球肾炎

    E. 慢性肾衰竭后期

34. 肾移植后出现排斥反应，尿中会出现大量

    A. 中性粒细胞

    B. 嗜酸性粒细胞

    C. 淋巴细胞

    D. 移行上皮细胞

    E. 嗜碱性粒细胞

35. 患者，女，45 岁。下腹部疼痛，有尿频、尿急和尿痛症状。尿液检验结果：SG 1.015，Pro±，RBC 2～5 个/HPF，WBC 近满视野，大圆上皮细胞偶见。可初步诊断为

    A. 急性肾小球肾炎

B. 肾病综合征

C. 肾结核

D. 肾盂肾炎

E. 膀胱炎

36. 患者，男，30 岁。有明显的尿频、尿急和尿痛症状，用复方新诺明数日无效。现做尿液检验结果示：Pro±，RBC 22~27 个/HPF，WBC 11~16 个/HPF。医生又安排做尿液抗酸染色，是因为怀疑患者为

A. 急性肾小球肾炎

B. 肾病综合征

C. 肾结核

D. 肾盂肾炎

E. 膀胱炎

37. 正常情况下，尿液中最大的上皮细胞是

A. 肾小管上皮细胞

B. 表层移形上皮细胞

C. 中层移形上皮细胞

D. 底层移形上皮细胞

E. 鳞状上皮细胞

38. 健康人尿液中最易见到的上皮细胞是

A. 肾小管上皮细胞

B. 大圆上皮细胞

C. 尾形上皮细胞

D. 小圆上皮细胞

E. 鳞状上皮细胞

39. 女性尿液中出现较多而无明显临床意义的是

A. 红细胞

B. 白细胞

C. 脓细胞

D. 肾小管上皮细胞

E. 鳞状上皮细胞

40. 泌尿系统炎症患者尿液涂片可见大量

A. 移行上皮细胞

B. 鳞状上皮细胞

C. 柱状上皮细胞

D. 中层细胞

E. 底层细胞

41. 主要来自尿道的是

A. 肾小管上皮细胞

B. 大圆上皮细胞

C. 小圆上皮细胞

D. 尾形上皮细胞

E. 鳞状上皮细胞

42. 关于尿肾小管上皮细胞，错误的叙述是

A. 比尿白细胞稍大

B. 细胞质内常见脂肪滴

C. 细胞质内常见小空泡

D. 正常时可见 1~3 个/HPF

E. 肾移植术后如排异反应可成片脱落

43. 肾小圆上皮细胞来自

A. 尿道

B. 膀胱

C. 肾盂

D. 肾小管

E. 输尿管

44. 主要来自肾盂的是

A. 肾小管上皮细胞

B. 大圆上皮细胞

C. 小圆上皮细胞

D. 尾形上皮细胞

E. 鳞状上皮细胞

45. 急性肾小管坏死可出现

A. 大量嗜碱性粒细胞

B. 大量淋巴细胞

C. 大量形态不均一性红细胞

D. 大量肾小管上皮细胞

E. 大量白细胞

46. 下列尿沉渣结果提示肾脏有病变的是

A. RBC 0～2 个/HPF

B. WBC 0～3 个/HPF

C. 透明管型 0～1 个/LPF

D. 颗粒管型 0～3 个/LPF

E. 鳞状上皮细胞 0～2 个/HPF

47. 关于尿沉渣检验结果，以下组合错误的是

    A. 肾移植术后排异反应患者——可见大量中性粒细胞

    B. 弥散性血管内凝血患者——可见血小板管型

    C. 发热患者——可见透明管型

    D. 急性肾盂肾炎患者——可见闪光细胞

    E. 膀胱癌患者——可见异形细胞

48. 尿 Tamm - Horsefall 蛋白的形成部位在

    A. 高尔基体

    B. 线粒体

    C. 核糖体

    D. 内质网

    E. 细胞膜

49. 主要以 T - H 蛋白和血清蛋白为主构成的管型是

    A. 透明管型

    B. 细胞管型

    C. 颗粒管型

    D. 蜡样管型

    E. 脂肪管型

50. 正常人剧烈运动后，尿液中可出现

    A. 红细胞管型

    B. 透明管型

    C. 颗粒管型

    D. 白细胞管型

    E. 蜡样管型

51. 可准确分辨出尿液有形成分中的各类管型，常用的检验方法为

    A. 光学显微镜法

B. 相差显微镜法

C. 偏振光显微镜法

D. 透射电镜法

E. 尿沉渣分析仪

52. 正常人尿液中可出现

    A. 透明管型

    B. 蜡样管型

    C. 细胞管型

    D. 脂肪管型

    E. 颗粒管型

53. 关于管型形成机制的叙述，错误的是

    A. 蛋白质是管型形成的首要条件

    B. 尿流缓慢，局部尿液淤滞

    C. 有可供交替使用的肾单位

    D. 与 T - H 蛋白存在与否无关

    E. 尿液浓缩和酸化与管型形成有关

54. 下列哪项不是管型形成的必要条件

    A. T - H 蛋白浓度增高

    B. 尿液浓缩

    C. 肾小管内环境碱化

    D. 有交替使用的肾单位

    E. 肾小管内环境酸化

55. 管型形成的条件不包括

    A. 肾小管有浓缩酸化尿液的能力

    B. 尿流缓慢，有局部性尿淤滞

    C. 有可供交替使用的肾单位

    D. 原尿中有足够的 T - H 蛋白

    E. 近端小管功能障碍

56. 管型中的颗粒可判断为颗粒管型，依据的是超过整个面积(或体积)的

    A. 1/5

    B. 1/4

    C. 1/3

    D. 1/2

    E. 占据整个管型

57. 提示肾小球病变的是

    A. 红细胞管型

B. 白细胞管型

C. 宽大管型

D. 细菌管型

E. 透明管型

58. 白细胞管型常见于

　　A. 膀胱炎

　　B. 尿道炎

　　C. 肾小球肾炎

　　D. 急性肾盂肾炎

　　E. 膀胱癌

59. 提示肾单位出血的是

　　A. 宽大管型

　　B. 细粒管型

　　C. 白细胞管型

　　D. 蜡样管型

　　E. 红细胞管型

60. 提示肾实质有细菌性感染的管型是

　　A. 宽大管型

　　B. 细粒管型

　　C. 白细胞管型

　　D. 蜡样管型

　　E. 红细胞管型

61. 提示肾脓毒性疾病的是

　　A. 透明管型

　　B. 细菌管型

　　C. 颗粒管型

　　D. 宽大管型

　　E. 红细胞管型

62. 管型质地厚，有切迹，折光性强，有时呈扭曲状，且反应肾脏有长期而严重的病变，这种管型是

　　A. 细胞管型

　　B. 透明管型

　　C. 蜡样管型

　　D. 脂肪管型

　　E. 颗粒管型

63. 输血后发生严重溶血反应而导致急性

肾衰竭，尿中最易见到的管型是

A. 红细胞管型

B. 白细胞管型

C. 颗粒管型

D. 血红蛋白管型

E. 蜡样管型

64. 肾病综合征患者尿液改变最为常见的是

A. 乳糜尿，肾小管上皮细胞管型

B. 菌尿，细菌管型

C. 血尿，红细胞管型

D. 蛋白尿，脂肪管型

E. 蛋白尿，蜡样管型

65. 尿毒症患者尿中最易见到的管型是

A. 红细胞管型

B. 白细胞管型

C. 颗粒管型

D. 血红蛋白管型

E. 蜡样管型

66. 易被误认为管型的物质有

A. 类圆柱体

B. 细胞团

C. 草酸钙结晶

D. 细菌

E. 白细胞

67. 宽大管型多见于哪种尿液中

A. 肾炎早期

B. 肾功能不全

C. 肾盂肾炎

D. 肾病综合征

E. 急性肾小球肾炎

68. 细胞过氧化物酶染色可鉴别

A. 红细胞管型和肾上皮细胞管型

B. 中性粒细胞管型和肾上皮细胞管型

C. 蜡样管型和脂肪管型

D. 细菌管型和真菌管型

E. 宽大管型和结晶管型

69. 提示肾小管有严重病变，预后差的是
    A. 透明管型
    B. 颗粒管型
    C. 蜡样管型
    D. 细菌管型
    E. 脂肪管型

70. 肾衰竭管型是指
    A. 透明管型
    B. 颗粒管型
    C. 红细胞管型
    D. 宽大管型
    E. 蜡样管型

71. 提示慢性肾炎晚期预后不良的是
    A. 透明管型
    B. 颗粒管型
    C. 红细胞管型
    D. 宽大管型
    E. 蜡样管型

72. 管型在碱性尿中易发生
    A. 可存在较久
    B. 溶解
    C. 膨胀
    D. 皱缩
    E. 凝固

73. 经苏丹Ⅲ染色着色后容易与其他管型鉴别的管型是
    A. 细胞管型
    B. 透明管型
    C. 蜡样管型
    D. 脂肪管型
    E. 颗粒管型

74. 脂肪管型多见于
    A. 急性肾小球肾炎
    B. 急性肾小管坏死
    C. 肾病综合征
    D. 肾移植排斥反应

E. 间质性肾炎

75. 下列关于尿粗颗粒管型的叙述，错误的是
    A. 来自细胞的变性分解
    B. 可见于急性肾炎
    C. 可见于慢性肾炎
    D. 正常人尿中有少量粗颗粒管型
    E. 提示肾实质病变

76. 酯酶、过氧化物酶染色可区分
    A. 红细胞管型和白细胞管型
    B. 透明管型和颗粒管型
    C. 蜡样管型和脂肪管型
    D. 细菌管型和真菌管型
    E. 肾上皮细胞管型和白细胞管型

77. 尿蛋白增多不明显，镜检白细胞明显增多，红细胞轻微增多，可见白细胞管型，这种结果常见于
    A. 肾病综合征
    B. 肾小球肾炎
    C. 肾盂肾炎
    D. 膀胱炎
    E. 尿道炎

78. 可显示尿液有形成分中盐类结晶的精细结构，常用的检验方法为
    A. 光学显微镜法
    B. 相差显微镜法
    C. 偏振光显微镜法
    D. 透射电镜法
    E. 尿沉渣分析仪

79. 尿酸结晶可有以下多种形态，但除外
    A. 菱形
    B. 三棱形
    C. 斜方形
    D. 屋顶形
    E. 蔷薇花瓣形

80. 关于磺胺类药物结晶的说法，错误的是

A. 磺胺类药物结晶是最常见的药物结晶

B. 磺胺类药物的溶解度较小，使用后易形成结晶

C. 该药物结晶可堵塞输尿管，导致少尿、无尿、血尿和肾绞痛

D. 该药物结晶可用醛试验证实

E. 此类结晶易在碱性尿液析出，可及早补充水分和酸性药物，以缓解结晶的形成

81. 尿沉渣中结晶呈无色、六边形、边缘清晰，折光性强，薄片状，这种结晶大量出现是尿路结石的征兆，该结晶是

A. 磷酸钙结晶

B. 尿酸结晶

C. 胱氨酸结晶

D. 草酸钙结晶

E. 胆固醇结晶

82. 外形为缺角的长方形或方形，无色透明薄片状，浮于尿液表面，这种结晶是

A. 亮氨酸结晶

B. 酪氨酸结晶

C. 胆固醇结晶

D. 胱氨酸结晶

E. 磺胺类结晶

83. 急性溶血患者的尿液中易见到

A. 胆红素结晶

B. 胱氨酸结晶

C. 酪氨酸结晶

D. 含铁血黄素颗粒

E. 胆固醇结晶

84. 属于病理性结晶，见于组织大量坏死的疾病，如急性重型肝炎，这种结晶是

A. 胆固醇结晶

B. 亮氨酸结晶

C. 胆红素结晶

D. 磷酸盐结晶

E. 药物结晶

85. 属于生理性结晶，但在急性痛风症患者的尿中可出现较多，结晶是

A. 尿酸铵结晶

B. 尿酸结晶

C. 草酸钙结晶

D. 胆红素结晶

E. 碳酸盐结晶

86. 以下关于草酸钙结晶的说法，错误的是

A. 属生理性结晶，一般无临床意义

B. 无色，大小一致

C. 多数呈八面体形

D. 可呈卵圆形或圆形，此时应与红细胞相鉴别

E. 在新鲜尿大量出现且伴红细胞增多，可见于泌尿系结石

87. 尿液中出现黑色细针状、成束、成团或羽毛状的结晶是

A. 尿酸结晶

B. 亮氨酸结晶

C. 胱氨酸结晶

D. 胆固醇结晶

E. 酪氨酸结晶

88. 尿液中最常见的结石是

A. 草酸钙结石

B. 磷酸钙结石

C. 碳酸钙结石

D. 尿酸盐结石

E. 黄嘌呤结石

89. 脂肪球经苏丹Ⅲ染色后呈

A. 黄色

B. 粉色

C. 橙色

D. 蓝色

E. 红色

90. 急性重型肝炎、急性磷中毒、白血病患者尿中易见的结晶是

　A. 尿酸结晶

　B. 草酸钙结晶

　C. 胆固醇结晶

　D. 亮氨酸和酪氨酸结晶

　E. 胱氨酸结晶

91. 尿液中呈淡黄色小球形或油滴状、折光性条纹的结晶是

　A. 尿酸结晶

　B. 草酸钙结晶

　C. 胆固醇结晶

　D. 亮氨酸结晶

　E. 胱氨酸结晶

92. 患者，男，45 岁。因尿液浑浊就诊。尿液检验结果：外观浑浊，pH 值为 8.3，显微镜检验发现大量结晶，呈哑铃形、小针状结晶，加酸后结晶消

失并产生气泡。如果该患者尿液中长期出现这种结晶，应该警惕尿液中可能出现

　A. 红细胞

　B. 白细胞

　C. 蛋白质

　D. 葡萄糖

　E. 亚硝酸盐

93. 属于生理性结晶的是

　A. 尿酸结晶

　B. 胆红素结晶

　C. 胱氨酸结晶

　D. 亮氨酸结晶

　E. 胆固醇结晶

94. 不见于碱性尿的结晶是

　A. 磷酸盐结晶

　B. 尿酸结晶

　C. 无定性磷酸铵盐

　D. 磷酸铵镁结晶

　E. 碳铵钾结晶

考 题 示 例

1. 1h 尿有形成分计数参考区间：成年男性红细胞【相关专业知识】

　A. ＜30000/h

　B. ＜40000/h

　C. ＜50000/h

　D. ＜60000/h

　E. ＜70000/h

2. 低渗尿液中红细胞形态多是【基础知识】

　A. 棘形

　B. 锯齿形

　C. 新月形

　D. 桑葚形

E. 面包圆形

3. 尿沉渣镜检细胞时，至少应观察的高倍镜视野是【相关专业知识】

　A. 5 个

　B. 10 个

　C. 15 个

　D. 20 个

　E. 30 个

4. "肉眼血尿"指每升尿中含血量大于【相关专业知识】

　A. 1.0ml

　B. 2.0ml

　C. 3.0ml

D. 4.0ml

E. 5.0ml

5. 镜下血尿是指尿离心后，取尿沉渣镜检，每高倍镜视野红细胞数超过了【专业知识】

A. 1个

B. 2个

C. 3个

D. 4个

E. 5个

6. 正常成人尿液直接镜检红细胞为【专业实践能力】

A. 1~2个/HPF

B. 0~2个/HPF

C. 0~3个/HPF

D. 0~4个/HPF

E. 0~偶见/HPF

7. 正常人尿内不应出现的有形成分是【专业知识】

A. 红细胞

B. 白细胞

C. 透明管型

D. 尿酸盐结晶

E. 碳酸钙结晶

8. 非均一性红细胞血尿的病因是【专业知识】

A. 阴道炎

B. 子宫颈炎

C. 输尿管炎

D. 急性膀胱炎

E. 急性肾小球肾炎

（9~10题共用题干）

患者，女，31岁。因突然出现血尿就诊。当日排除例假。实验室检查：尿蛋白微量，尿红细胞（2+），红细胞形态均一，白细胞（4+），尿hCG（一）。

9. 下列描述错误的是【专业知识】

A. 1L尿液中含有1ml以上血液，尿液呈现红色，可判断为肉眼血尿

B. 尿液黄色，离心后镜下红细胞超过3个/HPF，可判断为镜下血尿

C. 该尿液称为肾性血尿

D. 镜下白细胞超过5个/HPF，可判断为镜下脓尿

E. 该患者可能出现白细胞管型

10. 该患者红细胞不可能来自【专业知识】

A. 尿路

B. 膀胱

C. 输尿管

D. 肾盂

E. 肾小球

11. 正常人尿沉渣白细胞每高倍镜视野应小于【专业实践能力】

A. 1个

B. 2个

C. 5个

D. 7个

E. 10个

12. 正常人尿液中可出现的白细胞主要是【基础知识】

A. 单核细胞

B. 淋巴细胞

C. 中性粒细胞

D. 嗜酸性粒细胞

E. 嗜碱性粒细胞

13. 白细胞呈现膨胀并形成块状结构，容易出现在【基础知识】

A. 高渗尿

B. 低渗尿

C. 碱性尿

D. 正常尿

E. 镜下脓尿

14. 尿液中白细胞明显增多见于【专业知识】

    A. 急性肾小球肾炎

    B. 心力衰竭

    C. 肾下垂

    D. 急性肾盂肾炎

    E. 膀胱结石

15. 脓细胞是指在炎症过程中被破坏、变性或坏死的【专业实践能力】

    A. 红细胞

    B. 中性粒细胞

    C. 上皮细胞

    D. 吞噬细胞

    E. 卵圆脂肪小体

16. 患者，女，24 岁。尿频、尿急、尿痛 2d。尿沉渣镜检发现满视野形态不规则、结构模糊，细胞质内充满粗大颗粒，细胞核不清晰，边界不清、成堆的细胞。此类细胞被称为【基础知识】

    A. 红细胞

    B. 白细胞

    C. 脓细胞

    D. 上皮细胞

    E. 单核细胞

17. 尿液中见到何种细胞最有助于诊断肾小管病变【专业实践能力】

    A. 白细胞

    B. 红细胞

    C. 鳞状上皮细胞

    D. 肾小管上皮细胞

    E. 尾形上皮细胞

18. 尾形上皮细胞来自【基础知识】

    A. 尿道

    B. 阴道

    C. 肾小球

    D. 肾盂

    E. 肾小管

19. 患者 2d 前出现尿频、尿急和尿痛的症状，不可能出现的尿液成分是【专业实践能力】

    A. 脓细胞

    B. 红细胞

    C. 大圆上皮细胞

    D. 底层移行上皮细胞

    E. 鳞状上皮细胞

20. 不符合尿管型形成机制的是【基础知识】

    A. 尿 T－H 蛋白浓度增高

    B. 尿内含大量蛋白质

    C. 肾小管内环境呈酸性

    D. 有交替使用肾单位

    E. 尿流速度增加

21. 形成管型的主要基质成分【相关专业知识】

    A. T－H 蛋白

    B. 血浆蛋白

    C. 纤维蛋白

    D. 细胞碎片

    E. 肾小管上皮细胞

22. 细胞管型指管型内含有的细胞超过管型体积的【专业知识】

    A. 1/5

    B. 1/4

    C. 1/3

    D. 1/2

    E. 3/4

23. 离心法尿沉渣检验，正常情况下透明管型为【专业知识】

    A. 0～1 个/LPF

    B. 1～3 个/LPF

    C. 3～5 个/LPF

    D. 0～1 个/HPF

    E. 0～偶见/HPF

24. 正常人尿液中可出现的管型是【基础知识】
    A. 红细胞管型
    B. 白细胞管型
    C. 颗粒管型
    D. 蜡样管型
    E. 透明管型

25. 红细胞管型主要见于【专业实践能力】
    A. 肾盂肾炎
    B. 肾淀粉样变
    C. 慢性肾小球肾炎
    D. 急性肾小球肾炎
    E. 类脂质肾病

26. 急性肾小球肾炎患者尿中可出现【相关专业知识】
    A. 真菌管型
    B. 红细胞管型
    C. 白细胞管型
    D. 蜡样管型
    E. 肾上皮细胞管型

27. 尿沉渣镜检提示肾实质性病变的成分是【基础知识】
    A. 红细胞 0～1 个/HPF
    B. 白细胞 1～3 个/HPF
    C. 上皮细胞 2～5 个/LPF
    D. 透明管型 0～1 个/LPF
    E. 颗粒管型 0～1 个/LPF

28. 提示肾脏存在实质性病变的管型是【基础知识】
    A. 透明管型
    B. 颗粒管型
    C. 红细胞管型
    D. 脂肪管型
    E. 白细胞管型

29. 急性肾小管坏死患者尿中可出现【相关专业知识】
    A. 真菌管型

    B. 红细胞管型
    C. 白细胞管型
    D. 蜡样管型
    E. 肾上皮细胞管型

30. 脂肪尿时，易出现的管型是【专业实践能力】
    A. 红细胞管型
    B. 白细胞管型
    C. 粗颗粒管型
    D. 蜡样管型
    E. 脂肪管型

31. 易被误认为管型的物质有【基础知识】
    A. 类圆柱体
    B. 草酸钙结晶
    C. 肾小管上皮细胞
    D. 黏液丝
    E. 非晶形尿酸盐

32. 属于尿液病理性结晶的是【基础知识】
    A. 磷酸盐类结晶
    B. 胆红素结晶
    C. 非结晶性尿酸盐
    D. 尿酸结晶
    E. 草酸钙结晶

33. 尿中出现亮氨酸结晶常见于【相关专业知识】
    A. 肾结石
    B. 肝硬化
    C. 肾盂肾炎
    D. 肾小球肾炎
    E. 急性重型肝炎

34. 患者，女，25 岁。因尿频、尿急、尿痛 3d 就诊。查体：体温 40℃，右肾区有叩痛。实验室检查：尿液外观浑浊，尿蛋白定性(2＋)，尿白细胞布满视野，红细胞 7～12 个/HPF。该患者最可能的诊断是【专业知识】
    A. 急性尿道炎

B. 急性膀胱炎

C. 急性肾盂肾炎

D. 肾结石

E. 急性肾小球肾炎

35. 患者，女，38 岁。尿频、尿急、尿痛伴发热 2d。实验室检查：外周血 WBC 8.8×10^9/L，Hb 109g/L；尿液蛋白（＋），离心镜检白细胞满视野、红细胞 3～5 个/HPF。最可能的诊断是【相关专业知识】

A. 急性肾炎

B. 慢性肾炎

C. 急性肾盂肾炎

D. 慢性肾盂肾炎

E. 肾病综合征

36. 提示肾脏实质性病变的尿液有形成分是【相关专业知识】

A. 鳞状上皮细胞

B. 尾形上皮细胞

C. 大圆上皮细胞

D. 底层移行上皮细胞

E. 肾小管上皮细胞

第十章 尿液分析仪检验

单元	细目	要点	要求	科目
尿液分析仪检验	1. 尿液干化学分析仪检验	(1)分类	了解	3，4
		(2)检验原理	了解	1，3
		(3)检验参数	掌握	3，4
		(4)临床应用及注意事项	掌握	3，4
		(5)质量控制	了解	3，4
		(6)仪器维护与保养	了解	3，4
	2. 尿液有形成分分析仪检验	(1)检验原理	了解	1，3
		(2)检验参数	了解	3，4
		(3)临床应用	了解	2，4
	3. 方法学评价	(1)尿干化学分析仪检验与显微镜检验	掌握	3，4
		(2)尿沉渣分析仪检验与显微镜检验	掌握	3，4

注：1—基本知识；2—相关专业知识；3—专业知识；4—专业实践能力。

内 容 概 要

一、尿液干化学分析仪检验

1. 分类

尿液干化学分析仪检验可分为8项、10项、11项、12项。

2. 检验原理

反射光度法，即将已发生颜色变化的模块放入比色槽，由驱动带让其依次接受光源照射并产生反射光，接收并将其最终转化为数字信号显示出来。

3. 检验参数

检验参数有尿酸碱度、蛋白质、葡萄糖、酮体、胆红素、尿胆原、隐血、亚硝酸盐、白细胞、比重和维生素 C。

4. 临床应用及注意事项

(1)尿酸碱度　尿酸碱度用于了解体内酸碱平衡,监测泌尿系统疾病患者临床用药,了解 pH 值变化对模块反应的干扰。

注意事项:①标本新鲜;②严格操作。

(2)尿比重　尿比重用于评估肾脏的浓缩功能。

注意事项:①标本新鲜;②新生儿尿不适宜;③尿蛋白、糖、尿素和 pH 值会影响检验结果。

(3)尿糖　尿糖主要用于糖尿病、肾小管重吸收功能及其他疾病的诊断。

注意事项:①尿液分析仪只测葡萄糖;②酶易失活;③高浓度酮体、维生素 C 可致假阴性,含过氧化物、次氯酸盐可致假阳性。

(4)尿蛋白　尿蛋白主要用于肾脏及泌尿系统疾病的诊断。

注意事项:①标本新鲜;②尿液分析仪只对白蛋白敏感;③混有分泌物或细胞时可致假阳性。

(5)尿酮体　尿酮体主要用于糖代谢障碍和脂肪不完全氧化的疾病及其他相关疾病的诊断和治疗情况观察。

注意事项:①标本新鲜;②不与 β-羟丁酸反应;③试带受潮呈假阴性。

(6)尿胆红素与尿胆原　尿胆红素与尿胆原主要用于黄疸的诊断及鉴别诊断。

注意事项:①标本新鲜;②大剂量氯丙嗪治疗、高浓度维生素 C、亚硝酸盐使胆红素呈假阴性。

(7)尿隐血　尿隐血主要用于肾脏、泌尿道疾病及其他相关疾病的诊断及治疗情况观察。

注意事项:肌红蛋白、对热不稳定酶、氧化剂或菌尿,可致假阳性;大量维生素 C 可致假阴性。

(8)尿亚硝酸盐　尿亚硝酸盐主要用于尿路细菌感染的快速筛检。

注意事项:阳性提示菌尿存在,但阴性不排除感染。原因:①有含硝酸盐还原酶的细菌;②硝酸盐存在;③尿液在膀胱内有足够的停留时间。

(9)尿白细胞　尿白细胞主要用于肾脏、泌尿道疾病的诊断及治疗情况观察等。

注意事项:①只对粒细胞敏感;②甲醛或高浓度胆红素可致假阳性,大剂量先锋 Ⅳ、庆大霉素、维生素 C 或尿蛋白>5g/L 可致假阴性。

(10)尿维生素 C　尿维生素 C 主要用于提示其他项目检测结果准确性,防止假阴性出现。

注意事项:①及时测定;②维生素 C 对血红蛋白、胆红素、葡萄糖及亚硝酸盐产生严重负干扰。

5. 质量控制

(1)各检验项目是依据试带模块颜色深浅来确定的。外源性因素或人为因素均可导致假性结果。

（2）若尿干化学分析仪与镜检结果不一致，需查明原因。

6. 仪器维护与保养

仪器使用完毕后应按照正确的程序清洗、关机，并定期保养维护。

二、尿液有形成分分析仪检验

1. 检验原理

自动尿沉渣分析仪采用显微图像全自动识别技术对尿中有形成分进行定位捕捉，通过形态学方法对尿中有形成分进行自动识别和分类计数。

2. 检验参数

检验参数包括红细胞、白细胞、上皮细胞、管型和细菌等。

3. 临床应用

（1）红细胞检验有助于血尿相关疾病的诊断、鉴别诊断、疗效观察和预后判断。

（2）白细胞与细菌学检验有助于泌尿系感染、结核、肿瘤等疾病诊断、鉴别诊断及疗效观察和预后判断。

（3）管型对诊断肾脏实质性病变有重要价值。

三、方法学评价

1. 尿干化学分析仪检验与显微镜检验

尿干化学法依据颜色来判断，而显微镜法根据有形成分特点来判断，应注意鉴别。

2. 尿沉渣分析仪检验与显微镜检验

显微镜法难以定量；尿沉渣分析仪法精确度高，易于标准化，但不能鉴别病理性成分。

归 纳 总 结

1. 尿干化学分析仪利用试带上已经发生颜色反应的模块，在光源照射下产生反射光，由光电管接收，并将其转换成电讯号及数字信号，经处理后显示出来。

2. 尿液干化学分析仪检验参数包括尿酸碱度、尿蛋白、尿糖、尿酮体、胆红素、尿胆原、隐血、亚硝酸盐、白细胞、尿比重和维生素 C。

3. 尿有形成分分析仪通过显微图像技术，从形态学对尿中有形成分进行自动识别和分类计数。

相关习题

1. 尿 11 项多联试带是在 10 项基础上增加了
   A. 尿蛋白测定
   B. 尿葡萄糖测定
   C. 尿维生素 C 测定
   D. 尿比重测定
   E. 尿酮体测定

2. 不符合尿液干化学分析仪 10 项检测试带内容的是
   A. 白细胞酯酶
   B. 比重
   C. 维生素 C
   D. 亚硝酸盐
   E. pH 值

3. GLU、KET、BIL、URO 分别代表尿试带法中的
   A. 葡萄糖、酮体、胆红素、尿胆原
   B. 葡萄糖、酮体、尿胆原、胆红素
   C. 葡萄糖、酮体、胆红素、尿胆素
   D. 葡萄糖、酮体、尿胆原、尿胆素
   E. 酮体、葡萄糖、胆红素、尿胆原

4. 尿液分析仪无法检测的项目是
   A. 酸碱度
   B. 尿糖
   C. 比重
   D. 蛋白质
   E. 气味

5. 尿干化学试带碘酸盐层的作用是
   A. 破坏维生素 C 的干扰
   B. 防止大分子物质干扰
   C. 使尿液快速、均匀吸入
   D. 检测维生素 C
   E. 保护试带模块

6. 对尿试带模块而言，起保护作用，防

止大分子物质对试剂反应污染的是
   A. 塑料底层
   B. 吸水层
   C. 试剂层
   D. 碘酸盐层
   E. 尼龙膜

7. 尿液分析仪的检测原理是测定光源照射在试剂模块上之后发出的
   A. 透射光
   B. 反射光
   C. 吸收光
   D. 散射光
   E. 荧光

8. 关于尿液分析仪的叙述，错误的是
   A. 不同型号的分析仪使用其配套的试带
   B. 不同型号的分析仪试剂模块的排列顺序不同
   C. 多联试带上颜色深浅与相应物质浓度成正比
   D. 各模块受光源照射产生相同的反射光
   E. 仪器将光信号转换成电信号

9. 尿液分析仪检测尿酸碱度的原理是
   A. 采用葡萄糖氧化酶-过氧氧化物酶法
   B. 采用酸碱指示剂法
   C. 采用多聚电解质离子解离法
   D. 采用 pH 指示剂蛋白误差法
   E. 利用亚硝基铁氰化钠法

10. 试带法尿酸碱度检测模块的主要成分是
    A. 硝普钠（亚硝基铁氰化钠）
    B. 吲哚酚酯

C. 甲基红和溴麝香草酚蓝

D. 过氧化物酶和色素原

E. 溴酚蓝

11. 试带法测定酸碱度，错误的是

    A. 采用酸碱指示剂法

    B. pH 试剂块中含有甲基红

    C. pH 试剂块含有溴麝香草酚蓝

    D. 颜色反应由橙红色经黄绿色到蓝色变化

    E. 标本放置过久使结果呈现假阴性

12. 目前应用试带法测定尿 pH 值，其检测范围为

    A. 5.5～8.5

    B. 5.0～8.5

    C. 6.0～9.5

    D. 6.0～9.0

    E. 5.0～9.0

13. 干化学试带以溴酚蓝为指示剂的检测项目是

    A. 尿胆红素

    B. 尿 pH 值

    C. 尿葡萄糖

    D. 尿胆原

    E. 尿蛋白

14. 干化学试带以甲基红和溴麝香草酚蓝为指示剂的检测项目是

    A. 尿胆红素

    B. 尿 pH 值

    C. 尿葡萄糖

    D. 尿胆原

    E. 尿蛋白

15. 适宜用干化学法测定比重的尿 pH 值在

    A. 2.2～3.0

    B. 3.2～4.0

    C. 5.2～7.0

    D. 6.2～7.0

E. 7.2～8.0

16. 试带法测尿比重时，当尿 pH 值＞7.0 时应在测定结果的基础上增加

    A. 0.001

    B. 0.002

    C. 0.003

    D. 0.004

    E. 0.005

17. 试带法检测尿蛋白的原理是

    A. 利用葡萄糖氧化酶法原理

    B. 利用 pH 指示剂蛋白误差原理

    C. 利用亚硝基铁氰化钠法原理

    D. 利用偶氮反应法原理

    E. 利用过氧化物酶法原理

18. 利用指示剂的蛋白质误差原理的方法是

    A. 干化学法

    B. 磺基水杨酸法

    C. 加热乙酸法

    D. 考马斯亮蓝法

    E. 双缩脲比色法

19. 关于试带法测定尿蛋白，叙述错误的是

    A. 采用指示剂的蛋白质误差原理

    B. 患者服用奎宁、奎宁丁使干化学法出现假阴性结果

    C. 尿液 pH 值≤3.0 时，会引起干化学法出现假阴性结果

    D. 主要对白蛋白敏感

    E. 大量滴注青霉素可能对于化学法产生假阴性

20. 有关试带法尿蛋白测定，正确的是

    A. 采用指示剂蛋白误差原理

    B. 主要与球蛋白反应

    C. 多聚电解质离子解离法

    D. 尿 pH 值＞9.0 可出现假阴性

    E. 酸碱指示剂法

21. 干化学试带法测定球蛋白的敏感性为白蛋白的
    A. 1/10
    B. 1/20
    C. 1/30
    D. 1/100~1/50
    E. 10 倍

22. 关于尿蛋白试带法检验，叙述不正确的是
    A. 浑浊尿不影响比色
    B. 黄疸尿对结果影响
    C. 尿液过酸过碱可引起假阴性或假阳性
    D. 对白蛋白、球蛋白均敏感
    E. 尿标本要新鲜

23. 关于干化学法检测尿蛋白的叙述，下列错误的是
    A. 指示剂蛋白误差原理
    B. 大量青霉素可致假阳性
    C. 对白蛋白敏感
    D. 生殖道分泌物可致假阳性
    E. 细胞多时可致假阳性

24. 关于尿蛋白干化学法测定，正确的叙述是
    A. 碱性尿可使结果出现假阴性
    B. 大剂量青霉素可使结果呈假阳性
    C. 可作为尿蛋白定性的确证试验
    D. 对球蛋白反应不敏感
    E. 尿液细胞成分明显增多呈阴性反应

25. 关于尿蛋白干化学法测定，可能导致假阴性的原因为
    A. 患者服用奎宁药物
    B. 患者服用嘧啶药物
    C. 尿中含有大量聚乙烯
    D. 尿中含有大量磷酸盐
    E. 滴注大量青霉素

26. 使试带法白细胞检验出现假阴性的尿蛋白最大量为
    A. 5g/L
    B. 4g/L
    C. 3g/L
    D. 2g/L
    E. 1g/L

27. 尿干化学葡萄糖检测原理是
    A. 偶氮偶联法
    B. 马来酐试剂
    C. 葡萄糖氧化酶法
    D. 多聚电解质离子解离法
    E. 特异性酯酶法

28. 下列试带法检测特异性强的糖类是
    A. 葡萄糖
    B. 乳糖
    C. 半乳糖
    D. 果糖
    E. 戊糖

29. 临床上测定尿葡萄糖，现认为的最佳方法是
    A. 试带法
    B. 班氏法
    C. 薄层层析法
    D. 丽春红法
    E. 考马斯亮蓝法

30. 可使尿糖试带法测定结果为阴性的是
    A. 乳糖＋葡萄糖
    B. 果糖＋葡萄糖
    C. 乳糖＋半乳糖
    D. 半乳糖＋葡萄糖
    E. 葡萄糖＋麦芽糖

31. 尿中高浓度维生素 C 对尿糖试带法可造成
    A. 不影响
    B. 假阳性
    C. 假阴性

D. 影响同班氏法

E. 正干扰

32. 试带法测定尿糖，错误的是

A. 干化学尿糖检测原理是基于葡萄糖氧化酶的酶促反应

B. 特异性强

C. 干化学法测定结果为阴性的标本，如用班氏法则可能呈现阳性结果

D. 班氏法较干化学法有更高的灵敏度

E. 只与葡萄糖反应

33. 试带法检测尿酮体的原理是

A. 利用 pH 指示剂蛋白误差原理

B. 利用葡萄糖氧化酶法原理

C. 利用亚硝基铁氰化钠法原理

D. 利用偶氮反应法原理

E. 利用过氧化物酶法原理

34. 有关尿酮体试带法测定，正确的叙述是

A. 主要同 β-羟丁酸反应

B. 试带受潮可呈假阴性

C. 与乙酰乙酸反应不敏感

D. 与丙酮产生红棕色反应

E. 尿液细菌污染导致假阳性

35. 目前，尿酮体试带法不能检测的酮体成分是

A. β-羟丁酸

B. 乙酰乙酸

C. 丙酮

D. β-羟丁酸和丙酮

E. 丙酮酸

36. 关于尿酮体干化学法测定，可能导致假阴性的原因是

A. 试带受潮

B. 患者服用嘧啶药物

C. 尿中含有苯丙酮

D. 尿中含有 L-多巴代谢物

E. 尿中含有甲基多巴

37. 试带法检测尿胆红素的原理是

A. 利用 pH 指示剂蛋白误差原理

B. 利用葡萄糖氧化酶法原理

C. 利用亚硝基铁氰化钠法原理

D. 利用重氮反应法原理

E. 利用过氧化物酶法原理

38. 关于试带法胆红素测定的叙述，不正确的是

A. 对鉴定黄疸有意义

B. 采用偶氮反应原理

C. 维生素 C 对胆红素没有影响

D. 易见光分解，应该使用新鲜尿标本

E. 吩噻嗪类药物可干扰反应引起假阳性

39. 关于维生素 C 对尿胆红素测定的影响，正确的说法是

A. 无影响

B. 产生假阳性

C. 产生假阴性

D. 用阳光照射的方法不能排除其影响

E. 产生的影响可忽略不计

40. 关于尿胆红素干化学法测定，可能导致假阳性的原因为

A. 尿中含有吩噻嗪类药物

B. 患者服用大量氯丙嗪药物

C. 尿中含有苯丙酮

D. 尿中含有大量维生素 C

E. 尿中含有大量亚硝酸盐

41. 尿液分析仪检测尿胆原的原理是

A. 采用葡萄糖氧化酶-过氧化物酶法

B. 采用酸碱指示剂法

C. 采用多聚电解质离子解离法

D. 采用偶氮反应法

E. 采用醛反应法

42. 关于尿胆原干化学法测定，可能导致假阴性的原因
    A. 尿中含有吩噻嗪类药物
    B. 患者服用大量维生素 K
    C. 尿中含有亚硝酸盐
    D. 尿中含有大量胆红素
    E. 尿中含有大量吲哚

43. 关于用试带法测定尿隐血试验，下列说法错误的是
    A. 试带只对完整的红细胞起反应
    B. 试带不能区别血尿与血红蛋白尿
    C. 试带对肌红蛋白也可起反应
    D. 尿中含有易热酶或菌尿可导致假阳性
    E. 维生素 C 对本试验有抑制作用

44. 导致干化学试带法尿液血红蛋白检测时假阳性的情况是
    A. 大剂量维生素 C
    B. 甲酸
    C. 大量亚硝酸盐
    D. 尿路感染
    E. 白蛋白

45. 导致干化学试带法尿液血红蛋白检测时假阴性的情况是
    A. 甲醛
    B. 大剂量维生素 C
    C. 氧化剂
    D. 尿路感染
    E. 对热不稳定酶

46. 关于干化学法检验尿内红细胞，叙述错误的是
    A. 不同型号试纸带的敏感度不同
    B. 易热酶、肌红蛋白或菌尿可引起假阴性
    C. 其检测原理是根据血红蛋白具有过氧化物酶样活性
    D. 既可与完整的红细胞反应，又能

测定游离的血红蛋白
    E. 大量维生素 C 可引起假阴性

47. 尿干化学法红细胞分析为（－），镜检法红细胞（＋），提示尿液中可能存在
    A. 细菌
    B. 维生素 C
    C. 肌红蛋白
    D. 对热不稳定酶
    E. 白细胞

48. 干化学试带法检测尿液白细胞模块中主要含
    A. 多聚电解质
    B. 碘化钾
    C. 吲哚酚酯
    D. 亚硝基铁氰化钠
    E. 对氨基苯砷酸

49. 有关尿干化学检测原理，白细胞测定用
    A. 偶氮偶联法
    B. 马来酐试剂
    C. 葡萄糖氧化酶法
    D. 多聚电解质离子解离法
    E. 特异性酯酶法

50. 有关试带法测尿白细胞，错误的叙述是
    A. 高浓度胆红素可产生假阳性
    B. 反应与特异性酯酶有关
    C. 不能检测尿中淋巴细胞
    D. 尿蛋白量大于 5g/L 可产生假阴性
    E. 大剂量先锋 Ⅳ 可使结果出现假阳性

51. 尿干化学法白细胞分析为（－），镜检法白细胞（＋），提示尿液中可能存在
    A. 中性粒细胞
    B. 上皮细胞
    C. 红细胞
    D. 淋巴细胞

E. 嗜酸性粒细胞

52. 尿液分析仪检测尿比重的原理是

A. 采用葡萄糖氧化酶-过氧化物酶法

B. 采用酸碱指示剂法

C. 采用多聚电解质离子解离法

D. 采用 pH 指示剂蛋白误差法

E. 利用亚硝基铁氰化钠法

53. 有关尿干化学检测原理,比重测定用

A. 偶氮偶联法

B. 马来酐试剂

C. 葡萄糖氧化酶法

D. 多聚电解质离子解离法

E. 特异性酯酶法

54. 有关试带法尿比重测定,叙述错误的是

A. 采用多聚电解质离子解离法

B. 模块中主要含有多聚电解质

C. 尿液 pH 值＞7.0 时,应增加 0.005

D. 可用于浓缩稀释试验

E. 为成人尿液的筛检试验

55. 关于干化学法检测尿比重,叙述错误的是

A. 测定简便、精度高

B. 受高浓度蛋白质的影响

C. 蛋白质增多时测得值偏高

D. 不受高浓度葡萄糖的影响

E. 受放射造影剂的影响

56. 试带法尿比重检测模块的主要成分是

A. 亚硝基铁氰化钠

B. 吲哚酚酯

C. 多聚电解质

D. 碘化钾

E. 邻联甲苯胺

57. 有关尿干化学检测原理,亚硝酸盐测定用

A. 葡萄糖氧化酶法

B. 亚硝基铁氰化钠法

C. 吲哚酚法

D. pH 指示剂蛋白质误差法

E. 亚硝酸盐还原法

58. 下列不影响亚硝酸盐检验结果的是

A. 标本因素

B. 运动因素

C. 致病菌因素

D. 食物、药物因素

E. 膀胱停留时间因素

59. 干化学试带法检测尿亚硝酸盐关键的因素是

A. 感染细菌的种类

B. 饮食

C. 尿液在膀胱中停留的时间

D. 标本是否新鲜,无污染

E. 光照

60. 关于试带法亚硝酸盐的叙述,错误的是

A. 标本久置可引起假阳性

B. 采用亚硝酸盐还原法

C. 阴性结果不能完全排除细菌感染

D. 颜色深浅与感染的细菌数量成正比关系

E. 阳性结果不能完全肯定细菌感染,需细菌培养证实

61. 尿液中维生素 C 对干化学试带法检测某些成分造成负干扰,但不包括

A. 隐血

B. 葡萄糖

C. 胆红素

D. 蛋白质

E. 亚硝酸盐

62. 不符合尿干化学试带反应原理的是

A. 粒细胞中的酯酶作用于重氮盐而显色反应

B. 细菌可将硝酸盐还原为亚硝酸盐

C. pH 指示剂对尿中白蛋白特别敏感

D. 尿葡萄糖用特异性酶法测定

E. 尿胆红素用重氮盐法测定

63. 仪器法检验尿液有形成分的优点不包括
   A. 特异性高
   B. 灵敏度较高
   C. 重复性好
   D. 速度快
   E. 效率高

64. 应用流式细胞术检验尿标本，急性泌尿系感染的指标变化，正确的是
   A. WBC＞10/ml，强前向散射光强度（Fsc）、弱荧光强度（Fl）
   B. WBC≥10/ml，低 Fsc、高 Fl
   C. WBC≥10/ml，低 Fsc、低 Fl
   D. WBC≥10/ml，高 Fsc、高 Fl
   E. WBC＜10/ml，强 Fsc、弱 Fl

65. 对流式尿沉渣分析仪的应用评价，叙述错误的是
   A. 尿液无须离心
   B. 易于质量控制和标准化
   C. 易检测到影红细胞
   D. 不能鉴别异常细胞
   E. 不能鉴别病理性管型

66. 对尿沉渣分析仪的描述，正确的是
   A. 只应用了流式细胞原理
   B. 使用的荧光染料为菲啶和羧化氰
   C. 荧光强度（Fl）主要反映细胞质的密度
   D. 前向荧光脉冲宽度（Flw）反映细胞

的大小

E. 前向散射光脉冲宽度（Fscw）主要反映细胞染色质的长度

67. 尿沉渣分析仪检测细胞核 DNA 成分，主要是测定染色后细胞发出的
   A. 透射光
   B. 反射光
   C. 吸收光
   D. 散射光
   E. 荧光

68. 属于流式尿沉渣分析仪检测原理的是
   A. 流式细胞术和电阻抗原理
   B. 比色原理
   C. 免疫比浊法原理
   D. 尿沉渣镜检影像分析原理
   E. 单克隆抗体法原理

69. 流式尿沉渣分析仪不能鉴别的指标为
   A. 红细胞
   B. 白细胞
   C. 上皮细胞的种类
   D. 细菌
   E. 透明管型

70. 流式细胞术尿有形成分分析仪检测细胞，主要检测染色后细胞发出的
   A. 吸收光
   B. 反射光
   C. 散射光
   D. 激光
   E. 荧光

考题示例

1. 干化学法主要检测尿蛋白中的【基础知识】
   A. 白蛋白
   B. 球蛋白
   C. 黏蛋白
   D. 本周蛋白

E. 糖蛋白

2. 试带法检测尿白细胞，主要起反应的细胞是【专业知识】

A. 嗜碱性粒细胞

B. 嗜酸性粒细胞

C. 单核细胞

D. 淋巴细胞

E. 中性粒细胞

3. 有关尿亚硝酸盐检测的说法，错误的是【专业知识】

A. 阴性结果可排除菌尿的可能

B. 尿路感染致病率最高的是大肠埃希菌

C. 阳性提示泌尿系统感染

D. 标本被亚硝酸盐或偶氮试剂污染可呈假阳性

E. 标本放置时间过久可显假阳性

4. 对血红蛋白、胆红素、葡萄糖、亚硝酸盐尿干化学测定结果有干扰的物质是【专业实践能力】

A. 维生素 C

B. 白细胞

C. pH 值

D. 亚硝酸盐

E. 上皮细胞

5. 对尿干化学测定蛋白质、比重、亚硝酸盐结果均有影响的是【专业实践能力】

A. 维生素 C

B. 白细胞

C. pH 值

D. 亚硝酸盐

E. 上皮细胞

6. 进行尿液干化学法检测时，不受维生素 C 影响的指标是【基础知识】

A. 隐血

B. 尿糖

C. 比重

D. 白细胞

E. 亚硝酸盐

7. 尿干化学检验主要应用于疾病【专业知识】

A. 筛检

B. 诊断

C. 监测

D. 预后

E. 预防

8. 试带法尿糖检测尿液中的【相关专业知识】

A. 乳糖

B. 果糖

C. 戊糖

D. 葡萄糖

E. 半乳糖

9. 干化学分析使用的仪器是【专业实践能力】

A. 分光光度计

B. 反射式光度计

C. 浊度计

D. 比色计

E. 荧光计

10. 尿试带法测定的敏感蛋白是【专业知识】

A. 人绒毛膜促性腺激素

B. 本周蛋白

C. 白蛋白

D. 球蛋白

E. T - H 蛋白

11. 下列关于尿分析质控物，叙述错误的是【专业知识】

A. 质控物成分稳定

B. 瓶间差异大

C. 易保存运输

D. 复溶后成分无变化

E. 价格低廉

12. 关于尿干化学比重测定的叙述，错误的是【专业知识】
    A. 尿干化学比重测定，pH 值变化的范围在 6.2～7.0
    B. 当 pH 值＞7.0 时，比重测定结果偏低
    C. 当 pH 值＞7.0 时，比重测定结果应在干化学测定结果的基础上加 0.005
    D. 尿干化学比重测定值变化范围为 1.000～1.030
    E. 尿中蛋白或糖浓度增高将使比重测定结果降低

13. 采用亚硝基铁氰化钠法原理的尿试带分析项目是【相关专业知识】
    A. 酸碱度
    B. 葡萄糖
    C. 蛋白质
    D. 胆红素
    E. 乙酰乙酸

14. 尿干化学检测白细胞呈阴性，离心镜检尿沉渣白细胞 15～20 个/HPF。合理的解释是镜下所见为【相关专业知识】
    A. 淋巴细胞
    B. 中性粒细胞
    C. 红细胞
    D. 酵母样细胞
    E. 上皮细胞

15. 试带法测定尿葡萄糖出现假阴性，可能是尿中存在大量的【专业实践能力】
    A. 结晶
    B. 红细胞
    C. 白细胞
    D. 维生素 C
    E. 细菌

16. 尿糖试带法试剂中含有【基础知识】
    A. 葡萄糖氧化酶
    B. 碱性磷酸酶
    C. 酸性磷酸酶
    D. 氧化钾
    E. 凝血酶

17. 维生素 C 可使尿糖检测【相关专业知识】
    A. 班氏法呈假阳性，试带法呈假阴性
    B. 班氏法、试带法均呈假阴性
    C. 班氏法、试带法均呈假阳性
    D. 班氏法呈假阴性，试带法呈假阳性
    E. 对试验无干扰

18. 尿液干化学分析仪报告单上的 BIL 指的是【相关专业知识】
    A. 蛋白质
    B. 胆红素
    C. 葡萄糖
    D. 亚硝酸盐
    E. 酮体

第十一章 粪便检验

本 章 考 纲

单元	细目	要点	要求	科目
粪便检验	1. 标本采集	(1)概述	了解	1，3
		(2)标本容器	熟练掌握	3，4
		(3)标本采集	熟练掌握	3，4
	2. 理学检验	(1)量	了解	3，4
		(2)外观	熟练掌握	3，4
		(3)寄生虫与结石	掌握	3，4
	3. 化学检验	(1)隐血试验	熟练掌握	3，4
		(2)脂肪	了解	3，4
		(3)胆色素	了解	3，4
	4. 显微镜检验	(1)操作方法	熟练掌握	3，4
		(2)细胞	熟练掌握	1，3
		(3)食物残渣	了解	1，3
		(4)结晶	了解	1，3
		(5)病原生物学检验	掌握	1，3
		(6)粪便分析工作站	了解	3，4
	5. 质量控制	(1)标本采集与运送	掌握	3，4
		(2)显微镜检验的质量控制	掌握	3，4
		(3)隐血试验的质量控制	掌握	3，4

注：1—基本知识；2—相关专业知识；3—专业知识；4—专业实践能力。

内 容 概 要

一、标本采集

1. 概述

粪便检验通常采用自然排出的粪便。

2. 标本容器

标本容器要求清洁、干燥、防水、有盖。

3. 标本采集

留指尖大小标本；挑取病理成分，无异常的应多部位取材；细菌学检验应盛于无菌容器内；查虫体及虫卵计数应采集 24h 粪便。

二、理学检验

1. 量

健康成人每天粪便量为 100～300g。

2. 外观

（1）黏液便　黏液便正常少量，增多常见于各种肠炎、细菌性痢疾（菌痢）及阿米巴痢疾、急性血吸虫病等。

（2）鲜血便　鲜血便常见于肛裂、痔疮、直肠息肉及结肠癌等。

（3）脓便及脓血便　脓便及脓血便常见于细菌性痢疾、阿米巴痢疾、溃疡性结肠炎、结肠癌或直肠癌等。

（4）柏油样便　柏油样便提示上消化道出血量在 50ml 以上。服用铋剂、活性炭也可排黑色便。

（5）胨状便　胨状便常见于肠易激综合征患者腹部绞痛之后。

（6）稀糊状或稀汁样便　稀糊状或稀汁样便见于各种腹泻，尤其是急性胃肠炎。

（7）米泔样便　米泔样便多见于霍乱、副霍乱。

（8）白陶土样便　白陶土样便常见于梗阻性黄疸等。

（9）乳凝块状便　乳凝块状便常见于婴儿消化不良等。

3. 寄生虫与结石

肠道寄生虫较大虫体可在粪便中肉眼观察到。

三、化学检验

1. 隐血试验

隐血试验是指消化道有少量出血时，肉眼或镜下不能发现，需用化学或免疫学方法方能证实出血的试验。隐血试验可用于鉴别消化道出血性质，常用检测方法有化学法和免疫法。

2. 脂肪

脂肪主要有中性脂肪、游离脂肪酸和结合脂肪酸 3 种。

3. 胆色素

粪便胆色素包括胆红素、粪胆素原和粪胆素。正常粪便无胆红素，有粪胆素原及粪胆素。

四、显微镜检验

1. 操作方法

载玻片上滴 1～2 滴生理盐水，用竹签挑取少许粪便，与盐水混匀制成薄片，加盖玻片，先用低倍镜观察全片，再用高倍镜观察细胞及其他病理成分。

2. 细胞

(1)白细胞　白细胞偶见，而消化道炎症时大量出现。

(2)红细胞　红细胞常见于下消化道出血、感染、恶性肿瘤。

(3)巨噬细胞　巨噬细胞常见于急性细菌性痢疾伴脓细胞。

(4)上皮细胞　肠道炎症时可大量出现上皮细胞。

3. 食物残渣

(1)肌肉纤维　肌肉纤维在消化不良、腹泻时增多。

(2)淀粉颗粒　胰功能不全、碳水化合物消化不良时大量出现淀粉颗粒。

(3)脂肪　中性脂肪大量出现见于肠蠕动亢进、腹泻及胰腺外分泌功能减退。

(4)植物细胞和植物纤维　植物细胞和植物纤维见于肠蠕动亢进、腹泻时。

4. 结晶

生理性结晶：磷酸盐结晶、草酸钙结晶、碳酸盐结晶，无意义。病理性结晶：夏科-莱登结晶和血红素结晶。

5. 病原生物学检验

(1)细菌　细菌约占粪便干重的 1/3，以大肠埃希菌、厌氧菌、肠球菌为主要菌群，占 80%。

(2)寄生虫卵　寄生虫卵常采用饱和盐水漂浮法、离心沉淀法、静置沉淀集卵法检验。

(3)肠道原虫　肠道原虫有溶组织内阿米巴、隐孢子虫等。

(4)酵母菌　酵母菌常见，呈出芽或短链状。

(5)其他真菌　其他真菌少见，应排除污染。

6. 粪便分析工作站

粪便分析工作站可检出肠道寄生虫卵及原虫，红细胞、白细胞、食物残渣、结晶、真菌等 20 项参数，并在屏幕上显示出数据和图像，可定量报告。

五、质量控制

1. 标本采集与运送

要防止污染；常规检验不超过 1h。

2. 显微镜检验的质量控制

厚度以透过字迹为宜；用低倍镜观察有无虫卵、原虫；用高倍镜观察细胞及其他病理成分。

3. 隐血试验的质量控制

(1)化学法　每天制备阳性和阴性质控标本；检验过氧化氢是否失效；嘱患者试验前 3d 素食和禁用铁剂、维生素 C；所用器具需加热煮沸。

(2)免疫学　试带低温保存，但不能冷冻；浸入试带不超过标记线。

归 纳 总 结

1. 粪便标本采集应选用清洁、干燥、防水、有盖的容器，留取指尖大小量，注意挑取病理成分，无异常则多部位取材。

2. 正常人粪便为黄褐色软便，可含少量黏液。红色便提示下消化道出血；黑色便提示上消化道出血；灰白色便提示炎症；白色便提示胆道梗阻；黄色乳凝块提示小儿消化不良。

3. 隐血试验是指消化道有少量出血时，肉眼或镜下不能发现，需用化学或免疫学方法方能证实出血的试验。隐血试验可用于鉴别消化道出血的性质，持续阳性提示为消化道肿瘤，间断阳性多为消化道溃疡。

4. 正常人粪便中无胆红素，但含有粪胆素原及粪胆素。粪胆素原可用于鉴别黄疸的类型。

5. 正常人粪便中无红细胞和巨噬细胞，偶见白细胞，上皮细胞不易见；可有少量脂肪及淀粉颗粒，少量盐类结晶(磷酸盐、碳酸盐、草酸钙)和大量细菌，无寄生虫及虫卵。

6. 镜检时，先用低倍镜观察有无虫卵、原虫或其他异常成分，再用高倍镜观察细胞及其他病理成分，以 10～20 个视野的平均值或最低值和最高值报告。

相 关 习 题

1. 关于粪便常规检验，留取标本的正确要求是
   A. 含少量尿液
   B. 加消毒剂
   C. 无菌操作
   D. 避免肠黏液污染
   E. 避免腐生性原虫污染

2. 关于粪便常规检验，留取标本要求错误的是
   A. 一般采集指头大小(3～5g)的新鲜粪便
   B. 标本采集后一般应于 1h 内检验完毕
   C. 尽可能挑取含有黏液、脓血等异常

成分的粪便

  D. 做化学隐血试验时，应嘱咐患者素
   食 3d 后留取标本

  E. 检验虫卵计数时，应收集 12h 内粪
   便送检

3. 粪便标本采集后到检验完毕一般应于

  A. <1h

  B. 2h

  C. 3h

  D. 4h

  E. 1.5h

4. 通过粪便检验可确诊的疾病是

  A. 消化道炎症

  B. 消化道梗阻

  C. 消化道肿瘤

  D. 肝脏疾病

  E. 肠道寄生虫感染

5. 正常人粪便颜色为

  A. 白色

  B. 黄褐色

  C. 绿色

  D. 红色

  E. 黑色

6. 粪便检验，应用涂片观察的稀释物
  质是

  A. 水

  B. 双蒸水

  C. 三蒸水

  D. 生理盐水

  E. 甲醇

7. 阿米巴痢疾患者粪便常规检验应采取
  的标本是

  A. 黏液

  B. 脓液

  C. 血液

  D. 脓血、黏液处的粪便

  E. 无脓液的粪便

8. 不符合粪便标本正常取材方法的是

  A. 挑取含有黏液、脓血的粪便

  B. 采便管采集标本

  C. 多个部位取粪便

  D. 黏液最多的粪便

  E. 取新鲜粪便

9. 正常粪便中水分约占

  A. 1/4

  B. 1/2

  C. 3/4

  D. 1/3

  E. 1/5

10. 正常人粪便中不含有

  A. 红细胞

  B. 细菌

  C. 粪胆素

  D. 磷酸钙结晶

  E. 脂肪颗粒

11. 关于正常人粪便细菌，叙述错误的是

  A. 细菌约占粪便干重的 1/3

  B. 成人粪便中主要的菌群是大肠埃希
   菌、肠球菌和厌氧菌，约占 80%

  C. 粪便中球菌和杆菌的比例大约为
   10∶1

  D. 过路菌不超过 10%

  E. 长期使用广谱抗生素患者，引起
   革兰氏阴性杆菌数量严重减少甚
   至消失

12. 关于粪便显微镜检验，叙述错误的是

  A. 先用低倍镜观察全片

  B. 低倍镜检验有无虫卵

  C. 低倍镜观察细胞

  D. 低倍镜检验原虫

  E. 报告 10 个高倍镜视野中细胞平
   均值

13. 显微镜检验时，原则上要观察几个高
  倍镜视野

A. 1 个

B. 3 个

C. 5 个

D. 10 个以上

E. 20 个以上

14. 粪便显微镜检验细胞最低值至最高值应报告的高倍镜视野的个数是

A. 1～3

B. 3～5

C. 5～8

D. 10～20

E. 20～30

15. 关于粪便检验的质量控制，叙述错误的是

A. 容器要求干净，盛便后不漏不溢，无吸水性，细菌培养时要采用无菌容器

B. 尽可能采集含脓血、黏液等异常部分的新鲜粪便

C. 标本采集后应在 2h 内完成检验

D. 标本应无尿液、药物等污染

E. 阿米巴标本应注意保温

16. 关于粪便显微镜检验的质量控制，叙述错误的是

A. 检验人员要提高专业水平和镜检识别能力，并且要有责任心

B. 要求玻片要用清洁的玻片，生理盐水要定期更换

C. 取材时要求挑取适量的异常部分标本涂片，涂片要厚薄适宜

D. 先用低倍镜观察全片，再用高倍镜检验，高倍镜要观察 5 个以上视野

E. 阿米巴标本应注意保温

17. 球形硬便常见于

A. 阻塞性黄疸患者

B. 直肠息肉患者

C. 习惯性便秘患者

D. 阿米巴痢疾患者

E. 副霍乱患者

18. 不属于阿米巴痢疾粪便特征的是

A. 外观呈酱红色

B. 粪便内红细胞多于白细胞

C. 可见巨噬细胞

D. 可找到阿米巴原虫

E. 以血为主，血中带脓

19. 直肠癌患者出血，粪便颜色为

A. 蓝绿色

B. 紫色

C. 红色

D. 黄色

E. 棕色

20. 粪便呈深黄色，粪胆素原增多，与之最为相关的是

A. 胆管部分梗阻

B. 肝细胞性黄疸

C. 溶血性黄疸

D. 胆管完全梗阻

E. 阻塞性黄疸

21. 阻塞性黄疸时，粪便性状为

A. 黏液、脓血便

B. 柏油样便

C. 鲜血便

D. 白陶土样便

E. 脓血便

22. 粪便中的红细胞和酵母菌常用的鉴别方法是

A. 染色

B. 加蒸馏水

C. 加稀乙酸

D. 加生理盐水

E. 看折光性

23. 肠易激综合征患者可出现

A. 乳凝块状便

B. 陈状便

C. 白陶土样便

D. 脓便

E. 米泔样便

24. 粪便镜检有大量白细胞常见于

  A. 结肠癌

  B. 肠炎

  C. 阿米巴痢疾

  D. 痔疮

  E. 钩虫病

25. 关于粪便显微镜白细胞检验，叙述错误的是

  A. 主要是中性粒细胞

  B. 正常粪便中可见较多白细胞

  C. 钩虫病时，粪便中可见较多嗜酸性粒细胞

  D. 阿米巴痢疾时，粪便中可见较多的嗜酸性粒细胞

  E. 过敏性肠炎时，粪便中可见较多的嗜酸性粒细胞

26. 粪便镜检有较多的嗜酸性粒细胞常见于

  A. 肠炎

  B. 阿米巴痢疾

  C. 细菌性痢疾

  D. 溃疡性结肠炎

  E. 肠结核

27. 暗红色稀果酱样便，红细胞成堆存在，有残碎现象，白细胞较少，可见夏科-莱登结晶，最可能的是

  A. 细菌性痢疾

  B. 阿米巴痢疾

  C. 结肠癌

  D. 婴儿消化不良

  E. 胃溃疡出血

28. 细菌性痢疾和阿米巴痢疾最主要的鉴别点是

A. 粪便的外观

B. 粪便的气味

C. 粪便的量

D. 粪便中找到的病原体

E. 里急后重的程度

29. 一粪便标本的食物残渣，显微镜下可见无色或微黄色束状的边缘不清晰的条状物，加乙酸后膨大成胶状，可能是

  A. 肌肉纤维

  B. 弹力纤维

  C. 胶原纤维

  D. 植物纤维

  E. 透明管型

30. 粪便中有意义的结晶是

  A. 磷酸盐结晶

  B. 碳酸盐结晶

  C. 夏科-莱登结晶

  D. 草酸盐结晶

  E. 尿酸盐结晶

31. 梗阻性黄疸患者粪便中常见的结晶是

  A. 磷酸盐结晶

  B. 碳酸盐结晶

  C. 夏科-莱登结晶

  D. 血红素结晶

  E. 脂肪酸结晶

32. 粪便中发现虫卵，呈卵圆形，大小约0.06mm×0.04mm，卵壳薄，只一层，无盖，卵内常可见到4个卵细胞，是

  A. 鞭虫

  B. 蛔虫

  C. 钩虫

  D. 蛲虫

  E. 血吸虫

33. 粪便特征是量多，泡沫状，呈灰白色，有光泽，恶臭，镜检时可见较多的脂肪小滴，最有可能的是

A. 慢性胰腺炎

B. 细菌性痢疾

C. 阿米巴痢疾

D. 急性胃肠炎

E. 阻塞性黄疸

34. 下列哪种病原体在艾滋病（AIDS）患者粪便中可检出并可导致严重腹泻

    A. 鞭毛虫

    B. 纤毛虫

    C. 隐孢子虫

    D. 阿米巴原虫

    E. 血吸虫

35. 患有菌群失调症的患者，粪便的致病菌常为

    A. 固定一种细菌

    B. 固定两种细菌

    C. 正常菌群的比例失调

    D. 固定多种细菌

    E. 以上均不对

36. 粪便隐血试验方法不包括

    A. 邻甲苯胺法

    B. 匹拉米洞（氨基比林）法

    C. 试带法

    D. 免疫法

    E. 潘氏法

37. 下列有关隐血试验，叙述错误的是

    A. 化学法隐血试验的原理基本相同

    B. 灵敏度高的方法，可出现假阳性

    C. 目前，联苯胺法已被淘汰

    D. 免疫法敏感性高，无假阳性

    E. 隐血试验常作为消化道恶性肿瘤的筛检指标

38. 可使粪便化学法隐血试验出现假阴性的物质是

    A. 铁剂

    B. 铋剂

    C. 维生素 C

D. 动物血

E. 食物鱼肉

39. 粪便隐血试验持续阳性常见于

    A. 消化性溃疡

    B. 胃癌

    C. 食动物血

    D. 肠结核

    E. 溃疡性结肠炎

40. 关于化学法粪便隐血试验，下列说法错误的是

    A. 必须有阴性、阳性质控标本

    B. 新鲜配制过氧化氢溶液

    C. 过氧化氢溶液应避光保存

    D. 实验器材应加热煮沸

    E. 不能使用玻片法

41. 粪便隐血试验能区别消化道良性出血和恶性肿瘤出血的关键在于

    A. 出现阳性的程度

    B. 出现阳性的颜色深浅

    C. 出现阳性的持续时间

    D. 标本采集的方法

    E. 出现阳性的早晚

42. 检测粪便隐血试验特异性最好的方法是

    A. 单克隆抗体胶体金法

    B. 匹拉米洞法

    C. 邻甲苯胺法

    D. 愈创木酯法

    E. 无色孔雀绿法

43. 黄色软便中见到白色假丝酵母菌，首先考虑的原因是

    A. 长期使用免疫抑制剂

    B. 长期使用激素

    C. 长期使用广谱抗生素

    D. 长期化疗

    E. 标本被污染

考 题 示 例

1. 白陶土样便常见于【基础知识】
   A. 痔疮
   B. 霍乱
   C. 梗阻性黄疸
   D. 上消化道出血
   E. 细菌性痢疾

2. 米泔样便常见于【基础知识】
   A. 痔疮
   B. 霍乱
   C. 梗阻性黄疸
   D. 上消化道出血
   E. 细菌性痢疾

3. 脓血便常见于【基础知识】
   A. 痔疮
   B. 霍乱
   C. 梗阻性黄疸
   D. 上消化道出血
   E. 细菌性痢疾

4. 正常粪便镜检，无【基础知识】
   A. 大肠埃希菌
   B. 脂肪滴
   C. 肠黏膜上皮细胞
   D. 肌肉纤维
   E. 淀粉颗粒

5. 下列均是粪便标本正确取材方法，但除外【基础知识】
   A. 多部位采集标本
   B. 随意挑取标本
   C. 取脓液和血液交界处的粪便
   D. 取脓液，血液和黏液交界处粪便
   E. 取采便管采集的粪便

6. 粪便检验有助于诊断细菌性痢疾的细胞是【基础知识】
   A. 中性粒细胞

B. 淋巴细胞
C. 肠上皮细胞
D. 巨噬细胞
E. 红细胞

7. 上消化道出血的患者粪便呈黑色的原因是【基础知识】
   A. 细菌将血红蛋白分解
   B. 服用过量维生素 C
   C. 含有过量的胆绿素
   D. 肠道内产生的胆汁减少
   E. 血红蛋白被转化成含铁血黄素

8. 正常粪便含有少量【基础知识】
   A. 血液
   B. 脓液
   C. 黏液
   D. 寄生虫
   E. 虫卵

9. 粪便脂肪滴常见的原因【基础知识】
   A. 肝功能损害
   B. 小肠吸收功能受损
   C. 胆囊阻塞
   D. 肾功能损害
   E. 脾脏功能损害

10. 可作为检测消化道恶性肿瘤过筛试验的是【基础知识】
    A. 隐血试验
    B. 脂肪检验
    C. 粪胆素试验
    D. 粪胆素原试验
    E. 粪胆红素试验

11. 胆道梗阻患者粪便颜色为【基础知识】
    A. 蓝绿色
    B. 白色或灰白色
    C. 红色

D. 黄色

E. 黑色

12. 消化道肿瘤粪便会出现【基础知识】

    A. 带血便

    B. 稀便

    C. 潜血

    D. 黑粪

    E. 脓血便

13. 证明肠瘘最佳的辅助检查为【基础知识】

    A. 外周血白细胞、中性粒细胞比例升高

    B. 低钾血症

    C. 低钠血症

    D. 白细胞出现中毒颗粒

    E. 口服或胃管注入亚甲蓝

14. 正常人粪便可出现较多【基础知识】

    A. 细菌

    B. 红细胞

    C. 淋巴细胞

    D. 巨噬细胞

    E. 上皮细胞

15. 正常粪便显微镜检验不能见到的成分是【基础知识】

    A. 中性粒细胞

    B. 巨噬细胞

    C. 淀粉颗粒

    D. 脂肪颗粒

    E. 植物纤维

16. 关于粪便显微镜细胞检验，叙述正确的是【专业知识】

    A. 用高倍镜观察

    B. 用低倍镜观察

    C. 观察 2 个视野

    D. 观察 5 个视野

    E. 观察 8 个视野

17. 黑色粪便见于服用以下物质，但除外

【专业知识】

    A. 铁剂

    B. 活性炭

    C. 动物血

    D. 动物肝

    E. 钡剂

18. 粪便标本，要求选取的部位是【专业知识】

    A. 黏液

    B. 脓液

    C. 血液

    D. 脓液和血液

    E. 含脓液和血液的粪便

19. 引起化学法隐血试验结果假阴性的因素是【专业知识】

    A. 维生素 C

    B. 生理性失血

    C. 大量生食蔬菜

    D. 食用动物食品

    E. 消化道大出血

20. 患者，便血。化学法隐血试验结果阴性，可能原因是大量服用【专业知识】

    A. 阿司匹林

    B. 秋水仙素

    C. 维生素 C

    D. 吲哚美辛

    E. 糖皮质激素

21. 临床上判断消化道出血完全停止的最可靠指标是【专业知识】

    A. 粪便外观无柏油样改变

    B. 粪便镜检无红细胞

    C. 粪便隐血试验阴性

    D. 粪胆素原试验阴性

    E. 粪胆素试验阴性

22. 粪便呈柏油样外观，常见于【专业知识】

    A. 痔疮

B. 细菌性痢疾

C. 阿米巴痢疾

D. 溃疡性结肠炎

E. 上消化道出血

23. 粪便为果酱色，常见于【专业知识】

A. 细菌性痢疾

B. 阿米巴痢疾

C. 直肠癌

D. 胆道梗阻

E. 胃溃疡

24. 黏液脓血便常见于【相关专业知识】

A. 进食脂肪食物

B. 细菌性痢疾

C. 急性胃肠炎

D. 肛门失禁

E. 服用泻药后

25. 无色黏液均匀地混于粪便之中，最可能的是【相关专业知识】

A. 阿米巴痢疾

B. 细菌性痢疾

C. 溃疡性结肠炎

D. 结肠癌

E. 小肠炎症

26. 患者，男，30 岁。在小饭店就餐后出现腹痛、腹胀，剧烈腹泻，呈水样便伴呕吐 1d，头晕无力，无腹痛，无里急后重。查体：血压 80/60mmHg，面容疲倦，皮肤松弛，有口干舌燥感，眼窝内陷。首选的检验是【相关专业知识】

A. 尿常规检验

B. 外周血白细胞计数

C. 碱性蛋白胨水接种

D. 粪便常规检验

E. 粪便标本立即进行直接悬滴检验

27. 粪便呈黑色，质软，富有光泽，见于【专业实践能力】

A. 服用活性炭

B. 服用铁剂

C. 下消化道出血

D. 上消化道出血

E. 进食大量蔬菜

28. 关于粪便显微镜检验，叙述错误的是【专业实践能力】

A. 低倍镜检验虫卵、原虫等

B. 高倍镜检验细胞等

C. 正常粪便中可见较多白细胞

D. 正常粪便中无红细胞

E. 正常粪便中可见未消化食物残渣

29. 粪便隐血试验最好是连续检验【专业实践能力】

A. 2d

B. 3d

C. 4d

D. 5d

E. 6d

30. 高灵敏检测粪便中隐血的方法是【专业实践能力】

A. 联苯胺法

B. 匹拉米洞法

C. 愈创木酯法

D. 无色孔雀绿法

E. 邻联甲苯胺法

31. 需保温运送的粪便标本是为了检验【专业实践能力】

A. 蛔虫卵

B. 鞭虫卵

C. 血吸虫卵

D. 肝吸虫卵

E. 溶组织内阿米巴

32. 患者，男，25 岁。腹泻，一日 10 次黄色黏液便，伴腹痛及里急后重感。查体：体温 37.8℃，血压 110/78mmHg。临床诊断为细菌性痢疾，粪便常规检验

可见到大量【专业实践能力】

A. 内皮细胞

B. 柱状上皮细胞

C. 红细胞

D. 白细胞

E. 单核细胞

33. 患者，女，25 岁。腹泻，粪便呈黏液样。便常规检验：红细胞（＋），白细胞（3＋）。最可能的初步诊断为【专业实践能力】

A. 急性胃肠炎

B. 消化不良

C. 过敏性肠炎

D. 细菌性痢疾

E. 肠道肿瘤

34. 患儿，男，2 岁。咳嗽、流涕 3d，伴发热、呕吐、腹泻、排绿色蛋花汤稀便 2d。查体：体温 38.4℃，咽部充血，双肺呼吸音略粗，肠鸣音亢进。实验室检查：粪便显微镜检见少量白细胞及红细胞，该患儿腹泻的原因可能是【相关专业知识】

A. 轮状病毒感染

B. 埃可病毒感染

C. 阿米巴痢疾

D. 胃肠道感染

E. 肠易激综合征

第十二章 脑脊液检验

单元	细目	要点	要求	科目
脑脊液检验	1. 标本采集与处理	（1）脑脊液检验的适应证和禁忌证	了解	1，2
		（2）脑脊液的标本采集与处理	熟练掌握	3，4
	2. 理学检验	（1）颜色	掌握	3，4
		（2）透明度	掌握	3，4
		（3）凝固性	掌握	3，4
		（4）比重	了解	3，4
	3. 显微镜检验	细胞计数与分类计数	掌握	3，4
	4. 化学与免疫学检验	（1）蛋白质	掌握	3，4
		（2）葡萄糖	掌握	3，4
		（3）氯化物	了解	3，4
	5. 病原生物学检验	（1）细菌学检验	了解	3，4
		（2）寄生虫检验	了解	3，4
	6. 质量控制与临床应用	（1）质量控制	了解	3，4
		（2）临床应用	了解	2，4

注：1—基本知识；2—相关专业知识；3—专业知识；4—专业实践能力。

内 容 概 要

一、标本采集与处理

1. 脑脊液检验的适应证和禁忌证

（1）适应证　①有脑膜刺激症状者；②原因不明的剧烈头痛、昏迷、抽搐或瘫痪；③疑有颅内出血、中枢神经梅毒等；④中枢神经系统疾病需系统观察或椎管内给药等。

（2）禁忌证　①对疑有颅内压升高者，为避免因腰穿诱发脑疝，应先做眼底检查，如有明显视盘水肿，忌做腰椎穿刺；正常成人脑脊液压力卧位为 $80\sim180\text{mmH}_2\text{O}$；②休克、衰竭或濒危状态的患者；③穿刺位置局部皮肤有炎症的患者；④颅后窝有占位性病变的患者。

2. 脑脊液的标本采集与处理

脑脊液标本一般由临床医生进行腰椎穿刺采集。标本采出后收集于 3 支无菌试管中，每管 $1\sim2\text{ml}$。第 1 管做细菌学检验，第 2 管做生化和免疫学检验，第 3 管做一般性状和显微镜检验。

二、理学检验

1. 颜色

正常脑脊液为无色水样液体，但在病理情况下脑脊液可呈不同程度的颜色改变。

(1)红色　红色脑脊液常由于穿刺损伤出血(新鲜出血)或脑及蛛网膜下腔出血(陈旧性出血)引起。因红细胞量的多少和出血时间的不同，可使标本呈红色、红褐色、淡红色等。

(2)黄色　脑脊液呈淡黄色称为黄变症。黄变症主要见于：①脑及蛛网膜下腔陈旧性出血；②蛛网膜下腔梗阻，常见于脊柱外伤、结核病变、椎间盘突出、硬脊膜外脓肿、蛛网膜粘连、神经纤维瘤及脊髓胶质瘤等；③各种原因引起的黄疸，如新生儿溶血症、黄疸型传染性肝炎、胆道梗阻；④穿刺 1h 内未及时检测，由于针头等引起红细胞破坏，血红蛋白降解，常呈淡黄色。

(3)乳白色　乳白色脑脊液常见于化脓性细菌所引起的化脓性脑膜炎。

(4)绿色　绿色脑脊液主要见于铜绿假单胞菌性脑膜炎。

(5)褐色或黑色　褐色或黑色脑脊液常见于脑膜黑色素瘤。

2. 透明度

正常脑脊液清晰透明。脑脊液出现浑浊的原因见于穿刺出血和炎症。

(1)穿刺出血。

(2)炎症因素。当中枢神经系统炎症时，由于细胞、细菌、真菌或蛋白质含量明显增加，可呈脓性乳白浑浊；结核性脑膜炎，脑脊液内细胞中度增多，可呈毛玻璃样微浑；病毒性脑膜炎、神经梅毒等疾病的脑脊液可呈透明外观。

3. 凝固性

正常脑脊液于试管内静置 $12\sim24\text{h}$ 不形成薄膜、凝块和沉淀物；当蛋白质含量(包括纤维蛋白原)超过 10g/L 时，可出现薄膜、凝块或沉凝物。

(1)化脓性脑膜炎患者的脑脊液在抽出后 $1\sim2\text{h}$ 内形成明显的凝块或沉淀物。

(2)结核性脑膜炎患者的脑脊液在静置 $12\sim24\text{h}$ 后可见表面有纤细的网膜形成，取此膜涂片检验结核分枝杆菌，阳性率较高。

(3)脊髓灰质炎及神经梅毒的脑脊液可出现小絮状凝块而不形成薄膜。

(4)蛛网膜下腔阻塞时，其远端部位的蛋白质含量明显增高，常呈黄色胶冻状。如脑脊液同时存在胶样凝固、黄变症和蛋白-细胞分离现象(即蛋白质明显增多而细胞数仅轻度增加或接近正常)3 个特征，称为 Froin – Nonne 综合征，是蛛网膜下腔梗阻脑脊液的特征。

4. 比重

腰椎穿刺液的比重为 1.006～1.008；脑室穿刺液的比重为 1.002～1.004；小脑延髓池穿刺液的比重为 1.004～1.008。

三、显微镜检验

显微镜检验包括细胞计数与分类计数。

正常人脑脊液中无红细胞，白细胞极少〔成人为$(0～8)×10^6/L$；儿童为$(0～15)×10^6/L$；新生儿为$(0～30)×10^6/L$〕。正常脑脊液中白细胞主要为单个核细胞，多为淋巴细胞，偶见软脑膜细胞、蛛网膜细胞、室外管膜细胞及脉络丛细胞等。

中枢神经系统病变时，脑脊液中细胞数可增多，而增多的程度及细胞种类与病变的性质有关。

(1)中枢神经系统感染性疾病　细菌感染时(化脓性脑膜炎)，细胞显著增加，以中性粒细胞为主；结核性、病毒性脑膜炎时，细胞数轻至中度增加，以淋巴细胞为主。

(2)寄生虫感染性疾病　脑感染寄生虫引起的疾病等，不仅脑脊液细胞数可升高，并可见嗜酸性粒细胞增多，浆细胞也可升高。

(3)脑室或蛛网膜下腔出血　脑脊液内可见大量红细胞和白细胞，以中性粒细胞为主。

(4)中枢神经系统肿瘤　脑脊液中细胞可正常或稍高，以淋巴细胞为主，可见肿瘤细胞。脑脊液中找到白血病细胞是白血病脑膜转移的证据，找到肿瘤细胞是诊断中枢神经系统肿瘤的佐证。脑脊液中常见的肿瘤细胞有原发性肿瘤细胞和转移性肿瘤细胞、白血病细胞及淋巴瘤细胞等。

四、化学与免疫学检验

1. 蛋白质

(1)脑脊液蛋白检验　脑脊液蛋白定性检验的方法主要有潘氏(Pandy)法和罗-琼(Ross – Jone)试验。潘氏法敏感性较高，所用试剂是苯酚。定量检验的方法多用磺基水杨酸-硫酸钠比浊法或邻苯三酚红钼络合显色法。生理状况下，脑脊液中 80% 以上的蛋白质来源于血浆。正常脑脊液以白蛋白为主，球蛋白微量，无纤维蛋白原。反映血脑屏障功能的指标是白蛋白指数。

参考区间：定性，阴性/弱阳性；定量，0.2～0.4g/L。

脑脊液蛋白增加见于以下几种情况。①神经系统炎症：化脓性脑膜炎显著增加，结核性脑膜炎中度增加，病毒性脑膜炎可正常或轻度增加。另外，脑脊液总蛋白定量测定可用于鉴别化脓性脑膜炎和非化脓性脑膜炎，脑脊液总蛋白量>1g/L，通常可诊断为细菌性脑膜炎、真菌性脑膜炎或结核性脑膜炎。②神经根病变：如急性感染性多发性神经炎，多数病例脑脊液蛋白增加，而细胞正常或接近正常，呈蛋白-细胞分离现象。③颅内和蛛网膜下腔出血：血性脑脊液可使蛋白质含量增高，常见于高血压合并动脉硬化、脑血管畸形、动脉瘤、血液病及脑肿瘤。④颅内占位性病变及蛛网膜下腔梗阻：颅内占位性病变常有颅内压增高、头痛、呕吐、视乳头水肿、癫痫发作、脑疝等表现，此时脑脊液蛋白增加。⑤脱髓鞘疾病：如多发性硬化症，鞘内免疫球蛋白合成增加。

（2）脑脊液中免疫球蛋白测定　正常脑脊液中免疫球蛋白含量极少，病理情况下脑脊液中免疫球蛋白增加主要是由于血脑屏障通透性增加，血液中的免疫球蛋白进入脑脊液中或中枢神经系统感染时激活免疫球蛋白。

脑脊液中免疫球蛋白检验对脑病的诊断与鉴别诊断有重要意义。①IgG：正常人含量少于 100mg/L，增高见于亚急性硬化性脑炎、多发性硬化症、麻疹脑炎及神经梅毒等。结核性、化脓性脑膜炎时 IgG、IgA 均增高。减少见于癫痫、X 线照射及服用类固醇药物等。②IgM：正常人脑脊液未见 IgM，若出现常提示神经系统感染。IgM 浓度明显增高是急性化脓性脑膜炎的特点，病毒性脑膜炎 IgM 轻度增加，若 IgM＞30mg/L 可排除病毒感染可能。③IgA：增高见于化脓性脑膜炎、结核性脑膜炎、神经梅毒、脑血管病等。

（3）脑脊液蛋白电泳　正常脑脊液与血清中蛋白电泳的区别：①蛋白电泳中有前白蛋白，而血清中没有；②蛋白电泳中 β 球蛋白较多；③蛋白电泳中 γ 球蛋白仅相当于血清的一半。

2. 葡萄糖

正常人脑脊液中糖的含量仅相当于血糖的 50%～80%。检验方法多采用葡萄糖氧化酶法和己糖激酶法。

（1）脑脊液中葡萄糖含量增高　脑脊液中葡萄糖含量增高见于：①早产儿及新生儿；②饱餐或静脉注射葡萄糖后；③血性脑脊液；④影响到脑干的急性外伤或中毒；⑤糖尿病等。

（2）脑脊液中葡萄糖含量降低　脑脊液中葡萄糖含量降低是由于微生物对糖的消耗以及细胞对糖进行无氧酵解作用或者血脑屏障通透性的改变引起。脑脊液中葡萄糖含量降低常见于：①中枢神经系统细菌或真菌感染；②脑寄生虫病；③颅内肿瘤；④蛛网膜下腔出血；⑤其他各种原因引起低血糖等。

3. 氯化物

由于脑脊液中蛋白质含量较少，为了维持脑脊液和血浆渗透压的平衡，氯化物含量为血浆的 1.2～2.3 倍。氯化物的检验方法有硝酸汞滴定法、硫氰酸汞比色法、离子选择电极法、电量分析法、干化学分析法等。

参考区间：成人为 120～130mmol/L。

临床意义：氯化物降低见于脑部细菌或真菌感染（常见于化脓性脑膜炎、结核性脑膜炎及真菌性脑膜炎；病毒性脑膜炎和脊髓灰质炎，脑脓肿、神经梅毒时可正常）及低氯血症。氯化物升高主要见于高氯血症、呼吸性碱中毒等。

五、病原生物学检验

1. 细菌学检验

（1）显微镜检验　脑脊液涂片革兰氏染色或碱性亚甲蓝染色检验致病菌。如果怀疑为结核性脑膜炎，可采用抗酸染色，油镜下寻找抗酸阳性杆菌。新型隐球菌检验常采用墨汁染色法。

（2）细菌培养　细菌培养主要适用于脑膜炎奈瑟菌、链球菌、葡萄球菌、大肠埃希菌等。

2. 寄生虫检验

（1）脑脊液涂片检验　脑脊液涂片检验可发现血吸虫卵、肺吸虫卵、弓形虫、阿米巴滋养体等。

（2）脑囊虫检验　脑囊虫补体结合试验诊断脑囊虫的阳性率可达 88%；致敏乳胶颗粒玻片凝集试验诊断脑囊虫的符合率为 90%；酶联免疫吸附试验对诊断脑囊虫病具有高度的特异性。

（3）梅毒螺旋体检验　神经梅毒的诊断首选螺旋体荧光抗体吸收试验（FTA-ABS）；其次选用性病研究实验室玻片试验（VDRL），其灵敏度为 50%～60%，特异性为 90%。现多使用快速血浆反应素试验（RPR）筛检。梅毒螺旋体颗粒凝集试验（TP-PA）为梅毒确诊试验。

六、质量控制与临床应用

1. 质量控制

（1）标本采集与处理　①检验时机选择：化脓性脑膜炎于发病后 1～2d、病毒性脑膜炎于发病后 3～5d、结核性脑膜炎于发病后 1～3 周、疱疹性脑膜炎于流行性感冒前驱症状期开始后 5～7d 穿刺采集标本。②标本采集：标本放置过久，可造成细胞破坏、葡萄糖等物质分解、细菌溶解等，影响检验结果。

（2）细胞计数　①标本采集后应在 1h 内进行细胞计数；②标本必须混匀后方可进行检验，否则会影响计数结果。

（3）校正与鉴别　①因穿刺损伤血管引起血性脑脊液，白细胞计数结果必须校正。②细胞计数时，应注意红细胞、白细胞与新型隐球菌的鉴别。新型隐球菌不溶于乙酸，加优质墨汁后可见未染色的荚膜；白细胞也不溶于乙酸，加酸后细胞核和细胞质更加明显；红细胞加酸后溶解。

（4）室内质控　①脑脊液化学和免疫学检验：应选择灵敏度和特异性高、简单的操作方法。②定性检验：每次都应做阴性和阳性对照，以保证结果的准确性。③定量检验：使用定值质控物伴随常规检验做室内质控，以提高检验结果的可比性。

2. 临床应用

（1）诊断与鉴别诊断中枢神经系统感染性疾病　对于脑膜炎的患者，通过检验脑脊液压力、颜色，并对脑脊液进行化学和免疫学、显微镜检验，不但可以确诊，而且对疾病鉴别诊断有极大的帮助。

（2）诊断、鉴别诊断脑血管疾病　头痛、昏迷或偏瘫的患者，其脑脊液为血性，首先要鉴别是脑出血、蛛网膜下腔出血还是穿刺出血。若脑脊液为均匀一致的红色，则可能为脑出血、蛛网膜下腔出血；若第1管脑脊液为红色，以后逐渐变清，则多为穿刺损伤出血；若头痛、昏迷或偏瘫患者的脑脊液为透明无色，则多为缺血性疾病。

（3）辅助诊断脑肿瘤　大约70%恶性肿瘤可转移至中枢神经系统，此时脑脊液中单核细胞增加，蛋白质增加，葡萄糖减少或正常。若白血病患者的脑脊液中发现白血病细胞，可诊断为脑膜白血病。脑脊液涂片或免疫学检验发现肿瘤细胞，有助于肿瘤的诊断。

常见中枢神经系统疾病的脑脊液检验结果见表12-1。

表12-1　常见中枢系统疾病的脑脊液检验结果

疾病	外观	凝固	蛋白质	葡萄糖	氯化物	细胞增高	细菌
化脓性脑膜炎	浑浊	凝块	↑↑	↓↓↓	↓	显著，中性粒细胞	化脓性细菌
结核性脑膜炎	浑浊	薄膜	↑	↓	↓↓	中性粒细胞，淋巴细胞	结核分枝杆菌
病毒性脑膜炎	透明或微浑	无	↑	正常	正常	淋巴细胞	无
隐球菌性脑膜炎	透明或微浑	可有	↑↑	↓	↓	淋巴细胞	隐球菌
流行性乙型脑炎	透明或微浑	无	↑	正常或↑	正常	中性粒细胞，淋巴细胞	无
脑出血	血性	可有	↑↑	↑	正常	红细胞	无
蛛网膜下腔出血	血性	可有	↑↑	↑	正常	红细胞	无
脑肿瘤	透明	无	↑	正常	正常	淋巴细胞	无
脑脓肿	透明或微浑	有	↑	正常	正常	淋巴细胞	有或无
神经梅毒	透明	无	正常	正常	↑	淋巴细胞	无

归　纳　总　结

1. 注意脑脊液检验的适应证和禁忌证。

2. 脑脊液标本由临床医生进行腰椎穿刺采集，标本采集三管，每管1～2ml。

3. 正常脑脊液清晰透明。结核性脑膜炎的脑脊液呈毛玻璃样微浑。

4. 正常脑脊液于试管内静置12～24h不形成薄膜、凝块和沉淀物；化脓性脑膜炎患者的脑脊液在抽出后1～2h内形成明显的凝块或沉淀物；结核性脑膜炎患者的脑脊液静置12～24h后可见表面有纤细的网膜形成。

5. 正常人脑脊液中无红细胞。

6. 正常人脑脊液中白细胞极少，成人为(0～8)×10⁶/L，且多为淋巴细胞。

7. 各类中枢神经系统疾病引起的白细胞变化如下。①化脓性脑膜炎：白细胞显著增加，以中性粒细胞为主。②结核性脑膜炎：可同时存在粒细胞、淋巴细胞及浆细胞。③病毒性脑膜炎：白细胞数轻度增加，以淋巴细胞为主。

8. 新型隐球菌性脑膜炎检验常采用墨汁染色法。

9. 检测脑囊虫病较灵敏的检测方法是酶联免疫吸附试验。

10. 脑脊液蛋白定性检验主要方法有潘氏法和罗-琼试验。潘氏法敏感性较高，所用试剂是苯酚。脑脊液蛋白定量检验方法有磺基水杨酸-硫酸钠比浊法或邻苯三酚红钼络合显色法。

11. 正常脑脊液只含有少量蛋白质，以白蛋白为主，球蛋白微量，无纤维蛋白原。

12. 脑脊液中免疫球蛋白(IgG、IgM、IgA)检验对脑病的诊断有重要价值。

13. 脑脊液葡萄糖含量降低见于中枢神经系统细菌或真菌感染。急性化脓性脑膜炎葡萄糖降低出现早且降低明显；结核性或真菌性脑膜炎时，脑脊液中葡萄糖降低多发生于中、晚期。脑脊液的氯化物降低常见于化脓性脑膜炎、结核性脑膜炎(氯化物降低最明显)及真菌性脑膜炎。

相 关 习 题

1. 脑脊液蛋白定性试验主要检出
   - A. 总蛋白
   - B. 白蛋白
   - C. 黏蛋白
   - D. 球蛋白
   - E. 糖蛋白

2. 蛛网膜下腔梗阻脑脊液的典型特征是
   - A. Pandy 试验阳性
   - B. 脑脊液外观呈白色浑浊
   - C. 脑脊液外观呈黑色
   - D. 脑脊液外观呈乳糜样
   - E. 脑脊液外观呈黄色胶冻样

3. 蛛网膜下腔陈旧性出血的脑脊液常呈
   - A. 白色
   - B. 黑色
   - C. 红色
   - D. 褐色
   - E. 黄色

4. 正常脑脊液中的主要蛋白质是
   - A. 纤维蛋白原
   - B. 球蛋白
   - C. 白蛋白
   - D. β_2-微球蛋白
   - E. 血红蛋白

5. 脑脊液白细胞计数明显升高多见于
   - A. 病毒性脑膜炎
   - B. 脑出血
   - C. 化脓性脑膜炎
   - D. 脑肿瘤
   - E. 结核性脑膜炎

6. 正常脑膜炎中细胞主要为
   - A. 红细胞
   - B. 嗜碱性粒细胞
   - C. 嗜酸性粒细胞
   - D. 淋巴细胞
   - E. 单核细胞

7. 腰椎穿刺采集脑脊液的禁忌证包括
   - A. 疑有颅内出血
   - B. 脑膜白血病
   - C. 脑膜感染性疾病

D. 颅后窝有占位性病变

E. 不明原因的剧烈头痛

8. 正常成人脑脊液压力的参考区间是

    A. $80\sim180mmH_2O$

    B. $100\sim180mmH_2O$

    C. $80\sim180mmHg$

    D. $100\sim200mmH_2O$

    E. $150\sim200mmH_2O$

9. 脑脊液静置 $1\sim2h$ 后出现凝块或沉淀见于

    A. 化脓性脑膜炎

    B. 结核性脑膜炎

    C. 蛛网膜下腔梗阻

    D. 流行性乙型脑炎

    E. 脑脊髓梅毒

10. 脑脊液呈黄色胶冻状见于

    A. 化脓性脑膜炎

    B. 结核性脑膜炎

    C. 蛛网膜下腔梗阻

    D. 流行性乙型脑炎

    E. 脑脊髓梅毒

11. 化脓性脑膜炎时，脑脊液抽取后，开始出现凝块的时间常为

    A. 1h

    B. 5h

    C. 3h

    D. 7h

    E. 10h

12. 正常脑脊液静置24h后

    A. 出现薄膜

    B. 出现凝块

    C. 呈黄色胶样

    D. 出现絮状凝块

    E. 无沉淀

13. 下列哪项不是脑脊髓液检验的适应证

    A. 疑为脑膜炎者

    B. 疑有颅内出血者

C. 白血病并发中枢神经系统损害者

D. 脑肿瘤合并脑压升高者

E. 有脑膜刺激症状者

14. 脑脊液标本一般收集三管，每管为

    A. $1\sim2ml$

    B. $2\sim3ml$

    C. $3\sim4ml$

    D. $4\sim5ml$

    E. $5\sim6ml$

15. 陈旧性脑室出血的脑脊液为

    A. 灰白色

    B. 黑色

    C. 淡红色

    D. 褐色

    E. 黄色

16. 脑脊液中性粒细胞 >1000 个$/\mu l$，多见于

    A. 蛛网膜下腔出血

    B. 结核性脑膜炎

    C. 化脓性脑膜炎

    D. 中枢神经系统肿瘤

    E. 脑出血

17. 脑脊液中 IgA 增高主要见于

    A. 病毒性脑膜炎

    B. 化脓性脑膜炎

    C. 脑肿瘤

    D. 多发性硬化症

    E. 蛛网膜下腔出血

18. 脑脊液呈现小絮状凝块见于

    A. 化脓性脑膜炎

    B. 结核性脑膜炎

    C. 病毒性脑膜炎

    D. 神经梅毒

    E. 蛛网膜下腔梗阻

19. 关于脑脊液检验正确的是

    A. 第 1 管可用于一般性状和显微镜检验

B. 脑脊液蛋白质定性的常用方法是 Ross – Jone 法

C. 脑脊液葡萄糖在化脓性脑膜炎降低最明显

D. 脑脊液氯化物常随蛋白的增加而增加

E. 病毒性脑膜炎脑脊液蛋白含量增高最明显

20. 正常成人脑脊液中红细胞数应为

A. 0

B. $(0\sim5)\times10^9/L$

C. $(0\sim10)\times10^9/L$

D. $(0\sim15)\times10^9/L$

E. $(0\sim30)\times10^9/L$

21. 脑脊液蛋白定性检验方法不包括

A. 潘氏法

B. Nonne – Apelt 试验

C. 硫酸铵试验

D. 比浊法

E. Ross – Jone 试验

22. 脑脊液中污染的细胞主要来自

A. 脑积水

B. 白血病

C. 化脓性脑膜炎

D. 脑转移性肿瘤

E. 穿刺损伤

23. 检验脑脊液中新型隐球菌，离心沉淀物中需加入少量

A. 革兰氏染液

B. 瑞特染液

C. 冰乙酸

D. 印度墨汁

E. 碘液

24. 潘氏法采用的试剂是

A. 硫酸铵

B. 磺基水杨酸

C. 氯化汞

D. 苯酚

E. 硫酸钠

25. 陈旧性出血脑脊液的特点是

A. 出现血凝块

B. 白细胞不增高

C. 红细胞无变化

D. 上清液隐血试验呈阳性

E. 离心后上清液无色透明

26. 最能反映血脑屏障功能的指标是

A. 蛋白商

B. 脑脊液白蛋白指数

C. 免疫球蛋白

D. 葡萄糖

E. 氯化物

27. 检测脑囊虫病灵敏度较高的试验是脑脊液

A. 镜检

B. 补体结合试验

C. 胶乳凝集试验

D. 酶联免疫吸附试验

E. 间接血凝试验

28. 脑出血时脑脊液的特点是

A. 出现血凝块

B. 二管均呈红色，一管无色

C. 离心后，上清液无色

D. 离心后，上清液呈黄色

E. 迅速形成薄膜

29. 患者，男，30 岁。高热、呕吐、剧烈头痛、意识障碍 1d。实验室检查：血常规 WBC $22\times10^9/L$，其余项目基本正常；脑脊液白色浑浊，脑脊液 WBC $1200\times10^6/L$，单个核细胞 5%，多个核细胞 95%，脑脊液生化检验蛋白质 2200mg/L，葡萄糖 1.2mmol/L，氯化物 113mmol/L。根据以上检验结果，对该患者最可能的诊断是

A. 结核性脑膜炎

B. 蛛网膜下腔出血

C. 病毒性脑膜炎

D. 化脓性脑膜炎

E. 梅毒性脑膜炎

考 题 示 例

1. 采集第 2 管脑脊液用于【基础知识】

   A. 颜色观察

   B. 蛋白质测定

   C. 凝固性观察

   D. 透明度观察

   E. 微生物学检验

2. 脑脊液检验结果能提示患结核性脑膜炎的是【基础知识】

   A. 白细胞计数降低，以单核细胞为主

   B. 白细胞计数升高，以中性粒细胞为主

   C. 白细胞计数升高，以淋巴细胞为主

   D. 白细胞计数降低，以淋巴细胞为主

   E. 白细胞计数升高，以单核细胞为主

3. 正常脑脊液为【专业知识】

   A. 无色透明

   B. 褐色不透明

   C. 淡红色半透明

   D. 灰白色不透明

   E. 淡黄色半透明

4. 正常脑脊液中主要的白细胞是【相关专业知识】

   A. 中性粒细胞

   B. 淋巴细胞

   C. 单核细胞

   D. 嗜碱性粒细胞

   E. 嗜酸性粒细胞

5. 标本采集后若不能及时送检，应置于 25℃ 保存的是【专业实践能力】

   A. 痰

   B. 尿

   C. 脑脊液

   D. 心包液

   E. 支气管灌洗液

6. 脑脊液静置 12～24h 后出现薄膜，见于【专业实践能力】

   A. 结核性脑膜炎

   B. 化脓性脑膜炎

   C. 蛛网膜下腔梗阻

   D. 流行性乙型脑炎

   E. 脑脊液梅毒

7. 脑脊液中氯化物含量参考区间为【基础知识】

   A. 98～106mmol/L

   B. 78～98mmol/L

   C. 58～78mmol/L

   D. 53～69mmol/L

   E. 120～130mmol/L

8. 脑脊液中葡萄糖含量【基础知识】

   A. 与血糖含量相同

   B. 比血糖含量高 1/3

   C. 比血糖含量高 1/2

   D. 相当于血糖含量的 20%～40%

   E. 相当于血糖含量的 50%～80%

9. 脑脊液采集后放置时间过久，可出现以下变化，但除外【专业知识】

   A. 细胞破坏

   B. 细胞消失

   C. 细胞变形

   D. 葡萄糖含量升高

   E. 细菌溶解

10. 病毒性脑膜炎脑脊液检验的特点是

【相关专业知识】

A. 外观多透明

B. 有凝块

C. 蛋白质明显增高

D. 葡萄糖含量增高

E. 氯化物含量增高

11. 脑脊液中葡萄糖含量减少最明显的是【相关专业知识】

A. 化脓性脑膜炎

B. 病毒性脑膜炎

C. 结核性脑膜炎

D. 隐球菌性脑膜炎

E. 脑肿瘤

12. 第1管脑脊液标本通常做【专业实践能力】

A. 细胞计数

B. 化学检验

C. 免疫学检验

D. 细菌学检验

E. 细胞学检验

13. 脑脊液出现凝块时，其蛋白质含量常超过【基础知识】

A. 1.5g/L

B. 2.5g/L

C. 5g/L

D. 7.5g/L

E. 10g/L

14. 脑脊液白细胞分类阳性率较高的方法是【专业知识】

A. 直接涂片法

B. 自然沉淀法

C. 尿液分析仪法

D. 玻片离心沉淀法

E. 血细胞分析仪法

15. 脑脊液形成凝块见于【相关专业知识】

A. 化脓性脑膜炎

B. 病毒性脑膜炎

C. 流行性乙型脑炎

D. 神经梅毒

E. 脑出血

16. 第2管脑脊液用于【相关专业知识】

A. 微生物学和化学检验

B. 生化和免疫学检验

C. 微生物学和免疫学检验

D. 免疫学和细胞学检验

E. 细胞学和理学检验

17. 脑脊液氯化物含量明显降低见于【相关专业知识】

A. 脑出血

B. 脑肿瘤

C. 化脓性脑膜炎

D. 结核性脑膜炎

E. 流行性乙型脑炎

18. 正常脑脊液蛋白质含量为【专业实践能力】

A. 0.1～0.3g/L

B. 0.2～0.4g/L

C. 0.4～0.5g/L

D. 0.5～0.7g/L

E. 0.8～1.0g/L

19. 下列疾病脑脊液中，均以淋巴细胞增高为主，但除外【专业实践能力】

A. 化脓性脑膜炎

B. 病毒性脑膜炎

C. 结核性脑膜炎

D. 脑脊髓梅毒

E. 脑肿瘤

20. 脑脊液出现毛玻璃样浑浊最常见于【基础知识】

A. 结核性脑膜炎

B. 化脓性脑膜炎

C. 病毒性脑膜炎

D. 蛛网膜下腔出血

E. 脑出血

21. 脑脊液潘氏法蛋白定性试验，需要滴加的脑脊液量为【专业知识】
    A. 1~2 滴
    B. 2~4 滴
    C. 4~6 滴
    D. 6~8 滴
    E. 8~10 滴

22. 脑脊液呈脓性浑浊的是【专业实践能力】
    A. 结核性脑膜炎
    B. 化脓性脑膜炎
    C. 病毒性脑膜炎
    D. 神经梅毒
    E. 蛛网膜下腔梗阻

23. 患者脑脊液标本放置后表面形成网状薄膜，涂片抗酸染色阳性，镜下查到分枝杆菌。该患者最可能的诊断为【专业知识】
    A. 病毒性脑膜炎
    B. 化脓性脑膜炎
    C. 结核性脑膜炎
    D. 隐球菌性脑膜炎
    E. 脊髓灰质炎

24. 患者，女，22 岁。发热伴头疼 1d，喷射状呕吐 2 次。查体：体温 38.7℃，表情淡漠，颈项强直，呼吸音清，肝、脾下未及，腰椎穿刺取脑脊液，三管均呈浑浊状，但无血性改变。脑脊液白细胞检验的参考区间是【专业知识】
    A. （10~20）×10^6/L
    B. （0~15）×10^6/L
    C. （0~10）×10^6/L
    D. （0~8）×10^6/L
    E. （0~5）×10^6/L

25. 第 3 管脑脊液用于【相关专业知识】
    A. 微生物和化学检验
    B. 化学和免疫学检验

C. 理学和免疫学检验
    D. 免疫学和细胞学检验
    E. 细胞学和理学检验

26. 疑似流行性脑脊髓膜炎患者的脑脊液标本应注意【专业实践能力】
    A. 冷藏送检
    B. 低温存放过夜
    C. 立即接种于普通琼脂平板
    D. 常温存放过夜
    E. 保温、立即送检

27. 关于脑脊液标本的采集与处理，叙述不正确的是【基础知识】
    A. 穿刺成功后立即测定脑脊液压力
    B. 留取的第 1 管做病原生物学检验
    C. 标本采集后立即送检，并于 2h 内检验完毕
    D. 标本放置过久造成细胞破坏，葡萄糖等分解，细菌溶解，影响检验结果
    E. 标本若混入血液应注明

28. 完成脑脊液细胞学检验的时间应在标本收集后【专业知识】
    A. 0~1h 内
    B. 1~2h 内
    C. 2~12h 内
    D. 12~24h 后
    E. 24~36h 后

29. 结核性脑膜炎脑脊液出现纤细的网膜，常在脑脊液静置【专业知识】
    A. 0~1h 内
    B. 1~3h 内
    C. 2~13h 内
    D. 12~25h 后
    E. 24~37h 后

30. 化脓性脑膜炎出现凝块，常在脑脊液静置【专业知识】
    A. 0~1h 内

B. 1～2h 内

C. 2～14h 内

D. 12～26h 后

E. 24～38h 后

31. 结核性脑膜炎的脑脊液常呈【专业实践能力】

A. 脓性白色浑浊

B. 淡粉红色浑浊

C. 淡黄绿色浑浊

D. 毛玻璃样浑浊

E. 深棕褐色浑浊

32. 脑脊液葡萄糖含量正常可见于【相关专业知识】

A. 细菌性脑膜炎

B. 隐球菌性脑膜炎

C. 病毒性脑膜炎

D. 化脓性脑膜炎

E. 结核性脑膜炎

33. 潘氏法与硫酸铵试验比较，前者【专业实践能力】

A. 需脑脊液标本量少

B. 操作复杂

C. 敏感性差

D. 正常人肯定阴性

E. 能分别测试球蛋白和白蛋白

34. 脑脊液氯化物减低早于葡萄糖减低的疾病是【专业实践能力】

A. 蛛网膜下腔出血

B. 神经梅毒

C. 化脓性脑膜炎

D. 结核性脑膜炎

E. 新型隐球菌性脑膜炎

第十三章　浆膜腔积液检验

本　章　考　纲

单元	细目	要点	要求	科目
浆膜腔积液检验	1. 胸腔、腹腔和心包腔积液检验	(1)标本采集与保存	熟练掌握	3，4
		(2)理学检验	掌握	3，4
		(3)化学检验	了解	3，4
		(4)显微镜检验	掌握	3，4
		(5)质量控制	了解	3，4
		(6)临床应用	了解	2，4
	2. 关节腔积液检验	(1)标本采集与保存	掌握	3，4
		(2)理学检验	掌握	3，4
		(3)化学检验	了解	3，4
		(4)显微镜检验	掌握	3，4
		(5)病原生物学检验	了解	3，4
		(6)质量控制	了解	3，4
		(7)临床应用	了解	2，4

注：1—基本知识；2—相关专业知识；3—专业知识；4—专业实践能力。

内　容　概　要

正常情况下，人体的胸腔、腹腔和心包腔统称为浆膜腔(广义上讲，关节腔也属于浆膜腔)，内有少量液体，起润滑作用。病理情况下，浆膜腔内会有大量液体出现，形成浆膜腔积液。根据积液产生的原因和性质不同，分为漏出液和渗出液。

漏出液是由各种理化因素刺激产生的非炎性积液。形成的主要原因：血浆胶体渗透压下降；毛细血管流体静压升高；淋巴回流受阻及钠、水潴留。漏出液主要由静脉回流受阻、充血性心力衰竭和晚期肝硬化、血浆白蛋白浓度明显减低的各种疾病、肾病综合征、丝虫病、肿瘤压迫等所致的淋巴回流障碍引起。

渗出液是由炎症等病变使血管通透性增加，致使血液中液体成分、大分子物质和细胞等从血管壁渗出，进入组织间隙或浆膜腔而形成的积液。形成的原因主要是细菌感染、恶性肿瘤及其他因素的刺激。渗出液主要由结核性、细菌性感染，肺癌、乳腺癌、淋巴瘤、卵巢癌等转移，血液、胆汁、胰液和胃液等刺激，以及外伤等引起。

一、胸腔、腹腔和心包腔积液检验

1. 标本采集与保存

浆膜腔积液一般由临床医生采集，送检标本最好留取引流时的中段液体，分装于两个消毒容器内。一份加入抗凝剂（按每 6ml 加 100g/L EDTA－Na_2 0.1ml），用作常规和细菌学检验，生化检验则用肝素抗凝；另一份标本不加抗凝剂，以观察有无凝固现象。

2. 理学检验

（1）颜色　肉眼观察浆膜腔积液颜色，分别以淡黄色、黄色、红色、白色、绿色等描述。一般渗出液颜色随病情而改变，漏出液颜色较浅。正常浆膜腔液为淡黄色。①红色：见于穿刺损伤、结核、肿瘤、内脏损伤、出血性疾病等。②白色：见于化脓性感染、真性乳糜积液、假性乳糜积液，有恶臭气味的脓性积液多为厌氧菌引起的感染所致。③绿色：见于铜绿假单胞菌感染而引起的积液。④棕色：见于阿米巴脓肿破溃进入胸腔或腹腔而引起的积液。⑤黑色：见于曲霉菌感染而引起的积液。⑥草黄色：见于尿毒症引起的心包积液等。

（2）比重　漏出液的比重常小于 1.015；渗出液的比重常大于 1.018。

（3）透明度　漏出液一般清晰透明或微浑；渗出液则呈不同程度浑浊（含大量细胞、细菌）。

（4）凝固性　漏出液一般不易凝固；渗出液因为含有较多的纤维蛋白原、细菌、组织裂解产物及细胞破坏后释放出的凝血活酶，可以发生自行凝固。但是，当渗出液中含有大量纤溶酶时，亦可因纤维蛋白及纤维蛋白原降解而不出现凝固。

3. 化学检验

（1）蛋白质　黏蛋白定性检验：浆膜间皮细胞在炎症反应刺激下分泌黏蛋白增加。黏蛋白定性试验又称为 Rivalta 试验。黏蛋白是一种酸性糖蛋白，其等电点在 3.0～5.0，在稀乙酸溶液中产生白色雾状沉淀。

蛋白质定量：浆膜腔积液中蛋白质定量采用与血清总蛋白相同的双缩脲法测定。积液蛋白电泳可对积液的蛋白质组分进行分析。

参考区间：Rivalta 试验示漏出液阴性；渗出液阳性。蛋白质定量示漏出液量 <25g/L；渗出液量 >30g/L。

（2）葡萄糖　参考区间：漏出液量较血糖量稍减低，渗出液量 <3.33mmol/L。

临床意义：葡萄糖含量在临床上可被用于判断积液的性质。①葡萄糖含量减低主要见于化脓性积液，其次是结核性积液，以及类风湿性积液、恶性积液、非化脓性感染性积液、食管破裂性积液。②恶性积液中葡萄糖含量减低，提示肿瘤有广泛转移、浸润，预后不良。③心包积液中葡萄糖含量减低见于细菌性积液、结核性积液、风湿性积液或恶性积液等。④葡萄糖含量在临床上还被用于鉴别腹水的性质。结核性腹水中葡萄糖与血糖比值为 0.25～0.93，而肝硬化腹水中葡萄糖与血糖比值为 1.00～3.68。

(3)浆膜腔积液酶类测定　浆膜腔积液酶类测定主要有乳酸脱氢酶(LDH)测定、腺苷脱氨酶(ADA)测定和溶菌酶(LZM)测定 3 种。渗出液中 LDH＞200U/L，积液 LDH/血清 LDH＞0.6；LDH 活性顺序为化脓性渗出液＞癌性积液＞结核性积液＞正常。ADA 活性顺序为结核性积液＞癌性积液＞非炎性积液。结核性积液中 ADA 常＞40U/L，阳性率达 90%，优于结核菌素试验、细菌学检验和活体组织检验。ADA 测定也可作为抗结核疗效观察的指标。经抗结核药物有效治疗，积液 ADA 下降，结核性积液 LZM 活性明显升高(＞30mg/L)。结核性积液时，LZM 活性和 LDH 活性两者均升高；心力衰竭引起的漏出液，LZM 活性和 LDH 活性两者均低；癌性积液时，LZM 活性低、LDH 活性高。

(4)铁蛋白　铁蛋白是一种亚铁蛋白质，在正常浆膜腔液中含量甚微。癌细胞合成铁蛋白的能力增强，故可作为恶性肿瘤的非特异性标志物之一。铁蛋白增高主要见于恶性积液和结核性积液，同时检测溶菌酶有助于恶性积液和结核性积液的判断。

4. 显微镜检验

(1)细胞计数　细胞计数与脑脊液计数方法相同，应计数全部有核细胞(包括间皮细胞)，同时计数红细胞数。

(2)细胞分类　将标本离心后浓缩制片，经瑞-吉染色，在油镜下分类。此时若有异常细胞，应做描述性报告。

(3)参考区间　红细胞无。白细胞的漏出液量＜100×10⁶/L，渗出液量＞500×10⁶/L。漏出液中以淋巴细胞和巨噬细胞为主；渗出液根据病因、病情不同而变化。

(4)临床意义　正常浆膜腔积液红细胞少见。①出现较多红细胞：常因穿刺损伤出血所致；若积液中出现大量的红细胞，则提示为出血性渗出液，常见于恶性肿瘤、结核病、外伤等。②中性粒细胞增多：常见于化脓性渗出液、结核性积液早期、肺梗死、膈下脓肿等，细胞总数常＞1000×10⁶/L。③淋巴细胞增多：主要见于结核、病毒感染、系统性红斑狼疮、梅毒、肿瘤等慢性病变。④浆细胞增多：成熟浆细胞见于非特异性炎症，幼稚浆细胞见于骨髓瘤浆膜浸润。⑤间皮细胞增多：提示浆膜上皮脱落旺盛，可见于淤血、恶性肿瘤等；间皮细胞在渗出液中可发生退变，应注意与肿瘤细胞鉴别。⑥嗜酸性粒细胞增多：见于超敏反应和寄生虫病所致渗出液；也见于多次反复穿刺、人工气胸、术后积液、结核性渗出液吸收期、霍奇金病、间皮瘤等。⑦癌细胞：见于恶性肿瘤。⑧其他细胞：含铁血黄素细胞可出现于陈旧性血性积液；狼疮细胞可偶见于系统性红斑狼疮性积液。

5. 质量控制

(1)统一操作规程　浆膜腔积液检验应该统一操作规程，采用规范化的检验方法，统一报告方式。

(2)室内质控　定性试验应做阴性和阳性对照，保证结果的准确性。定量检验应做好室内质控，提高结果的可比性和可靠性。

6. 临床应用

渗出液与漏出液的鉴别见表 13-1。

表 13-1 漏出液和渗出液的鉴别

项目	漏出液	渗出液
病因	非炎症性	炎症性、外伤、肿瘤或理化刺激
颜色	淡黄色	不定，可为黄色、红色、乳白色
透明度	清晰透明	浑浊
比重	<1.015	>1.018
凝固性	不易凝固	易凝固
Rivalta 试验	阴性	阳性
蛋白质定量（g/L）	<25	>30
积液总蛋白/血清总蛋白	<0.5	>0.5
葡萄糖（mmol/L）	接近血糖	<3.33
乳酸脱氢酶（LDH，U/L）	<200	>200
积液 LDH/血清 LDH	<0.6	>0.6
细胞总数（×10^6/L）	<100	>500
有核细胞分类	淋巴细胞为主，可见间皮细胞	炎症以中性粒细胞为主，慢性炎症或恶性积液以淋巴细胞为主
细菌	无	有

二、关节腔积液检验

正常关节腔内有少量滑膜液（SF）。滑膜液由滑膜血管的血液透析液和滑膜细胞分泌的黏液组成，主要作用是润滑关节面并供给关节营养。病理情况下，滑膜液增多，导致积液。积液检验的目的主要用于外伤性、风湿性、结核性、化脓性等关节炎的鉴别诊断。

1. 标本采集与保存

关节腔积液一般由临床医生行关节腔穿刺术采集，标本分装在 3 支无菌试管中，第 1 管做理学和病原生物学检验；第 2 管加适量肝素抗凝剂做化学检验和细胞学检验；第 3 管不加抗凝剂用于观察积液的凝固性。

2. 理学检验

（1）量　正常关节腔内液体极少，0.1～2.0ml，难以抽出，增多时见于关节炎、外伤、化脓性感染。

（2）颜色　关节腔内液体的正常颜色呈淡黄色，而病理性积液可呈不同的颜色。乳白色或假乳糜性见于结核性关节炎、急性痛风性关节炎、系统性红斑狼疮性关节炎、类风湿性关节炎等关节损伤的疾病；黄色浑浊见于化脓性关节炎；血性见于关节炎症、损伤；褐色或黄褐色见于陈旧性出血。

（3）透明度检验　正常关节腔内液体清晰透明，而关节炎时呈轻度浑浊至脓样浑浊。

（4）黏稠度　正常关节腔内液体高度黏稠，而病理情况时黏稠度降低。

（5）凝块　正常关节腔液不凝固。炎症时可凝固成块，且凝块的大小与炎症程度成正比。

3. 化学检验

（1）黏蛋白凝块形成试验　正常关节腔液中含有大量黏蛋白，在乙酸的作用下形成坚实的黏蛋白凝块，有助于反映透明质酸的含量和聚合作用。正常关节腔液的黏蛋白凝块形成良好。黏蛋白凝块形成不良多见于化脓性关节炎、结核性关节炎、类风湿关节炎及痛风，而创伤性关节炎、红斑狼疮的黏蛋白凝块形成良好。

（2）蛋白质　正常关节腔液中蛋白质量为 $11\sim30g/L$，白蛋白/球蛋白为 4∶1，无纤维蛋白原。蛋白质增高主要见于化脓性关节炎，其次是类风湿关节炎和创伤性关节炎。关节腔出现炎症改变时，滑膜渗出增多，使关节腔积液中的总蛋白、白蛋白、球蛋白和纤维蛋白原均增高。关节腔积液中蛋白质高低可反映关节感染的程度。

（3）葡萄糖　正常关节腔液中葡萄糖量为 $3.3\sim5.3mmol/L$。葡萄糖减低见于化脓性关节炎、结核性关节炎、类风湿关节炎，以化脓性关节炎减低最明显。关节腔积液中葡萄糖定量测定时应注意：①应与空腹血糖测定同时进行，特别是禁食或低血糖时；②用氟化物抗凝试管留取积液标本，并立即检测。

4. 显微镜检验

（1）关节腔积液细胞总数计数　关节腔积液细胞总数的测定方法同浆膜腔积液细胞计数方法。不同的是，细胞过多时需要用生理盐水稀释，不能用稀乙酸来稀释。正常时，白细胞数 $<0.2\times10^9/L$，各种炎症时白细胞数升高；$>50\times10^9/L$ 者，细菌感染的可能性大。类风湿性关节炎或急性痛风时，白细胞数也可超过 $20\times10^9/L$。

（2）关节腔积液细胞分类计数　关节腔积液细胞分类计数的测定方法同浆膜腔积液细胞分类计数。正常情况下有少量细胞，主要是单核细胞、淋巴细胞和少量中性粒细胞，偶见散在滑膜细胞。炎症时，中性粒细胞增多，在病理情况下可查到类风湿细胞，以及多核软骨细胞、组织细胞、肥大细胞、红斑狼疮细胞、肿瘤细胞等。

（3）关节腔积液结晶检验　关节腔积液结晶主要有尿酸钠结晶。尿酸钠结晶为 $20\sim40\mu m$ 的长针状或棒状结晶，游离于细胞外或者存在于中性粒细胞内，见于痛风性关节炎；焦磷酸钙结晶见于变形性关节炎和甲状腺功能低下合并关节炎等；胆固醇结晶见于结核性关节炎和类风湿性关节炎；类固醇结晶见于关节腔内注射皮质类固醇药物后；滑石粉结晶见于术后残留滑石粉引起的慢性关节炎。

5. 病原生物学检验

当细胞数 $>2\times10^9/L$ 时，需做涂片检验和细菌培养，确定有无细菌。

6. 质量控制

质量控制包括：①严格执行操作规程；②及时检验标本；③化学和免疫学检验标

本需预先用透明质酸处理，目的是降低标本的黏性；④结晶检验最好采用偏振光显微镜；⑤采用生理盐水合理稀释积液；⑥细胞分类采用染色方法分类。

7. 临床应用

关节腔积液分为 4 类。

Ⅰ类：非炎症性积液，常见于骨关节病和创伤性骨关节病。早期类风湿关节炎、系统性红斑狼疮、结节性红斑伴发的关节炎和关节周围炎等，由于其炎症表现并不明显，也可表现为Ⅰ类积液的特点。

Ⅱ类：炎症性积液，最常见于类风湿关节炎或其他结缔组织病、强直性脊柱炎、Reiter 综合征、晶体性关节炎(痛风、假性痛风)、反应性关节炎等。

Ⅲ类：化脓性积液，最常见于化脓性关节炎和结核性关节炎。

Ⅳ类：出血性积液，可由出血性疾病或局部病变所致，常见于血友病、创伤、绒毛结节性滑膜炎、神经病变性关节病及抗凝治疗过度等。

归　纳　总　结

1. 正常情况下，人体的胸腔、腹腔和心包腔统称为浆膜腔(广义上讲，关节腔也属于浆膜腔)。浆膜腔内有少量液体，起润滑作用。

2. 了解漏出液与渗出液的形成原因。

3. 漏出液与渗出液的凝固性：漏出液一般不易凝固，而渗出液可以发生自行凝固。

4. 了解漏出液与渗出液理化性质的对比与鉴别。

5. 注意浆膜腔积液的蛋白质检验方法。定性试验：黏蛋白定性试验，又称为 Rivalta 试验；定量检验：采用与血清总蛋白相同的双缩脲法测定，漏出液 $<25g/L$，渗出液 $>30g/L$。

6. 酶类：渗出液中 LDH$>200U/L$，积液 LDH/血清 LDH>0.6；LDH 活性顺序为化脓性渗出液$>$癌性积液$>$结核性积液$>$正常。

7. 浆膜腔积液中无红细胞。白细胞的漏出液量$<100\times10^6/L$，渗出液量$>500\times10^6/L$。红细胞量$>100000\times10^6/L$，见于创伤、穿刺损伤、恶性肿瘤、肺栓塞、以恶性肿瘤最多见；淋巴细胞量$>200\times10^6/L$，见于结核性、肿瘤性积液；中性粒细胞量$>100\times10^6/L$，见于化脓性积液。

8. 关节腔积液正常颜色呈淡黄色，清晰透明。

9. 关节腔积液黏蛋白凝块形成试验：正常关节腔液的黏蛋白凝块形成良好。

10. 正常关节腔液蛋白质量为 $11\sim30g/L$，葡萄糖量为 $3.3\sim5.3mmol/L$。

11. 关节腔积液正常时白细胞量$<0.2\times10^9/L$，主要是单核细胞、淋巴细胞和少量中性粒细胞。当细胞数$>2\times10^9/L$时，需做涂片检验和细菌培养。

相 关 习 题

1. 漏出性胸腔积液见于
   A. 充血性心力衰竭
   B. 肺梗死
   C. 肺结核
   D. 浆细胞瘤
   E. 恶性间皮瘤

2. 漏出液形成原因是
   A. 胆汁刺激
   B. 炎症
   C. 外伤
   D. 淋巴管回流受阻
   E. 血管通透性增加

3. 渗出液的蛋白质定量应
   A. $>100g/L$
   B. $>50g/L$
   C. $>30g/L$
   D. $>10g/L$
   E. $>5g/L$

4. 渗出液葡萄糖/血清葡萄糖比值小于
   A. 0.1
   B. 0.5
   C. 1
   D. 1.5
   E. 3

5. 在正常情况下，浆膜腔内
   A. 有少量液体起保护作用
   B. 有大量液体起保护作用
   C. 有少量液体起润滑作用
   D. 有大量液体起润滑作用
   E. 没有液体

6. 下列哪项是渗出液形成的主要原因
   A. 炎症或肿瘤损伤血管内皮细胞的
      刺激
   B. 水钠潴留

C. 淋巴回流受阻
D. 血浆胶体渗透压减低
E. 静脉回流受阻

7. 急性化脓性感染引起的积液可见
   A. 细胞总数$<0.1\times10^9/L$
   B. 以淋巴细胞为主
   C. 以中性粒细胞为主
   D. 以嗜酸性粒细胞为主
   E. 葡萄糖接近血糖水平

8. 漏出液蛋白质含量一般小于
   A. $10g/L$
   B. $20g/L$
   C. $50g/L$
   D. $15g/L$
   E. $25g/L$

9. 正常的关节腔液
   A. 高度黏稠
   B. 不黏稠
   C. 水样
   D. 有凝块
   E. 浑浊

10. 观察浆膜腔积液凝固性的标本
    A. 加入肝素
    B. 不加抗凝剂
    C. 加入乙二胺四乙酸
    D. 加入生理盐水
    E. 加入蒸馏水

11. 胸腔积液出现红色多见于
    A. 化脓性胸膜炎
    B. 黄疸型肝炎
    C. 系统性红斑狼疮
    D. 胸部恶性肿瘤
    E. 真菌感染

12. 人体浆膜腔除外下列哪项

A. 心包腔

B. 腹腔

C. 侧脑室

D. 关节腔

E. 胸腔

13. 关于渗出液的叙述，不正确的是

　　A. 不易凝固

　　B. 浑浊

　　C. 可含大量细菌

　　D. 可呈黄色脓样

　　E. 可形成凝块

14. 非炎症性的浆膜腔积液白细胞分类时，以哪种细胞为主

　　A. 淋巴细胞伴少量红细胞

　　B. 淋巴细胞伴中性粒细胞

　　C. 中性粒细胞为主

　　D. 嗜酸性和嗜碱性粒细胞

　　E. 淋巴细胞

15. 渗出液葡萄糖降低最明显的感染性疾病是

　　A. 类风湿积液

　　B. 食管破裂性积液

　　C. 化脓性积液

　　D. 结核性积液

　　E. 肿瘤性积液

16. 浆膜腔积液检验的主要目的是

　　A. 了解无肿瘤细胞

　　B. 鉴别积液的性质和引起积液的致病原因

　　C. 观察疗效

　　D. 生化检验

　　E. 细胞计数

17. 血性胸腔积液常见于下列，但除外

　　A. 恶性肿瘤

　　B. 穿刺损伤

　　C. 淋巴管阻塞

　　D. 结核病急性期

E. 出血性疾病

18. 结核性浆膜腔积液引起下列哪种酶活性明显增高

　　A. 淀粉酶

　　B. 溶菌酶

　　C. 丙氨酸氨基转移酶

　　D. 腺苷脱氨酶

　　E. 碱性磷酸酶

19. 关于浆膜腔积液细胞分类意义的叙述，不正确的是

　　A. 慢性疾病，如结核、梅毒等引起的积液以淋巴细胞为主

　　B. 以中性粒细胞为主，常见于淋巴液回流受阻所致的积液

　　C. 以中性分叶核粒细胞为主，常见化脓性渗出液

　　D. 结核性浆膜炎在早期的积液中亦可见中性分叶核粒细胞增多

　　E. 变态反应所致的渗出液中常见嗜酸性粒细胞增多

20. 痛风性关节炎的关节腔积液可见

　　A. 草酸钙结晶

　　B. 胆固醇结晶

　　C. 磷灰石结晶

　　D. 焦磷酸钙结晶

　　E. 尿酸盐结晶

21. 化脓性关节腔积液常见于

　　A. 结核性关节炎

　　B. 反应性关节炎

　　C. 晶体性关节炎

　　D. 强直性脊柱炎

　　E. 类风湿关节炎

22. 结核性浆膜炎早期渗出液有核细胞分类，主要可见

　　A. 内皮细胞

　　B. 间皮细胞

　　C. 淋巴细胞

D. 嗜酸性粒细胞

E. 中性粒细胞

23. 关于浆膜腔积液标本的采集与处理，叙述错误的是

    A. 化学检验宜采用肝素抗凝

    B. 不能及时送检的标本可加入适量甲醛

    C. 理学检验采用 EDTA - Na$_2$ 抗凝

    D. 检验凝固性不加抗凝剂

    E. 厌氧菌培养留取 1ml 标本

24. 浆膜腔积液一般检验项目不包括

    A. 比重

    B. 细胞计数

    C. 细胞分类

    D. C 反应蛋白

    E. Rivalta 试验

25. 浆膜腔积液黏蛋白等电点在

    A. 1.0～2.0

    B. 3.0～5.0

    C. 6.0～7.0

    D. 8.0～9.0

    E. 10.0～11.0

26. 通常为渗出性积液的疾病是

    A. 充血性心力衰竭

    B. 肾病综合征

    C. 晚期肝硬化

    D. 细菌感染

    E. 重症贫血

27. 可作为结核性胸膜炎抗结核疗效观察的良好指标是

    A. 腺苷脱氨酶

    B. 碱性磷酸酶

    C. 乳酸脱氢酶

    D. 溶菌酶

    E. 淀粉酶

28. 漏出液中的白细胞量一般不超过

    A. 50×10^6/L

    B. 100×10^6/L

    C. 200×10^6/L

    D. 300×10^6/L

    E. 400×10^6/L

29. 关节炎症时，引起滑膜液黏稠度减低的原因是

    A. 白蛋白降低

    B. 球蛋白降低

    C. 透明质酸聚合物分解

    D. 葡萄糖减低

    E. 尿酸减低

30. 不属于"中间型积液"形成原因的是

    A. 重症贫血

    B. 漏出液含有大量血液

    C. 漏出液继发感染

    D. 浆膜原发性或继发性肿瘤

    E. 漏出液长期滞留

31. 关于乳酸脱氢酶的叙述，错误的是

    A. 可用于积液性质的鉴别

    B. 漏出液中 LDH 活性与正常血清比较接近

    C. LDH＞200U/L，且积液 LDH/血清 LDH＜0.6 为渗出液

    D. 化脓性渗出液 LDH 活性升高最明显

    E. 积液 LDH/血清 LDH＞1.0，则为恶性积液

32. 渗出液标本易形成凝块的主要原因是

    A. pH 改变易使蛋白质发生沉淀

    B. 细胞过多而凝集

    C. 纤维蛋白原和凝血酶的共同作用

    D. 纤溶酶的活性过强

    E. 细菌聚集成团

33. 与结核性积液相比，不符合恶性胸腔积液特点的是

    A. 腺苷脱氨酶较低

    B. 乳酸脱氢酶较高

C. 溶菌酶较高

D. 铁蛋白较高

E. 胸腔积液和血清血管紧张素转换酶Ⅰ比值<1.0

34. 不会引起渗出液形成的病变是

A. 炎症时血管内皮受损

B. 细菌感染

C. 微生物的毒素

D. 重度营养不良

E. 肿瘤

35. 正常滑膜液中可见下列细胞，但除外

A. 红细胞

B. 单核细胞

C. 淋巴细胞

D. 中性粒细胞

E. 软骨细胞

36. 漏出液外观常呈

A. 淡黄色

B. 黄色

C. 血性

D. 脓性

E. 浑浊

37. 导致女性腹腔积液最常见的肿瘤是

A. 乳腺癌

B. 卵巢癌

C. 胆囊癌

D. 肝癌

E. 胆管癌

38. 结核性胸腔积液与恶性胸腔积液的生化鉴别指标是

A. ADA 和 CEA

B. ADA 和 ALP

C. ADA 和 AFP

D. ADA 和 GGT

E. ADA 和 AFU

考 题 示 例

1. 急性感染性浆膜腔积液有核细胞分类，主要可见【专业知识】

A. 内皮细胞

B. 间皮细胞

C. 淋巴细胞

D. 嗜酸性粒细胞

E. 中性粒细胞

2. 关节腔积液检验的质量控制应做到【相关专业知识】

A. 细胞分类应采用直接涂片法

B. 采用乙酸稀释，以防标本凝块形成

C. 最好采用荧光显微镜检验结晶

D. 化学检验前预先用草酸盐消化标本

E. 免疫学检验前预先用草酸盐消化标本

3. 漏出液总蛋白/血清总蛋白的比值常小于【相关专业知识】

A. 0.5

B. 0.6

C. 0.7

D. 0.8

E. 0.9

4. 下列哪项不符合渗出液的特点【基础知识】

A. 多由炎症所致

B. 比重为 1.025

C. 细胞计数为 $6\times10^9/L$

D. 李凡他试验呈阳性

E. 葡萄糖含量与血糖一致

5. Rivalta 试验沉淀的蛋白质主要是【专

业知识】

A. 白蛋白

B. 黏蛋白

C. 血红蛋白

D. 纤维蛋白原

E. 肌红蛋白

6. 浆膜腔积液常规检验中，特别有助于对渗出液诊断的是【专业知识】

A. 比重测定

B. 蛋白质定量

C. 葡萄糖定量

D. 氯化物定量

E. 胆固醇定量

7. 下列符合渗出液特点的项目有【相关专业知识】

A. 黏蛋白定性试验阳性

B. 积液总蛋白/血清总蛋白比值为 0.7

C. 积液 LDH/血清 LDH 比值为 1.0

D. 有核细胞数为 $600×10^6/L$

E. 比重为 1.025

8. 漏出液中为主的细胞是【专业实践能力】

A. 淋巴细胞

B. 单核细胞

C. 中性粒细胞

D. 嗜酸性粒细胞

E. 嗜碱性粒细胞

9. 导致胸腔积液最常见的肿瘤是【相关专业知识】

A. 肺癌

B. 肝癌

C. 乳腺癌

D. 淋巴瘤

E. 胰腺癌

10. 积液三级检验内容包括【专业实践能力】

A. 总蛋白测定

B. 乳酸脱氢酶

C. C 反应蛋白

D. 癌胚抗原

E. 细胞计数

11. 渗出液中 LDH 与血清 LDH 的比值常大于【专业实践能力】

A. 0.6

B. 0.5

C. 0.4

D. 0.3

E. 0.2

12. 临床上浆膜腔积液常检测【专业知识】

A. ALT

B. AST

C. LDH

D. CHE

E. CK

13. 漏出液特点不包括【相关专业知识】

A. 比重<1.018

B. 细胞数<$1.0×10^9/L$

C. 黏蛋白定性阴性

D. 能自凝

E. 以淋巴细胞为主

14. 下列关于胸腔积液漏出液的叙述，正确的是【专业实践能力】

A. 比重>1.020

B. LDH>200U/L

C. 蛋白质>40g/L

D. 细胞计数相对较少

E. 三酸甘油酯>1.26mmol/L

15. 不符合胸腔积液渗出液叙述的是【专业知识】

A. 蛋白质定量>30g/L

B. 浆膜腔积液葡萄糖/血清葡萄糖<0.5

C. 易凝固

D. LDH<200U/L

E. 比重＞1.018

16. 关节腔积液呈绿色见于【相关专业知识】

 A. 结晶性关节炎

 B. 痛风性关节炎

 C. 丝虫性关节炎

 D. 铜绿假单胞菌性关节炎

 E. 结核分枝杆菌性关节炎

17. 患者，男，50 岁。双膝关节红肿，疼痛。B 超示：关节腔积液。穿刺行关节腔积液检验，化学和细胞学检验抗凝剂宜选用【专业实践能力】

 A. 乙二胺四乙酸粉剂

 B. 草酸盐

 C. 肝素

 D. 生理盐水

 E. 枸橼酸钠

18. 渗出液的特点不包括【相关专业知识】

 A. 比重＞1.018

 B. 深黄色浑浊、血性

 C. 黏蛋白试验为阳性

 D. 能自凝

E. 以间皮细胞为主

19. 关于浆膜腔积液的叙述，错误的是【相关专业知识】

 A. 正常浆膜腔有少量液体

 B. 浆膜腔液体无生理作用

 C. 胸腔积液即胸水

 D. 腹腔积液即腹水

 E. 积液可分为漏出液和渗出液

20. 浆膜腔积液黏蛋白定性试验为【专业实践能力】

 A. Pandy 试验

 B. Rivalta 试验

 C. Benedict 试验

 D. Wintrobe 试验

 E. Westergren 试验

21. 胸导管阻塞或破裂所致的胸腔积液为【相关专业知识】

 A. 漏出液

 B. 渗出液

 C. 脓性胸腔积液

 D. 血性胸腔积液

 E. 乳糜性胸腔积液

第十四章 精液检验

本 章 考 纲

单元	细目	要点	要求	科目
精液检验	1. 标本采集		了解	3，4
	2. 理学检验	(1)精液外观	掌握	3，4
		(2)精液量	掌握	3，4
		(3)精液液化时间	掌握	3，4
		(4)精液黏稠度	了解	3，4
		(5)精液酸碱度	了解	3，4
	3. 化学检验	(1)精浆果糖测定	了解	1，3
		(2)精浆 α-葡糖苷酶测定	了解	1，3
		(3)精浆乳酸脱氢酶同工酶 X (LDH-X)测定	了解	1，3
		(4)精浆酸性磷酸酶测定	了解	1，3
	4. 显微镜检验	(1)涂片检验方法	掌握	3，4
		(2)涂片检验指标	掌握	3，4
		(3)精子计数	熟练掌握	3，4
		(4)精子形态检验	熟练掌握	3，4
		(5)其他细胞	了解	1，3
	5. 免疫学检验	抗精子抗体检验方法	了解	2，3
	6. 微生物学检验		了解	2，3
	7. 精子功能检验	精子低渗肿胀试验	了解	2，3
	8. 计算机辅助精子分析		了解	1，3
	9. 精液检验的质量控制		了解	3，4

注：1—基本知识；2—相关专业知识；3—专业知识；4—专业实践能力。

内 容 概 要

一、标本采集

采集标本前禁欲 2～7d，采前排尽尿液；将一次射出的全部精液直接排入洁净、干燥的容器内，不能用乳胶避孕套。采集微生物标本须无菌操作。采集后应立即送检，送检时间不超过 30min。冬季要注意保温(20～37℃)。

二、理学检验

1. 精液外观

(1)正常精液　刚射出的精液一般为微浑浊的灰白色，自行液化后为半透明的乳白色。

(2)异常精液　①红色或棕色并伴有大量红细胞出现：见于前列腺和精囊腺炎症、结核、肿瘤或结石等。②黄色脓性精液：见于前列腺炎、精囊炎。

2. 精液量

一次排精量的多少与排精间隔时间有关。

(1)正常　一次排精量为 1.5～6.8ml。

(2)异常　精液量少于 1.5ml 或大于 6.8ml 为异常，不利于生育。①若 5～7d 未射精，其量仍少于 1.5ml，称为少精液症，病理情况见于附属性腺感染、雄性激素分泌不足等。②精液量数滴甚至排不出，称为无精液症，可能由于不射精和逆行射精所致。③1 次射精量超过 6.8ml 为多精液症，常见于附属性腺功能亢进、垂体性腺激素分泌过高的疾病或禁欲时间过长者。

3. 精液液化时间

(1)概念　精液液化时间指新排出的精液由胶冻状转变为自由流动状态所需的时间。正常情况下刚离体的精液由于精囊腺分泌的凝固酶作用而呈稠厚的胶冻状，然后在前列腺分泌的蛋白分解酶(如纤溶酶)的作用下逐渐液化。室温下正常精液常在排出后 30min 内液化。

(2)临床意义　正常精液液化时间＜60min。精液超过 60min 仍未液化为异常，常见于前列腺炎。

4. 精液黏稠度

(1)检验方法　①直接玻棒法：将玻棒插入精液标本，提棒时可拉起黏丝。结果判断——正常精液黏丝长度不超过 2cm；黏稠度增加时，精液悬滴可形成长于 2cm 的长丝。②黏度计法：测定 0.5ml 精液通过黏度计所需的时间即为精液黏稠度。

(2)临床意义　正常精液拉丝长度＜2cm，呈水样。滴管法测定时，精液形成不连续水滴。①黏稠度增加：常伴不液化，影响精子活力。②黏稠度下降：见于先天性无精囊腺及精子浓度太低或无精子症。

5. 精液酸碱度

正常精液 pH 值在 7.2～8.0。

(1)pH 值<7.0　pH 值<7.0，伴少精症，常反映输精管道阻塞、先天生精囊缺如或附睾病变。

(2)pH 值>8.0　pH 值>8.0，常见于急性前列腺炎、精囊炎或附睾炎。

三、化学检验

1. 精浆果糖测定

精浆中富含果糖，由血液葡萄糖在精浆中转变而来。果糖是精子能量的主要来源，为评价精囊腺功能的良好指标，其含量高低直接影响精子的活力。

(1)测定方法　①间苯二酚比色法：参考区间在 9.11～17.67mmol/L。②吲哚比色法：参考区间为每次射精≥13μmol。

(2)临床意义　①先天性精囊腺缺如，果糖为阴性。②精囊腺炎时，果糖含量减低。③无精症和射精量少于 1ml 者，精浆中无果糖为精囊阻塞，有果糖则为射精管阻塞。

2. 精浆 α-葡糖苷酶测定

(1)测定方法　①比色法：可测定精浆中 α-葡糖苷酶的活性，参考区间为每次射精≥20mU。②葡萄糖氧化酶法：测定葡萄糖的生成量，反映 α-葡糖苷酶的活性，国内临床上较为常用。

(2)临床意义　α-葡糖苷酶的活性下降，见于阻塞性无精子症，具有肯定性诊断价值。

3. 精浆乳酸脱氢酶同工酶 X(LDH-X)测定

LDH-X 是精子能量代谢必需的酶，为精子运动提供充足能源。

(1)测定方法　采用聚丙烯酰胺电泳法。其参考区间是：相对活性≥42.6%；绝对活性为(1430±940)U/L。

(2)临床意义　LDH-X 是评价睾丸生精功能的良好指标。①精子发生缺陷时，无 LDH-X 形成；②少精或无精症者，LDH-X 活性减低；③精液常规检验正常的不育患者，可能是因 LDH-X 活性下降所致。

4. 精浆酸性磷酸酶测定

酸性磷酸酶(ACP)广泛存在于机体组织体液中，以前列腺中最丰富。精浆中的酸性磷酸酶来源于前列腺，含量高于其他任何体液，故酸性磷酸酶可反映前列腺的功能。

(1)测定方法　采用磷酸苯二钠比色法。其参考区间在 48.8～208.6U/ml。

(2)临床意义　前列腺炎时，酸性磷酸酶活性减低；前列腺癌或前列腺肥大时，酸性磷酸酶活性增高。

四、显微镜检验

1. 涂片检验方法

精液液化后，取 1 滴混匀的精液置于载玻片上，通常在低倍镜下粗略观察有无精子，是活动还是不活动。若无精子，应将标本在 3000r/min 离心 15min 后，取沉淀物重复检验。

2. 涂片检验指标

(1)精子活动率测定　精子活动率测定是对精子活力的定性检验。

检验方法：取液化精液 1 滴置于载玻片上，加盖玻片放置片刻，在高倍镜下观察 100 个精子，计数活动精子与不活动精子的比例即为精子的活动率。

参考区间：正常人精液在排精 60min 内精子活动率在 80%～90%，应至少>60%。

临床意义：精子活动率降低，可使生育能力下降。如果精子活动率低于 40% 可导致不育。引起精子活动率降低的因素如下。①精索静脉曲张；②生殖系统感染，如淋病、梅毒等；③物理因素，如高温环境、放射线因素等；④化学因素，如某些药物(抗代谢药、抗疟药、雌激素)、乙醇等；⑤免疫因素，如存在抗精子抗体等。

(2)精子存活率　精子存活率是对精子是否存活的观察，是精液中活精子的百分率。

检验方法：取液化精液 1 滴置载玻片上，加等量染色液(伊红 Y、台盼蓝等)混匀，放置片刻，推成薄片，在高倍镜下观察计数 100 个精子中不着色精子与着色精子的比例。如精子头部呈白色(不着色)或淡粉红色为活精子；如精子头部呈红色或暗粉红色为死精子。

参考区间：有生育力男性精子存活率应≥58%(伊红 Y 染色法)。

临床意义：精子存活率低是导致不育的重要因素。经伊红 Y 染色确定死精子超过 50%，即可诊断为死精子症。死精子症病因可能与附属性腺炎症及附睾炎有关。如果精子活动率低于 50%，应检验精子的存活率。

(3)精子活动力　精子活动力指精子运动的能力，可直接反映精子的质量。

检验方法：取液化精液 1 滴置载玻片上，加盖玻片放置片刻，在高倍镜下观察 5～10 个视野，计数 200 个精子并进行活动力分级，以百分率表示。

结果判断：WHO 将精子活动力分 3 级。①前向运动精子(PR)，指精子运动活跃、线性运动或者在较大的范围内运动(不考虑运动的速度)；②非前向运动精子(NP)，指精子运动但不活跃，如精子在较小的范围内运动，精子头部轻微移位或只有鞭毛摆动；③非运动精子(IM)，指精子完全不动。

参考区间：WHO 规定正常生育者精子活动力，即射精后 60min 内总活力精子(PR+NP)≥40%；前向运动精子(PR)≥32%。

临床意义：精子活动力减低，精子存活率减低，总活力精子<40%，见于精索静脉曲张，泌尿生殖系感染如前列腺炎等及使用某些药物如抗疟药、雌激素等。

3. 精子计数

(1)概念　单位体积中的精子数，即精子浓度。精子计数乘以一次射精量，即一次射精精子总数。

(2)测定方法　①粗略估计法：取液化均匀的精液 1 滴置于载玻片上，加盖玻片放置片刻，在高倍镜下观察 5 个视野，取每个视野的精子平均数$\times 10^9$，即为大概精子数。

该法操作简单，但只能做粗略估计。②精确计数法：有血细胞计数板计数法、Makler精子计数板计数法、计算机辅助精液分析。

（3）参考区间　精子密度$\geq 15\times 10^6/ml$；精子总数每次射精$\geq 39\times 10^6$精子。

（4）临床意义　精子数量异常是导致不育症的主要原因，主要有少精子症、无精子症和多精子症。连续3次精子计数结果均低于$15\times 10^9/L$，称为少精子症；精液中无精子称为无精子症；Richara认为，精子数$>250\times 10^9/L$，精液体积$\geq 1.5ml$可诊断为多精子症。精子数量减低可见于：①精索静脉曲张；②先天性或后天性睾丸疾病，如睾丸畸形、萎缩、结核、淋病、炎症等；③输精管或精囊缺如；④重金属损害，如铅、铬中毒或放射线损害；⑤某些药物，如抗癌药等或长期服用棉酚；⑥50岁以上男性精子数逐年减少。

4. 精子形态检验

（1）测定方法及评价　①涂片染色检验：将精液涂成薄片、干燥、固定后进行巴氏染色、HE染色，或不固定而直接进行瑞-吉染色，油镜下计数200个精子，报告正常或异常精子的百分率。本法不需要特殊设备，目前临床上多采用此方法进行精子形态观察。②相差显微镜检验：用相差显微镜（600×）直接对新鲜精液湿片进行观察。本方法操作较简单，但需要特殊设备，目前临床上开展较少。

（2）精子形态特点　①正常形态：形似蝌蚪，由头、体（颈、中段）、尾3个部分构成。头部正面呈卵圆形，侧面呈扁平梨形；体部轮廓直而规则，长为$5\sim 7\mu m$，宽为$1\mu m$；尾部细长，一般长为$50\sim 60\mu m$。②异常形态：头部异常，有大头、小头、锥形头、梨形头、无定型头等；体部异常，主要指肿胀和不规则；尾部异常，有短尾、多尾、发夹状尾及断尾等。

（3）临床意义　①正常形态精子参考区间为$4\%\sim 44\%$；异常精子应少于20%，如超过20%为不正常。②异常精子增多见于感染、外伤、高温、放射线、乙醇中毒、药物、工业废物、环境污染、激素失调或遗传因素等导致睾丸异常、精索静脉曲张等。

5. 其他细胞

（1）未成熟生殖细胞　未成熟生殖细胞指各阶段发育不完全的生精细胞，包括精原细胞、初级精母细胞、次级精母细胞及发育不完全的精子细胞。①参考区间：未成熟生殖细胞$<1\%$。②临床意义：曲细精管受损（药物或其他因素影响），精液中可出现较多的未成熟生精细胞。

（2）红细胞、白细胞、上皮细胞　①红细胞偶见；白细胞<5个/HPF，主要是中性粒细胞。正常射出的精液中白细胞数小于$1\times 10^9/L$，当白细胞数大于$1\times 10^9/L$时，称为脓精子症或白细胞精子症。脓精子症或白细胞精子症常见于前列腺炎、精囊炎和附睾炎。红细胞增多常见于睾丸肿瘤、前列腺癌等。②正常偶见前列腺上皮细胞，上皮细胞增多见于前列腺增生。

五、免疫学检验

免疫学检验主要检测抗精子抗体（AsAb）。目前，临床上开展AsAb检验的标本可以是血清、精浆和子宫颈黏液。

（1）混合抗免疫球蛋白试验　①≥50％的精子与颗粒黏附，可能为免疫性不育；②10％～50％的精子与颗粒黏附，可疑为免疫性不育。

（2）免疫珠试验　黏附率≥20％为免疫珠黏附阳性，但此时精子在子宫颈黏液中的穿透和体内受精无明显受损倾向；黏附率≥50％有临床意义。

（3）精子凝集试验　血清、生殖道分泌物中存在 AsAb 与精子膜上抗原相结合，精子可出现各种各样的凝集现象，如头-头、头-尾、尾-尾凝集。阳性结果提示血清、生殖道分泌物中存在 AsAb。

六、微生物学检验

精液微生物检验应在常规消毒的条件下，以手淫法采集精液于无菌容器中，常规涂片进行革兰氏染色，也可以在 37℃液化 30min 后做细菌培养。

七、精子功能检验（精子低渗肿胀试验）

1. 检验方法
将精子置入低渗溶液中，用相差显微镜观察，计算 100～200 个精子中出现肿胀的百分率。结果判断：a、b、c、d、e、f（部分尾部肿胀）及 g（全部尾部肿胀）型。

2. 参考区间
g 型肿胀精子率≥58％。

3. 临床意义
精子尾部低渗肿胀试验可作为体外精子膜功能及完整性的评估指标，预测精子潜在的受精能力。有研究表明，不育症的精子尾部肿胀率明显降低。

八、计算机辅助精子分析

计算机辅助精子分析（CASA）是利用计算机视屏技术，通过一台与显微镜相连的录像机，确定与跟踪个体精子细胞的活动和计算精子活动的一系列"运动学"参数。CASA 既可以定量分析精子总数、活动力、活动率，又可以分析精子运动速度和运动轨迹特点，所有参数均按照 WHO 规定的标准设定，在分析精子运动能力方面有独特的优越性。

1. 分析方法
在进行 CASA 时，加 $7\mu l$ 精液标本于专门的载玻片上，然后加 $22mm \times 22mm$ 的专用盖玻片，或使用精子计数板。

2. 结果报告
计算分析结束后可根据需要打印精子分析检测报告和精子动态特征分布图。

九、精液检验的质量控制

精液检验的质量控制环节主要有规范标本处理、避免交叉污染、尽可能用标准化检测方法和注意生物安全防护。

归 纳 总 结

1. 精液标本采集不能用乳胶避孕套。

2. 正常情况下一次排精量为 1.5～6.8ml。

3. 精液液化时间指新排出的精液由胶冻状转变为自由流动状态所需的时间。液化原因系因前列腺分泌的纤溶酶作用所致。

4. 正常精液 pH 值在 7.2～8.0。

5. 精浆果糖是精子能量的主要来源，是评价精囊腺功能的良好指标。

6. 精浆酸性磷酸酶活性在前列腺炎时减低，前列腺癌或前列腺肥大时增高。

7. 了解精子活动率的定义及临床意义。正常人精液在排精 60min 内精子活动率在 80%～90%，应至少>60%。

8. 了解精子存活率定义及临床意义。有生育力男性精子存活率应≥58%（伊红 Y 染色法）。

9. 了解精子活动力定义。WHO 将精子活动力分 3 级。①前向运动精子，指精子运动活跃、线性运动或者在较大的范围内运动（不考虑运动的速度）；②非前向运动精子，指精子运动但不活跃，如精子在较小的范围内运动，精子头部轻微移位或只有鞭毛摆动；③非运动精子，指精子完全不动。参考区间：WHO 规定正常生育者精子活动力：射精后 60min 内总活力精子≥40%；前向运动精子≥32%。

10. 了解精子计数定义。血细胞计数板计数法计算公式：$N×10^9/L$。

11. 了解少精子症、无精子症、多精子症的定义。

12. 了解精子正常形态、异常形态。形态学参考区间：①正常形态精子 4%～44%；②异常形态精子应少于 20%，如超过 20% 为不正常，可影响精液质量，超过 50% 常可导致不育。

13. 了解未成熟生殖细胞定义。参考区间：未成熟生殖细胞<1%。

14. 正常情况下，精液中偶见红细胞；白细胞<5 个/HPF，当白细胞数大于 $1×10^9/L$ 时，称为白细胞精子症。

15. 检测抗精子抗体的试验包括混合抗免疫球蛋白试验、免疫珠试验、精子凝集试验、精子制动试验。

16. 精子低渗肿胀试验的参考区间：g 型肿胀精子率≥58%。临床意义：精子尾部低渗肿胀试验可预测精子潜在的受精能力。

相 关 习 题

1. 对生育能力影响较重要的异常精子形态为
   - A. 双头
   - B. 双尾
   - C. 尾部消失
   - D. 体部肿胀
   - E. 短尾

2. 常规精子计数时，中央大方格内 5 中方格精子数为 N，则计算公式为
   - A. $N \times 10^5/L$
   - B. $N \times 10^6/L$
   - C. $N \times 10^7/L$
   - D. $N \times 10^8/L$
   - E. $N \times 10^9/L$

3. 在射精后 60min 内，精子活力的参考范围为
   - A. $PR \geq 15\%$，或 $PR+NP \geq 35\%$
   - B. $PR \geq 20\%$，或 $PR+NP \geq 40\%$
   - C. $PR \geq 25\%$，或 $PR+NP \geq 50\%$
   - D. $PR \geq 32\%$，或 $PR+NP \geq 40\%$
   - E. $PR \geq 40\%$，或 $PR+NP \geq 60\%$

4. 正常精液液化的时间为
   - A. 1h 内
   - B. 1.5h 内
   - C. 2h 内
   - D. 2.5h 内
   - E. 3h 内

5. 精浆果糖浓度降低常见于
   - A. 尿道炎
   - B. 膀胱炎
   - C. 附睾炎
   - D. 精囊炎
   - E. 前列腺炎

6. 精子的生成部位

7. 下列疾病可造成精浆酸性磷酸酶升高的是
   - A. 尿道炎
   - B. 前列腺肥大
   - C. 前列腺炎
   - D. 附睾炎症
   - E. 睾丸癌

   A. 睾丸
   B. 附囊
   C. 精囊
   D. 输精管
   E. 前列腺

8. 对鉴别输精管阻塞有重要价值的试验是
   - A. 精浆乳酸脱氢酶的测定
   - B. 精浆酸性磷酸酶的测定
   - C. 精子顶体酶的测定
   - D. 精浆柠檬酸的测定
   - E. 精浆果糖的测定

9. 关于精液常规检验的目的，下列哪项不确切
   - A. 评价男性的生育能力
   - B. 诊断男性不育症
   - C. 诊断泌尿生殖系统疾病
   - D. 观察输精管结扎术效果
   - E. 检验男性性传播疾病

10. 精液中精子仅在较小范围内运动，按 WHO 分类，定为
    - A. PR
    - B. NP
    - C. IM
    - D. AM
    - E. OP

11. 精浆中的柠檬酸与精液密切相关的项

目是

A. 精子的活力

B. 精液的颜色

C. 精子成活率

D. 精子的畸形

E. 精液的凝固与液化过程

12. 精子尾部低渗肿胀试验中，尾部完全肿胀的精子属于

A. a 型

B. b 型

C. c 型

D. d 型

E. g 型

13. 下列为未成熟生精细胞，但除外

A. 精原细胞

B. 初级精母细胞

C. 次级精母细胞

D. 发育不全的精子细胞

E. 曲精小管细胞

14. 下列不是精液检验目的的是

A. 法医学鉴定

B. 不孕症研究

C. 睾丸癌

D. 人工授精筛选出优质精子

E. 精子质量的评定

15. 黄色脓样精液常见于

A. 生殖道结核

B. 生殖道肿瘤

C. 梅毒

D. 膀胱炎

E. 精囊炎

16. 有关精液标本的处理，错误的叙述是

A. 精液标本应放在洁净的玻璃或塑料容器中

B. 能用避孕套采集标本

C. 标本采集后应及时送检

D. 整个检验过程中，温度控制在

$25\sim35℃$

E. 应保温运送

17. 精子细胞核位于精子的

A. 头部

B. 颈部

C. 体部

D. 尾部

E. 体尾交界部

18. 精液中提供精子活动力能量来源的是

A. 葡萄糖

B. 蔗糖

C. 乳糖

D. 果糖

E. 麦芽糖

19. 关于精液，说法不正确的是

A. 精液中含较多微量元素

B. 精液中含多种酶

C. 精液中含丰富的果糖

D. 精液呈弱酸性

E. 精液含有精浆免疫抑制物质

20. 精子低渗肿胀试验的参考范围为

A. 肿胀精子率≥20％

B. 肿胀精子率≥30％

C. 肿胀精子率≥40％

D. 肿胀精子率≥50％

E. 肿胀精子率≥58％

21. 精液中含有纤溶酶，其来源是

A. 精囊

B. 附睾

C. 前列腺

D. 尿道球腺

E. 尿道旁腺

22. 白细胞精子症是指精液中白细胞数超过

A. $0.2\times10^9/L$

B. $0.5\times10^9/L$

C. $1.0\times10^9/L$

D. 1.5×10⁹/L

E. 4.0×10⁹/L

23. 判断男性生殖能力的主要指标不包括

A. 精液量

B. 精子活动力

C. 精子活动率

D. 精子总数

E. 异常精子数

24. WHO 规定正常生育者精子活动力在射精后 60min 内，PR＋NP 精子应

A. ≥30%

B. ≥40%

C. ≥50%

D. ≥60%

E. ≥70%

25. 正常精液中畸形精子数应

A. ＜10%

B. ＜20%

C. ＜30%

D. ＜40%

E. ＜50%

26. 精液不液化最常见的原因是

A. 精液量少

B. 精子活动力低

C. 精子活动率低

D. 蛋白水解酶缺乏

E. 温度太低

27. 正常精液中未成熟生精细胞应

A. ＜1%

B. ＜2%

C. ＜3%

D. ＜4%

E. ＜5%

28. 检测抗精子抗体的试验不包括

A. 精子凝集试验

B. 精子制动试验

C. 精液液化时间

D. 免疫珠试验

E. 混合抗免疫球蛋白试验

考 题 示 例

1. 不符合正常精子形态特征的是【基础知识】

A. 形似蝌蚪状

B. 尾部粗短

C. 头部正面呈卵圆形

D. 体部轮廓直而规则

E. 由头、体、尾三部分构成

2. 精囊炎可见【专业知识】

A. 淡黄色精液

B. 灰黄色精液

C. 暗红色精液

D. 乳白色精液

E. 黄色脓性精液

3. 生殖系统结核可见【专业知识】

A. 淡黄色精液

B. 灰黄色精液

C. 暗红色精液

D. 乳白色精液

E. 黄色脓性精液

4. WHO 将精子活动力划分为 PR 级，是指精子【专业实践能力】

A. 运动活跃

B. 运动不活跃

C. 原地打转

D. 仅有头部运动

E. 不动

5. 在精子计数稀释液中，碳酸氢钠的主要作用是【专业知识】
   A. 降低黏稠度
   B. 破坏白细胞
   C. 固定精子
   D. 沉淀蛋白
   E. 降解果糖

6. 同生殖功能有明显关系的精液 LDH 主要是【专业知识】
   A. LDH_1
   B. LDH - X
   C. LDH_3
   D. LDH_4
   E. LDH_5

7. 正常人一次排精量为【相关专业知识】
   A. 1～2ml
   B. 2～3ml
   C. 2～6ml
   D. 1.6～6.8ml
   E. 3～8ml

8. 精液排出后多长时间不变化，可不做显微镜检验【专业实践能力】
   A. 1h
   B. 4h
   C. 8h
   D. 12h
   E. 24h

9. 正常人精液在排精 30～60min 内，精子活动率应大于【基础知识】
   A. 0.5
   B. 0.6
   C. 0.7
   D. 0.8
   E. 0.9

10. 精子生育能力检测，除精子计数外，还包括【专业知识】
   A. 精液液化时间、精子活动力、精子形态
   B. 精液液化时间、血红蛋白量、精子活动力
   C. 精子活动力、精子形态学、碱性磷酸酶量
   D. 精子活动力、精液液化时间、酸性磷酸酶
   E. 精液液化时间、酸性磷酸酶量、血红蛋白量

11. 导致精液分析结果不准确的原因是【相关专业知识】
   A. 性生活后采集标本
   B. 无菌容器采集标本
   C. 未用避孕套采集标本
   D. 采集后应在 0.5h 内保温送检
   E. 标本采集时未加抗凝剂

12. 正常精液的 pH 值在【专业知识】
   A. 5.0～6.0
   B. 5.0～7.0
   C. 7.2～8.0
   D. 7.0～8.2
   E. 7.5～8.5

13. 精液收集后送检时间的要求是【专业实践能力】
   A. 30min 内
   B. 60min 内
   C. 90min 内
   D. 120min 内
   E. 150min 内

14. 精液中最主要的成分是【基础知识】
   A. 精囊液
   B. 前列腺液
   C. 睾丸分泌液
   D. 尿道旁腺液
   E. 尿道球腺液

15. 关于精液生理学的叙述，错误的是【专业实践能力】

A. 一次排精 1.5～6.8ml

B. 外观不透明，灰白色或乳白色

C. pH 为 6.3～6.5

D. 室温下 30～60min 可自行液化

E. 拉丝长度＜2cm

16. 关于正常精子的叙述，错误的是【专业实践能力】

　　A. 正常的精子形似蝌蚪状

　　B. 由头、体、尾三部分构成

　　C. 头部正面呈圆形，侧面呈卵圆形

　　D. 体部轮廓直而规则，长 5～7μm，宽 1μm

　　E. 尾部细长，长 50～60μm

17. 适用于男性不育症辅助诊断的主要标本是【基础知识】

　　A. 全血

　　B. 血浆

C. 尿液

D. 精液

E. 前列腺液

18. 正常精子头部呈【专业知识】

　　A. 正方形

　　B. 长方形

　　C. 椭圆形

　　D. 菱形

　　E. 不规则形

19. 正常人精液排出后 1h 内精子存活率至少应【基础知识】

　　A. ≥10％

　　B. ≥30％

　　C. ≥50％

　　D. ≥58％

　　E. ≥65％

第十五章　前列腺液检验

内 容 概 要

一、标本采集

一般由临床医生行前列腺按摩术采集。应弃去第 1 滴前列腺液，再用玻片或容器收集随后的前列腺液进行检验。如需做微生物培养，标本须无菌采集。疑为前列腺结核、脓肿、肿瘤或急性前列腺炎的患者禁止行前列腺按摩。

二、理学检验

1. 量

(1)正常　成年男性经前列腺按摩 1 次可采集数滴至 2ml。

(2)异常　前列腺炎时前列腺液减少。

2. 外观

(1)正常　正常前列腺液较稀薄、不透明，为淡乳白色液体。

(2)异常　①前列腺液黄色：浑浊呈脓性或脓血性，见于严重的化脓性前列腺炎或精囊炎。②前列腺液红色：见于前列腺炎、精囊炎、前列腺结核、结石和恶性肿瘤等，或按摩时用力过重。

3. 酸碱度

正常前列腺液呈弱酸性，pH 值在 6.3～6.5，50 岁以上者或混入精囊液较多时 pH 值可增高。

三、显微镜检验

1. 染色检验

当直接镜检见到畸形、巨大细胞或疑有肿瘤时，应做巴氏染色、HE 染色或瑞特染色，有助于前列腺肿瘤和前列腺炎的鉴别。

2. 非染色检验

(1)磷脂酰胆碱小体(卵磷脂小体) 圆形或卵圆形，大小不等，多大于血小板，小于红细胞，折光性强。正常前列腺液涂片中数量较多，分布均匀。前列腺炎时数量常减少或消失，分布不均，有成簇分布现象。

(2)红细胞 正常前列腺液中偶见红细胞(<5 个/HPF)。前列腺炎、结核、结石和恶性肿瘤时可见红细胞增多；按摩时用力过重导致出血，也可见红细胞增多。

(3)白细胞 正常前列腺液中白细胞散在，一般<10 个/HPF。前列腺炎时白细胞增多，并成堆分布，同时可伴有多量上皮细胞。如白细胞>(10～15)个/HPF，即可诊断为前列腺炎。

(4)前列腺颗粒细胞 细胞体较大，多为白细胞的 3～5 倍，正常不超过 1 个/HPF，老年人增多。前列腺炎时可增加至数倍并伴大量脓细胞。

(5)淀粉样小体 体积较大，圆形或卵圆形，约为白细胞的 10 倍，呈微黄色或褐色的同心圆线纹层状结构。正常人前列腺液中可存在淀粉样小体，随着年龄增长而增多，一般无临床意义。

(6)滴虫 发现滴虫可诊断为滴虫性前列腺炎。

(7)精子 多为前列腺按摩时，精囊受挤压使少量精子溢出，无临床意义。

3. 微生物检验

前列腺液可直接涂片，做革兰氏染色或抗酸染色；但直接涂片染色微生物检出率低，且不能鉴别，必要时可做细菌培养或用其他检验方法进行微生物学检验。

归 纳 总 结

1. 了解前列腺液标本的采集方法。疑为前列腺结核、脓肿、肿瘤或急性前列腺炎的患者禁止进行前列腺按摩。

2. 前列腺炎时，前列腺液减少、外观异常。

3. 前列腺液正常 pH 值在 6.3～6.5。

4. 正常前列腺液中磷脂酰胆碱小体、前列腺颗粒细胞、淀粉样小体的形态及数量正常。前列腺炎时数量常减少或消失、前列腺颗粒细胞变大。发现滴虫可诊断为滴虫性前列腺炎。

5. 正常前列腺液中偶见红细胞(<5 个/HPF)，白细胞一般<10 个/HPF。

相 关 习 题

1. 关于前列腺液标本采集描述中，下列哪项是错误的
   A. 需要通过按摩法采集标本
   B. 保留第 1 滴标本
   C. 弃去第 1 滴标本
   D. 重复采集标本需 3～5d 以后
   E. 如需做细菌培养，应遵照无菌操作程序

2. 前列腺肿瘤患者前列腺液的镜检可见
   A. 红细胞增加
   B. 发现滴虫
   C. 前列腺颗粒细胞增加
   D. 精子
   E. 淀粉样小体

3. 前列腺检验白细胞、前列腺颗粒细胞明显增多、红细胞轻度增高、磷脂酰胆碱小体消失，最可能的诊断是
   A. 前列腺癌
   B. 前列腺结石
   C. 前列腺结核
   D. 前列腺炎
   E. 精囊炎

4. 正常前列腺可见白细胞数为
   A. 0～5 个/HPF
   B. 5～10 个/HPF
   C. 0～10 个/HPF
   D. 10～15 个/HPF
   E. 15～20 个/HPF

5. 前列腺特异性抗原的英文代号是
   A. AFP
   B. AFU
   C. PSA
   D. NSE
   E. CA50

6. 关于磷脂酰胆碱小体形态的描述，哪一项是不正确的
   A. 大小不等、圆形或卵圆形的颗粒
   B. 遮光性强的颗粒
   C. 体积小于血小板
   D. 体积小于红细胞而大于血小板
   E. 在普通光学显微镜下即可看到

7. 有关前列腺颗粒细胞的描述，错误的是
   A. 来源于吞噬细胞
   B. 内含卵磷脂颗粒
   C. 正常人可少量存在
   D. 增多见于老年人前列腺液和前列腺炎
   E. 内部颗粒较细小

8. 下列叙述错误的是
   A. 正常前列腺液外观为稀薄的淡乳白色的不透明液体
   B. 前列腺脓肿时，外观呈不同程度的脓性或脓血性液
   C. 前列腺癌时，前列腺液可呈不同程度的血性液体
   D. 生殖系统结核时，可用按摩的方法采取标本
   E. 前列腺液是精液的主要组成成分

9. 前列腺液一般情况下约占精液总量的

A. 0.2

B. 0.25

C. 0.3

D. 0.4

E. 0.5

10. 关于前列腺液，以下描述正确的是

　　A. 磷脂酰胆碱小体在炎症时增多

　　B. 前列腺颗粒细胞是吞噬细胞吞噬了大量脂滴

　　C. 标本中无细菌

　　D. 标本中可见精子

　　E. 镜检见到畸形的异常细胞，即可诊断为前列腺癌

11. 有关前列腺液检验，下列说法错误的是

　　A. 前列腺液中出现淀粉样小体对前列腺炎有临床意义

　　B. 前列腺炎症时，磷脂酰胆碱小体常减少

　　C. 正常前列腺液白细胞数平均＜10个/HPF

　　D. 前列腺癌时，涂片染色常可找到

癌细胞

　　E. 前列腺液出现前列腺颗粒细胞的临床意义通常不大

12. 正常前列腺液中无

　　A. 白细胞

　　B. 红细胞

　　C. 磷脂酰胆碱小体

　　D. 精子

　　E. 滴虫

13. 正常前列腺液的 pH 值在

　　A. 4.5～5.2

　　B. 5.4～6.2

　　C. 6.5～7.0

　　D. 6.3～6.5

　　E. 7.2～7.8

14. 前列腺液中磷脂酰胆碱小体明显减少常见于

　　A. 精囊液

　　B. 附睾炎

　　C. 前列腺炎

　　D. 膀胱炎

　　E. 睾丸炎

考 题 示 例

1. 不符合前列腺炎的前列腺液检验结果是【专业知识】

　　A. 外观呈白色

　　B. 大量磷脂酰胆碱小体

　　C. 红细胞 10 个/HPF

　　D. 白细胞 15 个/HPF

　　E. 精子（＋）

2. 显微镜观察前列腺液涂片，见圆形或卵圆形、大小不等、小于红细胞、折光性强的物质是【专业实践能力】

　　A. 前列腺颗粒细胞

B. 淀粉样小体

C. 磷脂酰胆碱小体

D. 结石

E. 白细胞

3. 正常前列腺液可见到的成分有【相关专业知识】

　　A. 精子

　　B. 红细胞＜10 个/HPF

　　C. 白细胞＜10 个/HPF

　　D. 磷脂酰胆碱小体较多

　　E. 上皮细胞少量

4. 正常前列腺液中最多见的成分是【专业知识】

    A. 精子

    B. 白细胞

    C. 红细胞

    D. 磷脂酰胆碱小体

    E. 上皮细胞

5. 正常前列腺液显微镜检验，磷脂酰胆碱小体应【专业知识】

    A. 布满视野

    B. 长方形

    C. 成簇分布

    D. 无折光性

    E. 大小相等

6. 细菌培养的前列腺液标本必须做到【相关专业知识】

    A. 使用无菌容器

    B. 直接滴在消毒载玻片上

    C. 运送时注意冷藏

    D. 疑为结核患者应加强前列腺按摩

    E. 使用塑料容器

7. 前列腺液检验发现磷脂酰胆碱小体数量很少，常提示【相关专业知识】

    A. 精囊炎

    B. 前列腺炎

    C. 前列腺肥大

    D. 前列腺结石

    E. 前列腺肿瘤

8. 患者，男，36岁。临床诊断为慢性前列腺炎，经过一段时间的治疗后，前往医院复查。前列腺直接涂片结果无异常，此前列腺液体颜色为【专业实践能力】

    A. 无色

    B. 乳白色

    C. 灰白色

    D. 黄色

    E. 红色

第十六章 阴道分泌物检验

单元	细目	要点	要求	科目
阴道分泌物检验	1. 标本采集		了解	3，4
	2. 一般性状检验	(1)外观	掌握	3，4
		(2)pH 值	了解	3，4
	3. 清洁度检验	(1)检验方法	熟练掌握	3，4
		(2)临床意义	了解	2，4
	4. 病原生物学检验	(1)阴道毛滴虫检验	熟练掌握	3，4
		(2)真菌检验	了解	2，3
		(3)加德纳菌检验	了解	2，3
		(4)淋病奈瑟菌检验	了解	2，3
		(5)衣原体检验	了解	2，3
	5. 质量控制		了解	3，4

注：1—基本知识；2—相关专业知识；3—专业知识；4—专业实践能力。

内 容 概 要

一、标本采集

阴道分泌物由妇产科医师自阴道深部或穹隆后部、子宫颈管口等部位采集分泌物，浸入盛有1～2ml生理盐水的试管内，立即送检。

二、一般性状检验

1. 外观

(1)正常 正常阴道分泌物为白色稀糊状，一般无气味，量多少不等，与雌激素水平高低及生殖器官充血情况相关。

（2）异常外观　①大量无色透明黏性白带：见于应用雌激素药物后及卵巢颗粒细胞瘤时。②脓性白带：呈黄色或绿色，有臭味，为滴虫或化脓性细菌感染；黄色泡沫状，为滴虫性阴道炎；其他脓性白带见于慢性子宫颈炎、老年性阴道炎、子宫内膜炎、子宫腔积脓、阴道异物引发的感染等。③豆腐渣样白带：为真菌性阴道炎特征，伴有外阴瘙痒。④血性白带：血量不等，伴有特殊气味，见于子宫颈息肉、子宫黏膜下肌瘤、老年性阴道炎、慢性重度子宫颈炎、阿米巴性阴道炎等；中老年女性患者需警惕子宫颈癌的发生。⑤黄色水样白带：由组织变性坏死所致，见于子宫黏膜下肌瘤、子宫颈癌、输卵管癌等。⑥灰白色奶油样白带：黏稠度低，稀薄均匀，见于阴道加德纳菌感染。

2. pH 值

正常阴道分泌物呈酸性，pH 值在 4.0～4.5。pH 值增高可见于各种阴道炎以及幼女和绝经后的妇女。

三、清洁度检验

1. 检验方法

取载玻片→加生理盐水→加标本涂片→加盖玻片→低倍镜检验→高倍镜检验→结果判断。

清洁度的结果判断标准见表 16-1。

表 16-1　清洁度结果判断标准

清洁度	阴道杆菌	上皮细胞	白(脓)细胞(个/HPF)	球菌	临床意义
Ⅰ度	4+	4+	0～5	—	正常
Ⅱ度	2+	2+	5～15	一或少许	正常
Ⅲ度	一或少许	一或少许	15～30	2+	提示炎症
Ⅳ度	—	—	＞30	4+	严重阴道炎

2. 临床意义

正常阴道清洁度：Ⅰ～Ⅱ度。

（1）阴道清洁度与病原体侵袭等因素有关　Ⅲ度提示炎症，如阴道炎、子宫颈炎；Ⅳ度见于严重阴道炎，如滴虫性阴道炎、淋病奈瑟菌阴道炎等。

（2）阴道清洁度与卵巢功能有关　排卵前期，趋于清洁；卵巢功能不足时，阴道清洁度下降。

四、病原生物学检验

1. 阴道毛滴虫检验

阴道毛滴虫呈梨形，大小为白细胞的 1～3 倍，顶端有 4 根前鞭毛，生长 pH 值在 5.5～6.0，最适温度为 25～42℃，可引起滴虫性阴道炎。

（1）检验方法　①湿片直接显微镜检验，生理盐水涂片→低倍镜检验→高倍镜检验；②染色法，瑞特染色或革兰氏染色后，用油镜观察虫体；③胶乳凝集快速检验法。

（2）临床意义 阴道毛滴虫检验阳性见于滴虫性阴道炎。

2. 真菌检验

（1）检验方法 ①湿片直接显微镜检验，生理盐水涂片→低倍镜检验→高倍镜检验；低倍镜下观察假菌丝，高倍镜下确认假菌丝和观察有无孢子；②染色法，涂片→革兰氏染色→低倍镜、高倍镜检验→油镜检验，可见革兰氏阳性孢子或假菌丝；③培养法等。

（2）临床意义 真菌检验阳性见于真菌性阴道炎，白色假丝酵母菌（白色念珠菌）占阴道真菌感染的85％。

3. 加德纳菌检验

阴道加德纳菌为革兰氏阴性或染色不定的小杆菌，与某些厌氧菌共同引起细菌性阴道炎。

（1）检验方法 ①加德纳菌检验，涂片→革兰氏染色→低倍镜、高倍镜→油镜检验；②线索细胞检验，生理盐水涂片→低倍镜检验→高倍镜检验。

（2）细菌性阴道炎的诊断依据 ①线索细胞阳性；②pH值＞4.5；③胺试验呈阳性；④分泌物呈稀薄均匀奶油状。凡有线索细胞再加上其他2条，细菌性阴道炎诊断成立。

（3）临床意义 加德纳菌除引起细菌性阴道炎外，还可引起早产、产褥热、新生儿败血症、产后败血症和脓毒血症等。

4. 淋病奈瑟菌检验

淋球菌引起淋病是发病率较高的性传播疾病之一。

（1）检验方法 ①涂片革兰氏染色法，子宫颈管内分泌物涂片阳性率最高，WHO推荐用亚甲蓝染色；②培养法，对女性患者阳性检出率为80％～90％，是当前WHO推荐的唯一方法。

（2）临床意义 淋病奈瑟菌检验阳性见于淋病。女性淋病奈瑟菌感染主要可引起子宫颈炎、尿道炎等。

5. 衣原体检验

沙眼衣原体感染目前已成为最流行的性传播疾病之一。

（1）检验方法 衣原体检验方法有培养分离法、细胞学检验、抗原检测等。

（2）临床意义 女性可致急性阴道炎、子宫颈炎、子宫内膜炎、输卵管炎和卵巢炎；男性患者可并发附睾炎、前列腺炎等。细胞内寄生，可形成包涵体，故取材最好是黏膜表层细胞。

五、质量控制

阴道分泌物检验的质量控制要求：做好实验前质量控制，把好标本采集送检关；做好实验中质量控制，把好标本检测关；做好实验后质量控制，把好检测结果报告关。

归 纳 总 结

1. 标本采集前 24h 禁止性交、盆浴、阴道检验、阴道灌洗及局部用药等。

2. 阴道分泌物正常 pH 值在 4.0～4.5。

3. 注意阴道分泌物异常外观。

4. 阴道清洁度判断：Ⅰ～Ⅱ度为清洁；Ⅲ度、Ⅳ度为不清洁，提示有炎症。

5. 检验阴道毛滴虫病时，标本采集后应立即保温（37℃）送检。如因温度或时间原因，标本中滴虫已死，可采用涂片染色检验。

6. 真菌能引起真菌性阴道炎，使人类致病的 85% 为白色念珠菌。

7. 阴道加德纳菌感染可引起细菌性阴道炎。

8. 细菌性阴道炎的诊断依据：①线索细胞阳性；②pH 值＞4.5；③胺试验呈阳性；④阴道分泌物呈稀薄均匀奶油状。凡有线索细胞再加上其他 2 条，细菌性阴道炎诊断成立。

相 关 习 题

1. 阴道清洁度检验指标中不包括
   A. 杆菌
   B. 球菌
   C. 上皮细胞
   D. 红细胞
   E. 白细胞

2. 关于阴道滴虫的叙述，错误的是
   A. 冬天检验标本应保温
   B. 生存最适 pH 为 5.5～6.0
   C. 是厌氧性寄生原虫
   D. 阴道炎均由滴虫引起
   E. 顶端有 4 根毛

3. 正常阴道分泌物中可见大量
   A. 乳酸杆菌
   B. 白细胞
   C. 红细胞
   D. 球菌
   E. 线索细胞

4. 关于阴道分泌物的采集，哪项叙述是

不恰当的
   A. 取材前 24h 内禁止性交
   B. 不要采用盆浴和阴道灌洗
   C. 检验技术人员可直接采集标本
   D. 需使用消毒棉拭子取材
   E. 取材前不要实施阴道局部上药治疗

5. 正常阴道分泌物为
   A. 白色稀糊状，无气味，量多少不等
   B. 白色浑浊黏稠，量少
   C. 量不增加
   D. 白带量较多
   E. 白带量多，清澈透明，稀薄似蛋清

6. 滴虫比白细胞
   A. 大 4～5 倍
   B. 小 1～3 倍
   C. 大 2～3 倍
   D. 小 1～2 倍
   E. 两者相等

7. 滴虫性阴道炎患者，阴道分泌物呈

A. 脓性

B. 血性

C. 黄色水样

D. 奶油装

E. 豆腐渣样

8. 关于细菌性阴道炎临床诊断标准的叙述，错误的是

　　A. 阴道分泌物稀薄均匀

　　B. 分泌物 pH 值＞4.5

　　C. 胺试验阴性

　　D. 湿片检出线索细胞

　　E. 分泌物有恶臭

9. 大量无色透明的黏稠白带见于

　　A. 应用雌激素药物后

　　B. 慢性子宫颈炎

　　C. 真菌性阴道炎

　　D. 子宫颈癌

　　E. 滴虫性阴道炎

10. 豆腐渣样的白带见于

　　A. 应用雌激素药物后

　　B. 慢性子宫颈炎

　　C. 真菌性阴道炎

　　D. 子宫颈癌

　　E. 滴虫性阴道炎

11. 阴道正常情况下 pH 值范围维持在

　　A. 3.0～3.5

　　B. 4.0～4.5

　　C. 5.0～5.5

　　D. 6.0～6.5

　　E. 5.0～7.0

12. 阴道分泌物外观为奶油状，提示

　　A. 真菌性阴道炎

　　B. 滴虫性阴道炎

　　C. 老年性阴道炎

　　D. 阴道加德纳菌感染

　　E. 子宫内膜炎

13. 有关线索细胞的描述，不正确的是

A. 属于阴道鳞状上皮细胞

B. 上皮细胞边缘不整齐并趋于溶解

C. 表面附有大量加德纳杆菌和其他短小杆菌

D. 细胞核清晰可见

E. 是诊断加德纳阴道病的依据

14. 不符合阴道清洁度Ⅱ度标准的是

　　A. 杆菌（2＋）

　　B. 上皮细胞（2＋）

　　C. 白细胞 5～15 个/HPF

　　D. 球菌（2＋）

　　E. 球菌（－）

15. 下列有关阴道分泌物的描述，错误的是

　　A. 正常阴道分泌物为白色稀糊状

　　B. 由阴道黏膜分泌

　　C. 脓性白带见于慢性子宫颈炎

　　D. 排卵期时白带量增加

　　E. 血性白带见于子宫颈癌

16. 下列关于阴道加德纳菌的叙述，错误的是

　　A. 正常阴道分泌物中不见或少见阴道加德纳菌

　　B. 线索细胞是诊断加德纳菌阴道病的重要指标

　　C. 具有多形性，可呈小杆状

　　D. 感染时阴道分泌物呈奶油状

　　E. 为革兰氏染色阳性球菌

17. 阴道清洁度检验常用试剂为

　　A. NaCl

　　B. NaOH

　　C. KOH

　　D. $Mg(OH)_2$

　　E. KCl

18. 检验阴道分泌物中的滴虫最常用的是

　　A. 直接涂片法

　　B. 细胞学检验

C. 革兰氏染色法

D. 抗酸染色法

E. 培养法

19. 正常阴道清洁度为

   A. Ⅰ～Ⅱ度

   B. Ⅲ～Ⅳ度

   C. Ⅱ～Ⅲ度

   D. Ⅰ～Ⅲ度

   E. Ⅲ度

20. 阴道清洁度检验结果为Ⅳ度，则其中的上皮细胞数应在

   A. 一

B. ＋

C. 2＋

D. 3＋

E. 4＋

21. 阴道分泌物涂片中含中等量阴道杆菌和上皮细胞，白细胞数为 0～5 个/HPF，阴道清洁度判断为

   A. Ⅰ度

   B. Ⅱ度

   C. Ⅲ度

   D. Ⅳ度

   E. Ⅴ度

考 题 示 例

1. 不属于阴道分泌物检验临床用途的是【基础知识】

   A. 炎症判断

   B. 肿瘤筛查

   C. 不孕症诊断

   D. 激素水平判断

   E. 性传播疾病诊断

2. 显微镜下判断阴道分泌物清洁度的依据不包括【专业知识】

   A. 白细胞数量

   B. 杆菌数量

   C. 球菌数量

   D. 上皮细胞数量

   E. 寄生虫卵数量

3. 阴道常见的炎症是【相关专业知识】

   A. 非特异性阴道炎

   B. 滴虫性阴道炎

   C. 阿米巴性阴道炎

   D. 嗜血杆菌性阴道炎

   E. 特异性阴道炎

4. 患者，女，26 岁。外阴瘙痒伴分泌物

增多 2d，分泌物稀薄。实验室检查：阴道清洁度Ⅲ度，线索细胞阳性，加德纳菌（2＋），杂菌（＋），白细胞（2＋），未检出真菌和滴虫。对该患者可能的诊断是【专业知识】

   A. 滴虫性阴道炎

   B. 细菌性阴道炎

   C. 淋病

   D. 真菌性阴道炎

   E. 阿米巴性阴道炎

5. 患者，女，38 岁。自诉有腥臭味的灰白色白带，量多，阴道瘙痒。白带检验：外观稀薄均匀，pH 值为 5.4，胺试验阳性，可见线索细胞。诊断为【专业知识】

   A. 细菌性阴道炎

   B. 真菌性阴道炎

   C. 滴虫性阴道炎

   D. 老年性阴道炎

   E. 淋菌性阴道炎

6. 黄色泡沫样脓性白带常见于【相关专业

知识】

A. 真菌性阴道炎

B. 滴虫性阴道炎

C. 老年性阴道炎

D. 细菌性阴道炎

E. 慢性子宫颈炎

7. 阴道分泌物涂片镜检：阴道杆菌（2＋），上皮细胞（2＋），白细胞 5～15 个/HPF，其清洁度分级是【相关专业知识】

A. Ⅰ度

B. Ⅱ度

C. Ⅲ度

D. Ⅳ度

E. Ⅴ度

8. 诊断细菌性阴道病的重要指标是【专业

实践能力】

A. 脂肪细胞

B. 线索细胞

C. 泡沫细胞

D. 巨噬细胞

E. 汗腺细胞

9. 阴道毛滴虫的传播途径是【相关专业知识】

A. 血液传播

B. 母婴传播

C. 经口传播

D. 直接传播和间接传播

E. 昆虫叮咬传播

第十七章　羊水检验

单元	细目	要点	要求	科目
羊水检验	1. 概述	(1)适应证	了解	2，3
		(2)标本采集	了解	3，4
	2. 羊水理化检验	(1)羊水理学检验	了解	2，3
		(2)羊水化学检验	了解	2，3
	3. 胎儿成熟度检验	(1)胎儿肺成熟度检验	了解	2，3
		(2)胎儿肾成熟度检验	了解	2，3
		(3)胎儿肝成熟度检验	了解	2，3
		(4)胎儿皮脂腺成熟度检验	了解	2，3
		(5)胎儿唾液腺成熟度检验	了解	2，3
	4. 先天性遗传性疾病产前诊断	(1)产前诊断概念	了解	1，3
		(2)先天性遗传性疾病产前诊断	了解	1，3

注：1—基本知识；2—相关专业知识；3—专业知识；4—专业实践能力。

内 容 概 要

一、概述

羊水是指妇女妊娠期羊膜腔内的液体。羊水的来源及成分主要有：①妊娠早期，是母体血浆经胎膜进入羊膜腔的透析液，成分与母体血浆相似；②妊娠中期以后，主要是胎儿尿液，水分占 $98\%\sim99\%$，剩余的 $1\%\sim2\%$ 为无机盐和有机物，主要有电解质、葡萄糖、脂肪等；③妊娠晚期，由胎儿肺参与羊水的生产，每天 $600\sim800ml$。

1. 适应证

(1)高危妊娠有引产指征时，可了解胎儿成熟度，结合胎盘功能测定，决定引产时间，以降低围生期死亡率。

(2)多次原因不明流产、早产或死胎史，怀疑胎儿有遗传性疾病；曾分娩过染色体异常胎儿；夫妇一方或双方有染色体异常；亲代有代谢缺陷病等均可在产前进行羊水穿刺检验。

(3)35～40岁以上高龄孕妇，排除胎儿染色体异常。

(4)妊娠早期曾患过严重病毒感染或接触过大剂量电离辐射者。

(5)母婴血型不合，判断胎儿的预后。

2. 标本采集

羊水穿刺应在B超引导严密消毒下进行，避免伤及胎儿及胎盘。采集20～30ml，放于无菌刻度离心管内，1200r/min离心5min，在无菌条件下分离上清液和细胞层，上清液做化学和免疫学检验。穿刺时间：诊断胎儿遗传性疾病一般在妊娠16～20周进行；胎儿成熟度选择妊娠35周后进行；判断母婴血型不合多选择在妊娠26～36周进行。

二、羊水理化检验

1. 羊水理学检验

(1)羊水量　妊娠8周5～10ml；妊娠10周约30ml；妊娠20周约400ml；妊娠36～38周时达高峰1000～1500ml。此后逐渐减少，妊娠足月时约800ml。过期妊娠少于300ml。

检测方法：检测方法由B型超声波诊断、标记法、直接测定法等。

临床意义：①羊水过多。妊娠任何时期羊水量超过2000ml为羊水过多，常见原因有胎儿畸形、多胎妊娠、妊娠糖尿病、母婴血型不合、胎盘因素等。②羊水过少。妊娠足月时羊水少于300ml为羊水过少，常见原因有胎儿先天性泌尿系统异常、肺发育不全、染色体异常、胎膜早破、药物影响等。

(2)颜色和透明度　①正常羊水：妊娠早期为无色或淡黄色、清晰、透明，妊娠晚期为乳白色、浑浊。②异常羊水：深黄色，见于胎儿溶血病、胎儿出血等；绿色，羊水中混有胎粪，见于胎儿窘迫；红色，有出血，见于胎儿出血、胎盘早剥或穿刺出血；棕红或褐色，子宫内陈旧出血，多次胎儿死亡；脓性浑浊，细菌、白细胞增多，见于子宫内化脓性感染。

2. 羊水化学检验

(1)羊水甲胎蛋白测定　羊水甲胎蛋白的检测方法有酶联免疫吸附试验、火箭免疫电泳试验、放射免疫测定法。

临床意义：甲胎蛋白增高主要见于开放性神经管缺陷的胎儿，如无脑儿、脊柱裂等胎儿。甲胎蛋白明显增高是诊断开放性神经管缺陷的重要指标。甲胎蛋白减低见于葡萄胎、唐氏综合征等。

(2)羊水胆碱酯酶测定　羊水胆碱酯酶的检测方法有假性胆碱酯酶(PChE)测定和真性胆碱酯酶(AChE)测定。①假性胆碱酯酶测定：有速率法、终点法。②真性胆碱酯酶测定：使用聚丙烯酰胺凝胶电泳法。

临床意义：羊水中真性胆碱酯酶活性增高与胎儿开放性神经管畸形有高度的相关性。AChE/PChE＞0.27者可诊断为神经管缺损；AChE/PChE≤1.0者可诊断为胎儿开放性腹壁缺陷。

(3)羊水睾酮测定　羊水睾酮的检测方法有酶联免疫吸附试验、放射免疫测定法。

临床意义：结合染色体检测用于胎儿性别鉴定。

(4)羊水雌三醇测定　羊水雌三醇的检测方法有酶联免疫吸附试验、放射免疫测定法。

临床意义：减低提示胎儿预后不良，如母婴血型不合、先兆流产、妊娠合并糖尿病等。

三、胎儿成熟度检验

1. 胎儿肺成熟度检验

(1)羊水泡沫试验　临床上只进行稀释度为1：1和1：2的泡沫试验。若两管液面均出现泡沫环为阳性，则磷脂酰胆碱/鞘磷脂(L/S)≥2.0，表示胎儿肺成熟；若仅一管出现泡沫环，为临界值，则L/S在1.5～2.0；若两管液面均未出现泡沫环为阴性，则L/S≤1.49，提示胎儿肺未成熟。

(2)羊水吸光度测定　A_{650}≥0.075为阳性，表示胎儿肺成熟；A_{650}≤0.050为阴性，表示胎儿肺不成熟。

(3)磷脂酰胆碱与鞘磷脂测定　L/S对诊断特发性呼吸窘迫综合征(IRDS)有重要价值：L/S≤1.49，表示肺发育不成熟，易发生IRDS；L/S为1.50～1.99，表示肺发育不够成熟，可能发生IRDS；L/S≥4.0，表示过成熟。

2. 胎儿肾成熟度检验

(1)肌酐测定　①羊水肌酐量＞176.8μmol/L，提示胎儿肾成熟。②肌酐量在132.6～176.7μmol/L，为可疑。③肌酐量＜131.7μmol/L，提示胎儿肾不成熟。

临床意义：从妊娠中期起，羊水中肌酐逐渐增加。本试验主要反映胎儿肾小球的成熟度。

(2)葡萄糖的测定　妊娠23周羊水中葡萄糖量逐渐增加，24周达高峰，以后随胎儿肾成熟，肾小管对葡萄糖重吸收作用增强，胎尿排糖量减少，加上胎盘通透性随胎龄增加而减低，羊水葡萄糖量逐渐减低。①临产时葡萄糖量可减低至0.40mmol/L以下。②羊水葡萄糖量＜0.56mmol/L，提示胎儿肾发育成熟。③葡萄糖量＞0.80mmol/L，提示胎儿肾不成熟。

3. 胎儿肝成熟度检验

(1)胆红素测定　①正常胎儿羊水胆红素量应＜1.71μmol/L。②胆红素量在1.71～4.61μmol/L为临界值，胎儿可能有不正常情况。③胆红素量＞4.61μmol/L，胎儿安全受到威胁。④胆红素量＞8.03μmol/L，多有胎儿窘迫。⑤母胎血型不合溶血羊水中胆红素量达16.2μmol/L时，应终止妊娠，否则胎儿多难存活。

(2)分光光度计测定法结果判断　①A_{450}＜0.02，提示胎肝成熟。②A_{450}在0.02～

0.04，为胎肝成熟可疑。③$A_{450} > 0.04$，为胎肝未成熟。

4. 胎儿皮脂腺成熟度检验

羊水中脂肪细胞出现率随胎龄增加而增高，可作为胎儿皮肤成熟的指标。

（1）检测方法　脂肪细胞经 1g/L 尼罗蓝溶液染色后为无核橘黄色细胞，而其他细胞则染成蓝色。计数 200～500 个细胞，计算出染橘黄色细胞百分率。

（2）结果判断　羊水中脂肪细胞出现率＞20％，认为胎儿皮肤已经成熟；脂肪细胞出现率在 10％～20％，为临界值；脂肪细胞出现率＜10％，认为胎儿皮肤不成熟；脂肪细胞出现率＞50％，表示过期妊娠。

5. 胎儿唾液腺成熟度检验

羊水中淀粉酶（AMY）活性高低主要用于判断胎儿唾液腺成熟度。

临床意义：AMY＞300U/L，提示胎儿唾液腺成熟；AMY 在 200～300U/L，为临界值；AMY＜200U/L，提示胎儿唾液腺不成熟。

四、先天性遗传性疾病产前诊断

1. 产前诊断概念

产前诊断是指在出生前对胚胎或胎儿的发育状态、是否患有疾病等方面进行检测诊断的一种技术。产前诊断对可治性疾病，选择适当时机进行子宫内治疗；对于不可治疗性疾病，能够做到知情选择。

2. 先天性遗传性疾病产前诊断

（1）性连锁遗传病　羊水细胞性染色体检验最常用 X 染色质和 Y 染色质检验。性别基因诊断最常用方法是 Y 特异 DNA 探针。

（2）神经管缺陷　检验包括甲胎蛋白测定、羊水总胆碱酯酶测定、羊水中真性胆碱酯酶测定。

（3）黏多糖沉积病　检验包括甲苯胺蓝定性试验、糖醛酸半定量试验。

（4）胰腺纤维囊性变　检验包括 γ-谷氨酰转移酶测定、碱性磷酸酶（ALP）测定。

归 纳 总 结

1. 羊水检验的适应证：①高危妊娠有引产指征时，可了解胎儿成熟度，结合胎盘功能测定，决定引产时间，以降低围生期死亡率。②多次原因不明流产、早产或死胎史，怀疑胎儿有遗传性疾病；曾分娩过染色体异常胎儿；夫妇一方或双方有染色体异常；亲代有代谢缺陷病等均可在产前进行羊水穿刺检验。③35～40 岁以上高龄孕妇，排除胎儿染色体异常。④妊娠早期曾患过严重病毒感染或接触过大剂量电离辐射者。⑤母婴血型不合，判断胎儿的预后。

2. 羊水量：妊娠 8 周 5～10ml；妊娠 10 周约 30ml；妊娠 20 周约 400ml；妊娠 36～38 周时达高峰 1000～1500ml。妊娠足月时约 800ml。过期妊娠少于 300ml。

3. 标本采集时间：诊断胎儿遗传性疾病，妊娠 16～20 周进行；判断胎儿成熟度，妊娠 35 周后进行；判断母婴血型不合，妊娠 26～36 周进行。

4. 羊水外观：①正常，妊娠早期，无色或淡黄色、清晰、透明；妊娠晚期，乳白色、浑浊。②异常，深黄色，见于胎儿溶血病、胎儿出血等；绿色，羊水中混有胎粪，见于胎儿窘迫；红色，有出血，见于胎儿出血、胎盘早剥或穿刺出血；棕红或褐色，子宫内陈旧出血，多为胎儿死亡；脓性浑浊，细菌、白细胞增多，见于子宫内化脓性感染。

5. 胎儿肺成熟度检验：①羊水泡沫试验（振荡试验），L/S≥2.0，提示胎儿肺成熟；L/S<2.0，提示胎儿肺未成熟。本法最常用，操作简单、快速。②羊水吸光度测定，A_{650}≥0.075 为阳性，表示胎儿肺成熟；A_{650}≤0.050 为阴性，表示胎儿肺不成熟。

6. 胎儿肾成熟度检验：羊水肌酐量＞176.8μmol/L，提示胎儿肾成熟；肌酐量在132.6～176.7μmol/L，为可疑；肌酐量＜131.7μmol/L，提示胎儿肾不成熟。羊水葡萄糖量＜0.56mmol/L，提示胎儿肾成熟；葡萄糖量＞0.80mmol/L，为肾发育不成熟。

7. 胎儿肝成熟度检验：检验羊水中胆红素可以反映胎儿肝成熟程度。①胆红素测定，正常胎儿羊水胆红素量＜1.71μmol/L；胆红素量在 1.71～4.61μmol/L 为临界值；胆红素量＞4.61μmol/L，胎儿安全受到威胁；胆红素量＞8.03μmol/L，多有胎儿窘迫；母胎血型不合溶血羊水中胆红素量达 16.2μmol/L 时，应终止妊娠。②吸光度测定，A_{450}＜0.02，提示胎儿肝成熟；A_{450} 在 0.02～0.04，为胎儿肝成熟可疑；A_{450}＞0.04，为胎儿肝未成熟。

8. 胎儿皮脂腺成熟度检验：羊水中脂肪细胞出现率＞20%，提示胎儿皮肤成熟。

9. 羊水 AMY＞300U/L 为胎儿唾液腺成熟的指标。

10. 羊水甲胎蛋白测定：甲胎蛋白增高，主要见于开放性神经管缺陷的胎儿；甲胎蛋白减低，见于葡萄胎、唐氏综合征等。

11. 先天性遗传性疾病产前诊断：包括性连锁遗传病、神经管缺陷、黏多糖沉积病、胰腺纤维囊性变等。

相关习题

1. 下列哪项不是羊水的来源
   A. 母体血浆通过胎膜进入羊水膜腔的透析液
   B. 胎儿脐带产生的透析液
   C. 胎盘表面羊膜产生的透析液
   D. 胎儿尿
   E. 母体的脑脊液

2. 羊水检验胎儿肺成熟度的项目是
   A. 脂肪细胞检验
   B. 肌酐测定
   C. 胆红素测定
   D. 泡沫试验
   E. 淀粉酶测定

3. 羊水检验胎儿唾液腺成熟度的项目是
   A. 脂肪细胞检验
   B. 肌酐测定

C. 胆红素测定

D. 泡沫试验

E. 淀粉酶测定

4. 下列是胎儿肺成熟度检验的羊水试验，但除外

A. 羊水泡沫振荡试验

B. 羊水葡萄糖测定

C. 羊水吸光度测定

D. 羊水 L/S 测定

E. 酶法磷脂酰胆碱定量

5. 羊水中反映胎儿肾发育成熟的葡萄糖量为

A. <2.29mmol/L

B. <0.40mmol/L

C. <0.56mmol/L

D. >0.56mmol/L

E. >0.80mmol/L

6. 羊水中反映胎儿肾逐渐发育成熟的物质是

A. 磷脂酰胆碱

B. 胆固醇

C. 三酸甘油酯

D. 肌酐

E. 胆红素

7. 足月妊娠羊水量约为

A. 300ml

B. 500ml

C. 1200ml

D. 800ml

E. 2000ml

8. 关于胎儿成熟度检验的叙述，下列不正确的是

A. 羊水 L/S≥2.0 表示胎儿肺成熟

B. 羊水肌酐量>176.8μmol/L 提示胎儿肾成熟

C. 羊水 A_{450}<0.02 提示胎儿肝成熟

D. 羊水脂肪细胞出现率<20% 表示胎儿皮肤成熟

E. 羊水淀粉酶活性>120U/L 表示胎儿唾液腺成熟

9. 用于胰腺纤维囊性变的羊水检验项目是

A. AFP 测定

B. 总胆碱酯酶测定

C. CK 测定

D. ALP 测定

E. LP 测定

10. 妊娠晚期正常羊水量为

A. 200~300ml

B. 400~600ml

C. 600~800ml

D. 800~1000ml

E. 800~1500ml

11. 羊水呈金黄色，提示

A. 胎儿窘迫现象

B. 胎儿发育不良

C. 妊娠早期

D. 妊娠晚期

E. 母婴血型不合

12. 胎儿肺成熟时羊水中磷脂酰胆碱/鞘磷脂应

A. ≤2.0

B. ≥2.0

C. <1.0

D. >5.0

E. ≥6.0

13. 羊水中含量最多的有机物是

A. 葡萄糖

B. 脂肪

C. 蛋白质及其衍生物

D. 胆红素

E. 肌酐

考 题 示 例

1. 正常妊娠早期羊水的颜色应为【专业知识】
   A. 橙色
   B. 红色
   C. 金黄色
   D. 灰白色
   E. 无色透明

2. 检验胎儿皮脂腺成熟度，羊水的检测项目是【相关专业知识】
   A. 脂肪细胞检验
   B. 肌酐检验
   C. 胆红素测定
   D. 磷脂酰胆碱/鞘磷脂测定
   E. 淀粉酶测定

3. 对胎儿的性别进行基因鉴定，行羊膜腔穿刺一般选择妊娠第几周时进行【专业实践能力】
   A. 10～12
   B. 12～16
   C. 16～20
   D. 20～24
   E. 24～28

4. 妊娠16周后羊水主要成分是【基础知识】
   A. 胎儿尿
   B. 有机物
   C. 无机盐
   D. 组织液
   E. 胎儿上皮细胞

5. 患者，女，38岁。妊娠33周，因妊娠高血压需择期进行剖宫产，对胎儿肺进行成熟度评估时应选择的检验是【专业实践能力】
   A. 羊水 AFP 测定
   B. 羊水磷脂酰胆碱/鞘磷脂比率
   C. 胎儿纤维连接蛋白
   D. 羊水胆红素
   E. 羊水 hCG

第十八章　脱落细胞学检验

本　章　考　纲

单元	细目	要点	要求	科目
脱落细胞学检验	1. 概述	(1)定义	了解	1，3
		(2)脱落细胞学检验的优点和不足	了解	1，3
	2. 正常脱落细胞形态	(1)正常脱落上皮细胞	掌握	3，4
		(2)脱落上皮细胞的退化变性	了解	3，4
	3. 良性病变的上皮细胞形态	(1)上皮细胞的增生、再生和化生	了解	3，4
		(2)上皮细胞的炎症变性	了解	3，4
		(3)核异质	了解	3，4
		(4)异常角化	了解	3，4
	4. 肿瘤脱落细胞形态	(1)恶性肿瘤细胞的主要形态特征	熟练掌握	3，4
		(2)恶性肿瘤细胞涂片中背景成分	了解	3，4
		(3)癌细胞与核异质细胞的鉴别	了解	3，4
		(4)常见癌细胞类型及形态特征	掌握	3，4
	5. 标本采集与涂片制作	(1)标本采集主要方法	了解	3，4
		(2)常用的涂片制作方法	了解	3，4
		(3)固定	了解	3，4
		(4)常用染色方法	掌握	3，4
	6. 显微镜检验	(1)涂片观察方法	了解	3，4
		(2)报告方式	了解	3，4
		(3)质量控制	了解	3，4
	7. 阴道脱落细胞学检验	(1)正常脱落上皮细胞	掌握	2，3
		(2)正常脱落非上皮细胞	了解	2，3
		(3)阴道上皮与卵巢功能关系	了解	2，3
		(4)女性一生中各阶段阴道脱落细胞学表现	了解	2，3
		(5)阴道炎症细胞学改变	了解	2，3
		(6)子宫颈癌及癌前病变	了解	2，3

续表

单元	细目	要点	要求	科目
脱落细胞学检验		(7)阴道细胞学的诊断结果报告方式	了解	2，3
	8. 浆膜腔积液脱落细胞学检验	(1)良性病变脱落细胞	了解	2，3
		(2)恶性病变脱落细胞	掌握	2，3
	9. 泌尿系统脱落细胞学检验	(1)标本采集	了解	2，3
		(2)尿液正常脱落细胞	了解	2，3
		(3)泌尿系统良性病变脱落细胞	了解	2，3
		(4)泌尿系统常见恶性肿瘤脱落细胞	了解	2，3
	10. 痰液脱落细胞学检验	(1)标本采集	了解	2，3
		(2)肺部良性病变脱落细胞	了解	2，3
		(3)肺部原发性肺癌脱落细胞	了解	2，3

注：1—基本知识；2—相关专业知识；3—专业知识；4—专业实践能力。

内 容 概 要

一、概述

1. 定义

脱落细胞学检验指通过采集人体各部位的脱落细胞或对病理器官及肿块通过细针吸取的方式获得细胞，经过染色后，在显微镜下观察细胞的形态和结构，进行健康和疾病的筛查、诊断与研究，即对无症状个体进行癌前病变的筛检，对有症状或有体征患者进行诊断和鉴别诊断。

2. 脱落细胞学检验的优点和不足

(1)优点　脱落细胞学检验简单易行，诊断迅速，癌细胞检出率较高。

(2)不足　脱落细胞学检验有一定的误诊率，具体部位难确定；不易对癌细胞做出明确的分型。

二、正常脱落细胞形态

1. 正常脱落上皮细胞

正常脱落的上皮细胞主要来源于复层鳞状上皮(扁平上皮)和柱状上皮。

(1)鳞状上皮细胞　鳞状上皮细胞被覆于全身皮肤、口腔、喉部、鼻咽的一部分、食管、阴道的全部以及子宫颈，分为底层细胞、中层细胞和表层细胞。从底层到表层细胞形态的变化规律：①细胞体积由小到大；②细胞核由大到小，最后消失；③核染色质由细致、疏松、均匀到粗糙、紧密、固缩；④核质比由大到小；⑤细胞质量由少到多，染色由暗红色到浅红色。

（2）柱状上皮细胞　柱状上皮细胞主要被覆于鼻腔、鼻咽、支气管树、胃肠、子宫颈管、子宫内膜及输卵管等部位，包括涂片纤毛柱状细胞、黏液柱状细胞和储备细胞。

2. 脱落上皮细胞的退化变性

（1）细胞凋亡。

（2）坏死细胞。

（3）细胞退化变性包括肿胀性退变；固缩性退变，多见于慢性炎症。鳞状上皮表层细胞常表现为固缩性退变。

三、良性病变的上皮细胞形态

1. 上皮细胞的增生、再生和化生

（1）增生　上皮细胞在慢性炎症或其他理化因素刺激作用下，细胞分裂增殖能力增强，数目增多，常伴有细胞体积增大。

（2）再生　再生指因炎症创伤等病理因素引起组织损伤后，由邻近组织的同类细胞增殖补充的过程。

（3）化生　化生指在慢性炎症或其他理化因素作用下，一种成熟的组织在某些因素的作用下，被另一类型的成熟组织所替代的过程。

2. 上皮细胞的炎症变性

按病程可将炎症分为急性、亚急性和慢性 3 种类型。①急性炎症：以变性（肿胀性退变）、坏死为主，伴有大量的中性粒细胞和巨噬细胞。②亚急性炎症：除有变性、坏死外，还有增生的上皮细胞和各种白细胞。③慢性炎症：以增生、再生和化生病理性改变为主，可见较多成团的增生上皮细胞，炎症细胞以淋巴细胞和浆细胞为主。

炎症时背景较"脏"，即有大量白细胞、红细胞，有时可见小组织细胞或多核巨细胞，也可见到黏液及退化坏死的细胞碎屑。

3. 核异质

核异质是指上皮细胞的核异常，是介于良性和恶性之间的过渡型细胞。

（1）轻度核异质　轻度核异质，又称为炎症核异质，多由慢性炎症细胞刺激而引起。

（2）重度核异质　重度核异质又称为癌前核异质。核体积大 1～2 倍，染色质增多，呈粗网状，分布不均，偶见染色质结节，核边增厚，核有中度以上畸形，核质比轻度增大。

4. 异常角化

异常角化，又称为不成熟角化或角化不良，指鳞状上皮细胞细胞质的成熟程度超过细胞核的成熟程度。

四、肿瘤脱落细胞形态

癌细胞主要是细胞核的改变。根据细胞学类型可分为鳞状细胞癌、腺癌和未分化癌。

1. 恶性肿瘤细胞的主要形态特征

(1)细胞核的改变　①核增大；②核畸形；③核深染；④核质比失调；⑤核仁异常。

(2)细胞质的改变　①量异常；②染色加深；③细胞形态畸形；④空泡变异；⑤吞噬异物。

(3)癌细胞团　细胞大小、形态不等，排列紊乱，癌细胞繁殖快，互相挤压，呈堆叠状或镶嵌状。

2. 恶性肿瘤细胞涂片中背景成分

恶性肿瘤细胞涂片中常见较多红细胞和坏死组织，如继发感染，还可见数量不等的中性粒细胞。

3. 癌细胞与核异质细胞的鉴别

(1)癌细胞　核显著增大(1～5 倍)，核显著畸形，核染色质明显增多、增粗、深染，核质比显著增大。

(2)核异质细胞　核轻度增大(1 倍左右)，核轻度至中度畸形，核染色质轻度增多、轻度深染，核质比无明显变化。

4. 常见癌细胞类型及形态特征

(1)鳞癌　①高分化鳞癌：细胞分化程度较高，癌细胞的多形性和癌珠是高分化鳞癌的标志。②低分化鳞癌：癌细胞分化程度较低，以中、底层细胞为主。

(2)腺癌　①高分化腺癌：细胞体较大，细胞质丰富，有空泡，核被挤于一侧，形成印戒样癌细胞。②低分化腺癌：细胞体较小，成团重叠，极性紊乱，易融合成团呈花边样或桑葚样。

(3)未分化癌　从形态上难以确定其组织来源，是分化程度最低、恶性程度最高的癌。

五、标本采集与涂片制作

1. 标本采集主要方法

标本采集的主要方法有：①直视采集法；②自然分泌液采集法；③细针穿刺抽吸法；④灌洗法；⑤摩擦法。

2. 常用的涂片制作方法

常用的涂片制作方法有：①推片法；②涂抹法；③喷射法；④压拉涂片法；⑤吸管推片法；⑥印片法；⑦薄层细胞检测法(TCT)或液基细胞学检验(LCT)。

3. 固定

固定的目的是要保持细胞的自然形态，以防细菌导致腐败和细胞自溶。

(1)带湿固定　涂片后标本尚未干燥即行固定的方法。

(2)空气干燥固定　涂片后待其自然干燥，再进行固定。

4. 常用染色方法

常用染色方法有 HE 染色(步骤简便，适用于痰液涂片)、巴氏染色(具有多色性的染色效果，色彩多样且鲜艳)及瑞-吉染色(特点是细胞核染色质结构和细胞质内颗粒显示较清晰)。

六、显微镜检验

1. 涂片观察方法

(1)阅片前　要严格核对、阅读信息，结合细胞形态特征及临床表现做出准确客观的诊断。

(2)阅片时　要严格按规定程序观察涂片进行诊断。先在显微镜低倍镜下初筛，发现异常细胞成分时，换油镜仔细观察，做出准确诊断。观察时按一定顺序观察整张涂片内每一个视野，包括涂片边缘，以防止漏检。要对异常细胞成分做好有效标记。

2. 报告方式

(1)直接法　根据细胞学检验，直接提出疾病的诊断。

(2)分级法　用分级形式来表示细胞学检验发现的细胞改变，可以真实客观地反映细胞学所见。

(3)改良巴氏五级分类法　具体如下。

Ⅰ级：涂片内未见到异常细胞(基本正常)。

Ⅱ级：涂片内可见异常细胞，但皆为良性。

Ⅱa级：涂片内见轻度核异质细胞和变形细胞等。

Ⅱb级：涂片内见中到重度核异质细胞，属于癌前期病变，需要定期复查。

Ⅲ级：涂片内见可疑癌(恶性)细胞，其形态明显异常，但难以肯定良性或恶性，需要复查。

Ⅳ级：涂片内见癌细胞，但是不够典型或数量极少，需要进一步证实。

Ⅴ级：涂片内见癌细胞，其形态典型而且数量较多，如有可能区分出其组织学类型。

3. 质量控制

质量控制包括：①标本采集——合格；②制片过程——适宜的涂片，立即固定、染色；③阅片和诊断——按顺序观察，避免漏诊；④复查；⑤随访。

七、阴道脱落细胞学检验

1. 正常脱落上皮细胞

(1)鳞状上皮细胞　外阴至子宫颈外口的黏膜均被覆鳞状上皮细胞。细胞形态与正常脱落的鳞状上皮细胞基本相同。①底层细胞：外底层细胞分为子宫颈型外底层细胞、产后型外底层细胞(瓢形核为产后细胞特征)、萎缩型外底层细胞(见于原发性无月经或绝经期女性阴道涂片)3型。②中层细胞：非孕期中层细胞由外底层细胞分化而来；妊娠期中层细胞，细胞核大偏位，细胞膜增厚，细胞质丰富，含大量糖原，常成群出现，此类细胞称为"妊娠细胞"。③表层细胞：此层最能反映雌激素水平。

(2)柱状上皮细胞　①子宫颈内膜细胞：根据其形态分为分泌型柱状细胞(见于排

卵期分泌旺盛时)、纤毛柱状细胞(多见于绝经后)两种。②子宫内膜细胞:同样有黏液细胞和纤毛细胞两种,常见于行经期、行经后期、产后及流产后。

2. 正常脱落非上皮细胞

正常脱落非上皮细胞有吞噬细胞、血细胞等。

3. 阴道上皮与卵巢功能关系

阴道上皮受卵巢内分泌直接影响,其成熟程度与体内雌激素水平正相关。可利用阴道细胞学检验反映体内雌激素水平,分为雌激素水平低落和雌激素水平影响两大类。

4. 女性一生中各阶段阴道脱落细胞学表现

(1)青春期　阴道上皮细胞无明显的周期性改变。

(2)性成熟期　阴道上皮细胞在月经周期内呈周期性变化。

(3)更年期　阴道上皮逐渐萎缩,表层细胞减少,中层细胞、底层细胞增多。

5. 阴道炎症细胞学改变

(1)炎症时阴道涂片一般改变　背景有大量白细胞、红细胞,有时可见小组织细胞或多核巨细胞,也可见到黏液及退化坏死的细胞碎屑。上皮细胞可发生变性、增生、化生。

(2)特殊病原体感染阴道涂片改变　除有炎症时阴道涂片一般改变外,常见的有滴虫、真菌及嗜血杆菌感染。

6. 子宫颈癌及癌前病变

(1)子宫颈上皮内瘤样变　低度鳞状上皮内病变涂片表现如下。①细胞单个散在或片状排列,细胞边界清楚可见;②以中表层细胞为主,细胞质嗜酸性;③核增大,核中度畸形,双核或多核常见,核深染,染色质均匀,核膜清晰可见或模糊不清,核仁少见或不明显。高度鳞状上皮内病变,涂片有下列表现。①细胞常单个散在或成片排列;②以底层细胞为主,细胞质多嗜碱性,偶见嗜酸性;③核增大明显,核质比明显增大,核中度以上畸形,核深染明显,染色质细颗粒状或块状,核仁常不明显。

(2)子宫颈鳞状上皮癌　低分化鳞癌特点(最常见)如下。①癌细胞多成群出现;②癌细胞圆形或卵圆形,相当于外底层细胞或中层细胞,分化越差,细胞越小、细胞质越少、核着色越深;③细胞核呈不规则圆形或卵圆形,畸形明显,核质比明显增大。高分化鳞癌特点如下。①癌细胞多散在分布;②癌细胞体积较大,细胞质丰富,多数有角化;③细胞核显著增大、畸形、深染明显;④癌细胞形态多异,可出现纤维形、蝌蚪形、蜘蛛形,有时可见癌珠。

7. 阴道细胞学的诊断结果报告方式

(1)五级分类法　五级分类法(1978)也就是改良巴氏五级分类法。

(2)TBS(the Bethesda system)报告系统　TBS是一种描述性诊断,包括4个部分:①对涂片的满意程度。②良性细胞改变,感染;反应性改变。③上皮细胞的异常,包括鳞状上皮细胞和腺上皮细胞异常。④雌激素水平的评估。

八、浆膜腔积液脱落细胞学检验

1. 良性病变脱落细胞

（1）积液内间皮细胞　积液内间皮细胞呈圆形或卵圆形，直径为 $15\sim20\mu m$，细胞边界清晰；核增大，常居中，核膜明显，染色质纤细，偶见小核仁 1～2 个；细胞质弱嗜碱性或轻度嗜酸性，可见核周透明、致密带和细胞间透明带。

（2）退化变性的间皮细胞　退化变性的间皮细胞主要表现为肿胀性退变，易与癌细胞混淆。

（3）异形间皮细胞　异形间皮细胞又称为反应性不典型间皮细胞。其特点是：细胞体积大，直径可达 $30\sim60\mu m$，呈圆形或卵圆形，细胞边界清楚，单个或成群出现；核增大，呈圆形或卵圆形，居中或偏位，染色质略增多，颗粒略变粗，染色略深，分布均匀，核边光滑规则，部分出现轻度不规则切迹；有时可见双核、多核及核分裂象；细胞质丰富浓稠，核质比正常。

（4）异形细胞与癌细胞的鉴别点　异形间皮细胞细胞质染色正常，核质比仍属正常范围；核染色质增加，仍为细颗粒状，分布均匀，核轻度畸形。

2. 恶性病变脱落细胞

（1）积液内各类型癌细胞形态特征　①腺癌：占积液中转移癌的 80% 以上，分为单个散在为主和成团细胞为主两型。单个散在癌细胞，核偏位，呈圆形或椭圆形，核边不规则，染色深，核仁明显增大或多核仁，细胞质中常含有空泡，常见异常分裂象；成团癌细胞，有些细胞排列紧密，拥挤重叠，有些细胞排列疏松，细胞质中见大小不等空泡。腺癌细胞排列形式多变，有腺腔样、梅花状、乳头状、桑葚状、菊团状等。②鳞状细胞癌：积液中少见，仅占 2%～3%。③小细胞型未分化癌：胸腔积液中出现比鳞癌多，为 3%～5%。

（2）各种常见的浆膜腔积液中转移癌细胞形态特征　①肺癌：导致胸腔积液最常见的恶性肿瘤，以周围型腺癌为多见。②乳腺癌：导致女性胸腔积液的恶性肿瘤之一。③胃肠癌：见于印戒样癌细胞，多为胃癌，而大肠癌可出现腺腔样结构或呈柱状的癌细胞团。④卵巢癌：以浆液性乳头状囊腺癌和黏液性囊腺癌多见。⑤肝细胞癌：电镜下癌细胞中可见胆汁样物和微胆管结构，而用免疫荧光技术和抗甲胎蛋白免疫组化染色可显示癌细胞甲胎蛋白阳性。

九、泌尿系统脱落细胞学检验

1. 标本采集

采集方法有自然排尿法、导尿法、膀胱冲洗液、膀胱镜直接刷取标本。

2. 尿液正常脱落细胞

尿液正常脱落细胞主要有：①移行上皮细胞；②柱状上皮细胞；③鳞状上皮细胞；④非上皮细胞。

3. 泌尿系统良性病变脱落细胞

泌尿系统良性病变脱落细胞主要有：①炎症细胞；②上皮细胞。

4. 泌尿系统常见恶性肿瘤脱落细胞

泌尿系统恶性肿瘤以移行细胞癌最常见，见于膀胱、肾盂、肾盏及输尿管。鳞癌和腺癌少见。①移行细胞癌：依细胞分化程度分为Ⅰ～Ⅲ级。②鳞癌：较少见，以高分化鳞癌多见，肿瘤细胞的形态与子宫颈鳞癌相似。③腺癌：少见，多来自肾小管，细胞形态与其他部位腺癌细胞相似。

十、痰液脱落细胞学检验

1. 标本采集
痰液脱落细胞采集方法以自然咳痰法最常用。

2. 肺部良性病变脱落细胞
(1)炎症病变脱落细胞　呼吸道急、慢性炎症可引起上皮细胞轻度肿大、核轻度固缩退变。

(2)巴氏细胞　因炎症刺激造成，细胞体积较小，圆形或卵圆形，细胞质深红色，核小呈圆形，致密深染，有轻度核异形，可能是鳞状化生细胞。

3. 肺部原发性肺癌脱落细胞
(1)鳞状细胞癌　鳞状细胞癌最常见。①细胞形状和大小异常：癌细胞形状和大小变异很大，可单个或三五成群，细胞呈单层，少有立体状结构或重叠，与腺癌细胞相区别。②核的异常：核形状多变、大小不一，可圆形或卵圆形、畸形核，染色深，核内结构不清，成团块状，或墨水滴样。③细胞质的异常：细胞质丰富，结构致密而厚，边界较清楚。④细胞吞噬细胞：一个大癌细胞的细胞质内出现一个小的癌细胞。

(2)腺癌　①支气管腺癌：癌细胞为圆形或卵圆形，偶见柱状细胞；细胞质常有空泡，圆形或卵圆形；核膜常折叠或呈锯齿状，明显且偏位；染色质呈颗粒状；常见双核或多核细胞，有一个或几个较明显的核仁。②支气管肺泡细胞癌：癌细胞常与大量肺泡吞噬细胞同时存在，肺泡灌洗液对本病诊断有价值；需与成群脱落的支气管上皮细胞癌相鉴别，而病毒感染时，与柱状上皮癌和低分化鳞癌相鉴别。

(3)未分化癌　①未分化小细胞癌：一种恶性程度较高的肺癌。②未分化大细胞癌：特点为体积大，核大不规则，核仁明显，细胞质较多、嗜酸性，多为单个细胞脱落，亦可成群出现，群内细胞大小不一，很少重叠，无鳞癌、腺癌的特征。

(4)腺鳞癌　腺鳞癌是一种既有鳞癌特点又有腺癌特点的混合性癌。细胞学检验无特殊表现。

归 纳 总 结

1. 基底层细胞：①内底层细胞，核质比为 1：(0.5～1)。②外底层细胞，核质比为 1：(1～2)。

2. 中层细胞：细胞呈圆形、梭形或多边形，直径为 30～40μm；细胞质巴氏染色呈浅蓝色或淡绿色，HE 染色呈淡红色；细胞核较小、居中，染色质疏松呈网状。

3. 表层细胞：①角化前细胞，核质比为 1：（3～5）。②不完全角化细胞，细胞核固缩、深染，周围可见白晕，细胞质透明，巴氏染色呈粉红色，HE 染色呈淡红色，核质比在 1：5 以上。③完全角化细胞，细胞核消失，细胞质极薄，有皱褶，巴氏染色呈杏黄色或橘黄色，HE 染色呈淡红色。

4. 复层鳞状上皮：从底层到表层细胞形态的变化规律如下。①细胞体积由小到大；②细胞核由大到小，最后消失；③染色质由细致、疏松、均匀到粗糙、紧密、固缩；④核质比由大到小；⑤细胞质量由少到多，细胞质染色由暗红色到浅红色。

5. 柱状上皮细胞：①纤毛柱状上皮细胞；②黏液柱状细胞；③储备细胞。

6. 退化变性：退化变性包括肿胀性退变和固缩性退变。①肿胀性退变：细胞体肿胀，增大 2～3 倍，细胞边界不清楚；细胞质内出现液化空泡，可将细胞核挤至一边；细胞核表现为肿胀变大，染色质颗粒模糊不清；最后细胞膜破裂，细胞质完全溶解消失，剩下肿胀的淡蓝色裸核，直至逐渐溶解消失；肿胀性退变常见于中层细胞、底层细胞。肿胀性退变常见于柱状上皮细胞。②固缩性退变：细胞质被染成深红色，整个细胞变小而皱缩变形；细胞核染色质致密着深蓝色，最后细胞核破裂为碎片或溶解成淡染的核阴影（称为影细胞），常见于表层鳞状上皮。

7. 良性病变的上皮细胞形态：①增生；②再生；③化生。

8. 肿瘤脱落细胞形态恶性肿瘤细胞的主要形态特征如下。①鳞癌：细胞核增大、大小不一，畸形，深染，核质比失调。高分化鳞癌，癌细胞分化程度较高，以表层细胞为主，癌细胞的多形性和癌珠是高分化鳞癌的标志；低分化鳞癌，癌细胞分化程度较低，以中层细胞、底层细胞为主。②腺癌：由柱状上皮细胞恶变而来。核增大、畸形，深染，核仁增大，核分裂现象增多。高分化腺癌，细胞体较大，成团脱落时呈腺腔样结构，形成印戒样癌细胞；低分化腺癌，细胞体较小，成团互相重叠，呈花边样或桑葚样，细胞质少，少量小空泡或无空泡。③未分化癌：从形态上难以确定其组织来源，是分化程度最低、恶性程度最高的癌，畸形明显，染色深。

9. 阴道脱落细胞受卵巢内分泌直接影响。

10. 浆膜腔积液可能有脱落间皮细胞、退化变性的间皮细胞、异形细胞与癌细胞，非上皮细胞成分。淋巴细胞在积液中最常见，以小淋巴细胞为主。淋巴细胞在浆膜腔积液涂片中可作为其他细胞大小的"标尺"。肺癌是导致胸腔积液最常见的恶性肿瘤。

11. 泌尿系统恶性肿瘤 95% 以上来源于上皮组织。尿液细胞学检验以移行细胞癌最常见，鳞癌和腺癌少见。

12. 肺部原发性肺癌以鳞状细胞癌最常见。

相 关 习 题

1. 脱落细胞学检验可采用
   A. 巴氏染色法
   B. HE 染色法
   C. 瑞特染色法
   D. 抗酸染色法
   E. 革兰氏染色法

2. 食管癌最多见的病理类型为
   A. 腺癌
   B. 浸润癌
   C. 未分化癌
   D. 原位癌
   E. 鳞状细胞癌

3. 做漂浮或浓集结核分枝杆菌检验时，应采集什么样的痰液标本
   A. 清晨第 1 口痰
   B. 以上午 9～10 时留痰最好
   C. 应采集 12～24 时的痰液
   D. 泡沫样的痰液
   E. 有脓液的痰液

4. 浆液性痰多见于
   A. 急性支气管炎
   B. 肺脓肿
   C. 支气管扩张
   D. 肺淤血
   E. 肺组织坏死

5. 痰液中肉眼不可见的病理成分是
   A. 干酪样小块
   B. 肺结石
   C. 寄生虫卵
   D. 库施曼螺旋体
   E. 支气管管型

6. 硫磺样颗粒见于
   A. 肺脓肿
   B. 肺放线菌病

C. 肺结核
D. 支气管扩张
E. 肺吸虫病

7. 关于痰液显微镜镜检，叙述正确的是
   A. 正常痰液中有少量中性粒细胞
   B. 正常痰液中无上皮细胞
   C. 正常痰液中有少量红细胞
   D. 正常痰液中有少量淋巴细胞
   E. 正常痰液中有少量嗜酸性粒细胞

8. 关于采集支气管肺泡灌洗液检验，哪项叙述不正确
   A. 行纤维支气管镜检验时采集
   B. 先用单层纱布过滤，800r/min 离心 10min 后分离标本
   C. 上清液用于生化和免疫学检验
   D. 沉淀物质用于细胞学检验
   E. 沉淀物用于显微镜检验

9. 有关复层鳞状上皮从底层到表层细胞形态变化规律的描述，错误的是
   A. 细胞体积由小到大
   B. 细胞核由大到小，最后消失
   C. 核染色质由粗糙、紧密、固缩到细致、疏松、均匀
   D. 核质比由小到大
   E. 细胞质量由少到多，细胞质染色由暗红色到浅红色

10. 增生的细胞形态特点不包括
    A. 核畸形明显
    B. 细胞核增大，可见核仁
    C. 细胞质量相对较少，嗜碱性
    D. 少数染色质形成小结，但仍呈细颗粒状
    E. 核分裂活跃，可出现双核或多核

11. 痰液中出现支气管管型常见于

A. 肺结核

B. 肺坏疽

C. 肺放线菌病

D. 纤维蛋白性支气管炎

E. 肺吸虫病

12. 最常见的肺癌类型是

A. 小细胞未分化癌

B. 腺癌

C. 类癌

D. 大细胞未分化癌

E. 鳞癌

13. 痰液理学检验以哪种标本最适宜

A. 清晨第 1 口痰

B. 24h 内的痰液

C. 12h 内的痰液

D. 有脓液的痰液

E. 泡沫样的痰液

14. 下列哪种疾病，痰液中出现干酪样小块

A. 肺结核

B. 肺癌

C. 支气管哮喘

D. 过敏性支气管炎

E. 肺脓肿

15. 不属于恶性肿瘤细胞的细胞核主要形态特征的是

A. 核增大

B. 核畸形

C. 核固缩、核质比不大

D. 核质比失调

E. 核深染

16. 角化不良可见于下列何种细胞

A. 鳞状上皮

B. 柱状上皮

C. 移行上皮细胞

D. 黏液柱状上皮

E. 间皮细胞

17. 肿胀性退变细胞形态学特点为

A. 整个细胞变小

B. 固缩变形

C. 细胞质染深红色

D. 细胞核表现为肿胀，染色质颗粒结构不清

E. 出现核周晕

18. 固缩性退变常见于

A. 中层细胞

B. 表层鳞状上皮

C. 基底层细胞

D. 柱状上皮细胞

E. 红细胞

19. 核异质是指上皮细胞的

A. 外形异常

B. 细胞核异常

C. 细胞质异常

D. 颗粒异常

E. 染色质异常

20. 组织损伤后，由邻近组织的同类细胞增殖补充的过程为

A. 角化不良

B. 化生

C. 增生

D. 再生

E. 核异质

21. 癌细胞的形态特点

A. 核边轻度增厚

B. 细胞质的质和量尚正常

C. 核质比无明显改变

D. 染色质结构轻度增多

E. 核仁多个且巨大

22. 关于阴道上皮细胞与卵巢功能关系的叙述，错误的是

A. 阴道上皮细胞受卵巢分泌直接影响

B. 其成熟程度与体内雌激素水平呈

正相关

  C. 雌激素水平高时，阴道涂片内有大量角化细胞

  D. 出现的角化细胞，核染色较浅并粗糙

  E. 雌激素水平低时，阴道涂片出现底层细胞

23. 脓性痰主要见于

  A. 急性支气管炎

  B. 支气管哮喘

  C. 肺淤血

  D. 肺脓肿

  E. 肺癌

24. 患者，男，59 岁。有长期吸烟史，诊断为小细胞肺癌，其痰液检验中不会出现的成分

  A. 红细胞

  B. 癌细胞

  C. 胆红素结晶

  D. 上皮细胞

  E. 弹性纤维

25. 复层鳞状上皮内底层细胞的核质比是

  A. 1：(0.4～1)

  B. 1：(0.5～1)

  C. 1：(0.6～1)

  D. 1：(0.7～1)

  E. 1：(0.8～1)

26. 鳞状上皮细胞主要来源于

  A. 肾小管

  B. 膀胱

  C. 肾小球

  D. 肾小球囊

  E. 肾盂

27. 复层鳞状上皮细胞主要被覆于

  A. 鼻腔

  B. 气管

  C. 肠

  D. 胃

  E. 全身皮肤

28. 柱状上皮细胞主要被覆于

  A. 皮肤

  B. 肛门

  C. 食管

  D. 胃

  E. 皮肤

29. 脱落细胞改良巴氏五级分类法中的 I 级是指

  A. 涂片中未见异常细胞

  B. 涂片中可见疑癌细胞，性质不明确

  C. 涂片中可见癌细胞，但不够典型

  D. 涂片中可见癌细胞，细胞有明显恶性特征

  E. 涂片中可见异常细胞，但属良性病变范围

30. 痰液标本做细胞学检验应留何时的标本为好

  A. 清晨第 1 口痰

  B. 上午 7～8 时

  C. 上午 9～10 时

  D. 下午 2～3 时

  E. 下午 6～7 时

31. 铁锈色痰常见于

  A. 慢性支气管炎

  B. 大叶性肺炎

  C. 肺结核

  D. 肺脓肿

  E. 支气管扩张

32. 关于化生的正确描述是

  A. 由慢性炎症或理化因素刺激所致的非肿瘤性增生

  B. 在慢性炎症或理化因素的作用下，分化成熟的组织转化为另一种分化成熟的组织

C. 细胞质内蛋白质合成旺盛，RNA增多

D. 细胞核为卵圆形，有时重叠，染色较深

E. 核质比增大，有时可见双核

33. 恶性肿瘤细胞和核异质细胞的区别，前者有
   A. 核染色质结构加深
   B. 核质比显著增大
   C. 核大小不一
   D. 核增大
   E. 核畸形

34. 肿胀性退变细胞的形态学特点为
   A. 细胞边界清晰
   B. 细胞核染色质细密着深蓝色
   C. 细胞质染色深红色
   D. 细胞核表现为肿胀，染色质颗粒结构不清
   E. 出现核周晕

35. 下列不符合直接留取的标本采集法的是
   A. 针穿抽吸法
   B. 痰液
   C. 尿液
   D. 乳头溢液
   E. 前列腺液

36. 下列是针吸细胞学检验的优点，但不包括
   A. 操作安全，不良反应少
   B. 应用范围广
   C. 采集细胞新鲜
   D. 可完全代替冷冻切片检验
   E. 取样迅速，制片、诊断快

37. 对黏液柱状上皮细胞的正确描述为
   A. 细胞呈圆锥形，顶端宽平，表面有密集的纤毛，染淡红色
   B. 染色质颗粒细而均匀，染色较淡，

有时可见 1~2 个核仁

C. 细胞质丰富，含大量黏液，着色浅淡而透明

D. 有增生能力的幼稚细胞

E. 细胞质量少，呈略嗜碱性

38. 恶性肿瘤细胞特点不包括
   A. 核畸形、深染
   B. 核仁增大、增多
   C. 核固缩
   D. 核质比失调
   E. 裸核增多

39. 柱状上皮脱落细胞在涂片中常见几种
   A. 1 种
   B. 2 种
   C. 3 种
   D. 4 种
   E. 5 种

40. 阴道细胞学检验常用的染色方法为
   A. 巴氏染色
   B. 苏木素-伊红染色
   C. 瑞-吉染色
   D. 革兰氏染色
   E. 抗酸染色

41. 乳腺针吸细胞学检验中出现体积较大，核较小，细胞质丰富，含有较多脂性空泡的细胞是
   A. 乳腺导管上皮细胞
   B. 组织细胞
   C. 巨噬细胞
   D. 炎症细胞
   E. 泡沫细胞

42. 血性痰常见于
   A. 肺结核
   B. 急性支气管炎
   C. 肺水肿
   D. 肺脓肿
   E. 肺淤血

43. 一般来说，确定癌细胞主要是根据
    A. 胞体大小
    B. 胞体形态
    C. 细胞核的改变
    D. 细胞质的改变
    E. 细胞染色改变

44. 肿瘤脱落细胞带湿固定不适用于
    A. 乳头溢液
    B. 浆膜腔积液
    C. 痰液
    D. 子宫颈刮片
    E. 食管刷片

45. 复层鳞状上皮中层细胞的核质比为
    A. 1：（0.5～1）
    B. 1：（1～2）
    C. 1：（2～3）
    D. 1：（3～4）
    E. 1：（4～5）

46. 不符合自然分泌液采集法的是
    A. 灌洗法
    B. 痰液
    C. 尿液
    D. 乳头溢液
    E. 前列腺液

47. 脱落细胞学检验的染色方法不包括
    A. 巴氏染色法
    B. 苏木精-伊红染色法
    C. 瑞特染色法
    D. 瑞-吉染色法
    E. 革兰氏染色法

48. 痰液涂片中可证明痰液来自肺及支气
    管深部的细胞是
    A. 吞噬细胞
    B. 底层细胞
    C. 鳞状上皮细胞
    D. 中层细胞
    E. 表层细胞

49. 适用于大规模的肿瘤普查的固定剂是
    A. 甲醇
    B. 80%乙醇
    C. 95%乙醇
    D. 乙醚乙醇
    E. 氯仿乙醇

50. 产生乳头溢液最常见的疾病为
    A. 导管内乳头状瘤
    B. 纤维囊性乳腺病
    C. 乳腺纤维腺瘤
    D. 乳汁潴留囊肿
    E. 乳腺单纯癌

51. 急性淋巴结炎早期细胞学涂片中常见
    A. 小淋巴细胞
    B. 中性粒细胞
    C. 退变细胞
    D. 巨噬细胞
    E. 红细胞

52. 原发性肺癌的细胞学分类中常见
    A. 腺癌
    B. 鳞状细胞癌
    C. 未分化癌
    D. 混合癌
    E. 小细胞癌

53. 关于食管低分化鳞癌细胞的特点，不
    正确的是
    A. 细胞体积较小
    B. 常为多角形、不规则圆形或椭
       圆形
    C. 细胞常成堆或散在分布
    D. 核较大，染色质浓染不均
    E. 细胞质量多

54. 泌尿系统最常见的恶性肿瘤是
    A. 肾透明细胞癌
    B. 肾未分化癌
    C. 肾磷癌
    D. 膀胱癌

E. 尿道肿瘤

55. 对霍奇金病最有临床诊断意义的细胞是
   A. 淋巴细胞
   B. 朗汉斯巨细胞
   C. 浆细胞
   D. 吞噬细胞
   E. R-S细胞

56. 正常淋巴结穿刺涂片中绝大多数为
   A. 小淋巴细胞
   B. 原始淋巴细胞
   C. 中性粒细胞
   D. 单核细胞
   E. 浆细胞

57. 艾滋病患者痰液检验中常可见
   A. 阿米巴原虫
   B. 卡氏肺孢子虫
   C. 细粒棘球蚴虫
   D. 多房棘球蚴虫
   E. 卫氏并殖吸虫

58. 子宫颈癌最常见的类型为
   A. 腺癌
   B. 鳞癌
   C. 移行细胞癌
   D. 混合型癌
   E. 未分化癌

59. 支气管肺泡细胞癌最常见的类型为
   A. 腺癌
   B. 鳞癌
   C. 移行细胞癌
   D. 混合型癌
   E. 未分化癌

60. 膀胱癌最常见的类型为
   A. 腺癌
   B. 鳞癌
   C. 移行细胞癌
   D. 混合型癌

E. 未分化癌

61. 妊娠细胞是
   A. 子宫颈型外底层细胞
   B. 产后型外底层细胞
   C. 萎缩型外底层细胞
   D. 非孕期中层细胞
   E. 妊娠期中层细胞

62. 关于高分化鳞癌，错误的叙述是
   A. 细胞形态异形性较大，可见纤维形等
   B. 癌细胞细胞质内常有角化
   C. 癌细胞细胞质量较多
   D. 多由中层细胞癌变而来
   E. 有时可见癌珠

63. 脱落细胞显微镜检验中，不恰当的操作是
   A. 首先用低倍镜初筛
   B. 低倍镜下发现异常细胞应立即用高倍镜仔细观察
   C. 观察要全面，以防漏诊
   D. 对有诊断意义的异常细胞应做标记
   E. 结合临床表现做出诊断

64. 关于脱落细胞涂片制作，正确的说法为
   A. 制作厚涂片，提高阳性检出率
   B. 涂片的数量为两张或两张以上
   C. 较稀薄的标本适于涂抹法
   D. 巴氏染色适用于干燥固定
   E. 常用的涂片固定液为75％乙醇

65. 关于改良巴氏五级分类法，正确的叙述是
   A. Ⅳ级为可见典型的癌细胞
   B. Ⅰ级可见异常细胞
   C. Ⅱ级又可分为Ⅱa、Ⅱb
   D. Ⅲ级可见癌细胞，但不够典型
   E. 最早用于痰液细胞学检验

66. 脱落细胞学诊断有以下误诊的原因，但除外
    A. 标本取材恰当，新鲜
    B. 申请单、涂片、报告单编号不正确
    C. 观察不仔细或方法不正确而发生漏误
    D. 肿瘤细胞分化好，与正常细胞不易区别
    E. 经放化疗后，正常上皮细胞有明显的形态学改变，易误诊为癌细胞

67. 泌尿系统恶性肿瘤时尿液细胞学检验最常见的是
    A. 移行细胞癌
    B. 鳞癌
    C. 腺癌
    D. 脂肪肉瘤
    E. 平滑肌肉瘤

68. 痰涂片巴氏染色更利于观察
    A. 上皮细胞
    B. 心力衰竭细胞
    C. 肿瘤细胞
    D. 细菌和真菌
    E. 寄生虫或虫卵

69. 脱落细胞改良巴氏五级分类法中的Ⅲ级是指
    A. 轻度核异质细胞
    B. 中至重度核异质细胞，属于癌前期病变
    C. 有可疑恶性细胞，形态明显异常，难以肯定良恶性，需复查
    D. 有癌细胞，但不够典型或数量极少，需进一步证实
    E. 有癌细胞，形态典型且数量较多

70. 门诊脱落细胞学检验常用的固定剂是
    A. 甲醇
    B. 80％乙醇
    C. 95％乙醇
    D. 乙醚乙醇
    E. 氯仿乙醇

71. 下列是结节硬化型霍奇金病的细胞学叙述，但除外
    A. R－S 细胞(2＋)
    B. 淋巴细胞(1＋)～(3＋)
    C. 嗜酸性粒细胞(＋)
    D. 无浆细胞
    E. 组织细胞(1＋)～(3＋)

72. 完全被鳞状上皮细胞所覆盖的部位是
    A. 子宫内膜
    B. 鼻咽
    C. 输卵管
    D. 气管
    E. 阴道

73. 固缩性退变的主要形态学特点是
    A. 细胞边界不清
    B. 整个细胞变小而皱缩变形
    C. 有时成为裸核
    D. 细胞质可出现空泡
    E. 底层细胞易发生固缩性退化

74. 基底层细胞呈多边形，细胞大小一致，核一致，距离相等，呈嵌铺砖状。此为
    A. 成团脱落的鳞状上皮细胞
    B. 成团脱落的纤毛柱状上皮
    C. 成团脱落的黏液柱状上皮
    D. 朗汉斯细胞
    E. 癌细胞团

75. 恶性肿瘤细胞细胞质的主要特征，不包括
    A. 染色加深
    B. 空泡变异
    C. 形态畸形
    D. 细胞质量增多
    E. 吞噬异物

考 题 示 例

1. 印戒样癌细胞多见于【专业实践能力】
   A. 角化型鳞癌
   B. 腺癌
   C. 小细胞肿瘤
   D. 大细胞型分化差的癌
   E. 非霍奇金淋巴瘤

2. 下列多呈蜂窝状及栅栏状排列的细胞是【专业实践能力】
   A. 呼吸道纤毛上皮细胞
   B. 柱状上皮细胞
   C. 平滑肌细胞
   D. 淋巴瘤细胞
   E. 间皮细胞

3. 患者，女，26 岁。因淋雨后发热、咳嗽、咳痰。查体：体温 39℃，左肺听诊有湿啰音。实验室检查：WBC 12×10^9/L，临床拟做痰培养，合格的痰培养标本最可能是【专业实践能力】
   A. 上皮细胞＞25 个/LPF，白细胞＜10 个/LPF
   B. 上皮细胞＞25 个/LPF，白细胞＞25 个/LPF
   C. 上皮细胞＜10 个/LPF，白细胞＜10 个/LPF
   D. 上皮细胞＜10 个/LPF，白细胞＞25 个/LPF
   E. 上皮细胞＞25 个/LPF，白细胞10～20 个/LPF

4. 灰尘细胞常见于【相关专业知识】
   A. 胸水
   B. 腹水
   C. 痰液
   D. 胃液
   E. 尿液

5. 患者，男，66 岁。因咳嗽，乏力，消瘦，食欲不佳就诊，经 CT 检查示：右肺门增宽，右肺下叶见不规则肿块影，右侧胸腔可见积液，纵隔淋巴结增大，考虑肺癌可能性大。为进一步明确诊断，进行痰液脱落细胞学检验，脱落细胞常用的染色方法是【相关专业知识】
   A. 革兰氏染色
   B. 台盼蓝染色
   C. HE 染色
   D. 吉姆萨染色
   E. 过氧化酶染色

6. 阴道脱落细胞学检验最适用于早期诊断和普查的疾病是【相关专业知识】
   A. 阴道癌
   B. 子宫颈癌
   C. 阴道炎
   D. 卵巢癌
   E. 子宫内膜癌

7. 角化型的鳞状上皮细胞分布于【专业知识】
   A. 外阴表层
   B. 口腔前庭
   C. 角膜
   D. 食管
   E. 咽

8. 浆膜腔积液中最常出现的转移癌细胞类型是【相关专业知识】
   A. 腺癌
   B. 鳞癌
   C. 小细胞癌
   D. 间皮瘤
   E. 淋巴瘤

9. 患者，男，65 岁。长期抽烟，因咳嗽 3 月余就诊。咳白色黏痰，偶尔痰中带血，痰脱落细胞发现有少数散在体积增大细胞，细胞核居中，成炭块状，细胞质少，嗜酸性。该细胞最可能是【相关专业知识】

A. 腺癌细胞

B. 鳞癌细胞

C. 小细胞癌细胞

D. 未分化癌细胞

E. 吞噬细胞（尘细胞）

10. 一圆形脱落上皮细胞，细胞质肿胀。体积为正常的 2～3 倍，细胞质可见大小不等的空泡，将细胞核挤压到一边，染色质模糊不清，着色淡。此情形是【专业实践能力】

A. 肿胀性退变

B. 固缩性退变

C. 炎症性退变

D. 增生性退变

E. 核异质退变

11. 霍奇金淋巴瘤患者淋巴结穿刺涂片可找到的特征性细胞是【相关专业知识】

A. R-S 细胞

B. 幼稚淋巴细胞

C. 组织细胞

D. 纤维细胞

E. 浆细胞

附录　临床检验基础课程标准

一、前言

　　临床检验基础是高职高专医学检验技术专业的核心课程之一，主要培养学生具备临床检验基础的基本理论和基本操作技能，能够规范地对血液、尿液、粪便、分泌物及体腔液等标本进行常规检验，并能对检验结果进行分析、报告和评价，为临床诊断提供依据；同时能为临床、患者提供必要的咨询服务；牢固树立以"人民健康为中心"的理念，尊重患者、关爱患者；养成严谨求实、精益求精、诚实守信、善于沟通、协同合作的职业素养。课程以有机化学、分析化学、正常人体结构和机能、病理基础等课程的学习为基础，旨在为学生在医疗机构检验科或第三方检验机构实习、就业打下坚实基础。

二、课时和学分

（一）课时

108 课时（其中理论 54 课时，实验实训课 54 课时）。

（二）学分

6 学分（1 学分/18 课时）。

备注：在具体执行时，课时和学分各校可在 10％内浮动。

三、课程目标

（一）知识目标

　　1. 理解血液、尿液、粪便、分泌物、体腔液标本基础检验项目的方法学评价，知道临床检验基础项目检测的生物安全防护措施。

　　2. 复述各检验项目的参考区间、危急值；说出检测原理、各检验项目质量控制措施及临床意义。

　　3. 归纳血液、尿液、粪便、分泌物、体腔液等标本临床检验基础的基本理论知识；总结血液、尿液、粪便、分泌物、体腔液等标本在显微镜下有形成分的形态学特征。

（二）技能目标

　　1. 在上级技师指导下熟练操作血细胞分析仪、血沉仪、尿液干化学分析仪、尿沉渣分析仪、粪便分析仪、精液分析仪、血型分析仪等相关仪器；按照操作规程，完成仪器日常保养和维护。

2. 熟练采集血液标本，制备涂片和染色；指导临床和患者正确采集、运送血液、尿液、粪便、分泌物及体腔液标本。

3. 熟练进行血液、尿液、粪便、分泌物、体腔液等标本临床检验，结合临床信息，正确分析和评价检验结果，规范书写检验报告单。

4. 正确使用显微镜，并能在显微镜下准确识别上述临床标本常见的有形成分。

（三）职业素养目标

1. 培养遵法守纪、崇德向善、诚实守信、热爱劳动的道德素养，履行道德准则和行为规范，具有社会责任感和社会参与意识。

2. 培养爱岗敬业、精益求精的工匠精神，认真负责的工作态度，重视生物安全和检验质量控制，具有良好的计量意识和质量意识。

3. 培养尊重生命和关爱患者的良好职业道德，养成与医生、患者、同事之间进行沟通的习惯，具有良好的沟通能力和团队协作精神。

4. 具有一定的自主学习能力和综合分析问题能力。

四、课程内容

本课程选取了医学检验机构（包括第三方实验室）血液、尿液、粪便、分泌物、体腔液等标本临床检验基础的典型工作任务为学习单元；遵循学生职业能力发展规律，以标本的采集与处理、检验、结果分析与报告、质量控制等工作过程为主线，序化教学内容，让学生在完成工作任务的过程中学习相应的理论知识，培养职业素养，实现技能与理论知识的有机融合；理论知识与临床医学检验技术士（师）资格考试大纲知识点相衔接，操作规范性与《全国临床检验操作规程》（第四版）相对接，符合高职学生以形象思维为主导的特点。本课程的前导课程为有机化学、分析化学、正常人体结构和机能、病理基础等。

随着现代生物学、化学、电子学、机械学、光学、人工智能等多学科的先进技术在医学检验领域的应用，新的检测技术不断涌现，要及时更新教学内容，增加新技术新项目，以适应临床的需要。根据不同地区疾病发病率（寄生虫病、遗传性疾病等）不同，教学内容可适当进行增加。

在教学实施过程中，广泛收集典型临床案例，采取以"任务为主线、教师为主导、学生为主体"的理实一体化教学，在强调操作规范性的同时，强化检测原理、质量控制、有形成分形态特征、参考区间、临床应用等基础理论知识。在临床应用中加强与临床的沟通，在标本的采集中注意医患关系与伦理，充分反映职业道德、生物安全规范等方面的要求，养成学生良好的职业素养。在完成校内实训后，安排一定时间到二级甲等及以上综合性医院检验科或第三方检验机构进行临床实践。具体课程内容和要求见附录表1。

附录表 1 临床检验基础课程内容

单元（章）	知识目标	技能目标	职业素养
第一章 血液检验	1. 知道血液标本基础检验项目方法学评价、生物安全防护措施；归纳血细胞分析仪仪器校准和性能评价的方法。 2. 辨析血细胞分析仪的检测参数、主要项目的参考区间、危急值及血细胞复检规则；归纳血液标本采集、常规检验的质量控制及临床应用。 3. 归纳外周血细胞生理功能、整理外周血红细胞、白细胞、血小板正常形态及常见异常形态的形态学特征；阐述运用直方图和散点图分析血液常规检验结果。	1. 在上级技师指导下会操作血细胞分析仪、血沉仪等仪器；完成仪器设备的校准和性能评价；完成仪器设备的日常维护和保养。 2. 熟练采集血液标本、制备涂片和染色，独立完成血细胞分析仪的复检项目，包括红细胞计数、红细胞形态检验（含嗜碱性点彩红细胞）、网织红细胞计数、白细胞形态检验、白细胞计数、血小板计数，白细胞分类计数、以及红细胞沉降率测定，分析信息和检验结果，正确发出检验报告。 3. 熟练完成显微镜下外周血红细胞、白细胞、血小板、血小板正常及异常细胞形态的识别。 4. 熟悉红斑狼疮细胞形态特征。	1. 养成生物安全控制意识和质量控制意识；能够正确处理医疗废弃物。 2. 感受团队合作精神；体会医患、医护之间进行良好沟通的技巧。 3. 养成严谨求实、精益求精的工作作风。
第二章 输血检验	1. 理解白细胞抗原抗体、血小板抗原抗体检测的临床应用。 2. 说出血型鉴定、交叉配血试验的原理及方法学评价；HLA 分子的组织分布、血小板表面的抗原与抗体。 3. 复述血液及其制品的适应证、剂量及临床表现。 4. 归纳 ABO、Rh 血型的血型基因与遗传、血型抗原与抗体；不规则抗体及临床意义。 5. 总结血液及其血液成分的主要种类、储存方法及时间；输血反应及常见输血反应的类型及临床表现、预防及控制措施、输血反应的监测、调查及回报程序。	1. 在上级技师指导下，按操作规程熟练操作血型分析仪；会不规则抗体筛选及鉴定试验、新生儿溶血病产前（后）血清学检查，对检验结果进行正确分析、规范发出检验报告。 2. 熟练进行 ABO 血型鉴定（正、反定型试验）、Rh 血型鉴定、交叉配血试验，对检验结果进行正确判读、规范发出检验报告。 3. 能运用所学血液成分及输血反应相关知识，指导临床合理使用血液成分；在输血反应发生后能够协助临床采取合理措施，及时调查和上报。	1. 感受检验科（输血科）技术人员与医务科、护理人员、临床医生和护理人员有效沟通技巧。 2. 养成精益求精，严谨求实对检验结果高度负责的职业素养。

续表

单元（章）	知识目标	技能目标	职业素养
第三章 尿液检验	1. 理解尿液基础检验项目的方法学评价；尿液干化学分析仪和尿液有形成分分析仪的检验原理、参数及应用。 2. 复述尿液标本的类型与保存方法；蛋白尿类型、尿液检验常用项目的检验技术要点；能说出尿液检验常用项目的手工检验方法、参考区间、质量控制及临床意义。 3. 归纳常用检验方法的识别要点；总结细胞、管型、结晶等有形成分检验的异同点；能运用所学知识分析、解释常用检验结果。	1. 在上级技师指导下会进行尿液检验室内质控和室间质评，并能利用各种质控规则进行失控分析，能操作、维护、保养尿液干化学分析仪，尿液有形成分分析仪；规范完成检验报告单的填写、审核、复检及发送。 2. 独立完成尿液量、外观等理学检验；能通过查阅学习《检验项目标准化操作规程》或试剂盒说明书进行蛋白质、葡萄糖等常用项目的手工测定；并能规范书写检验报告单。 3. 指导临床和患者正确采集尿液标本，并规范处理检验后的尿液标本；熟练使用显微镜，并正确辨认细胞、管型、结晶等有形成分；能分析、解释常用检验结果；运用所学知识为临床及患者提供良好的咨询服务。	1. 养成严谨求实、精益求精的职业素养。 2. 具有一定的分析问题、解决问题的能力。 3. 具有一定的沟通能力，能为临床及患者提供良好的咨询服务。 4. 具有较完整的临床检验质量观念、生物安全观念。
第四章 粪便检验	1. 理解粪便的形成及检测的意义；理解粪便脂肪检验的原理、方法及临床处理方法。说出粪便分析仪基本组成、检测原理及检测参数。 2. 归纳粪便标本采集的注意点及要求、粪便标本接收或拒收的理由；归纳粪便隐血试验的方法、注意事项及意义。 3. 概述粪便异常外观的临床意义；归纳粪便显微镜下有形成分形态特征及临床意义。	1. 在上级技师指导下正确操作粪便分析仪，完成设备的日常维护和保养。 2. 独立完成标本验收、取材，并能按实验室生物安全规范处理检验后的标本。通过学习说明书，完成粪便的隐血试验。 3. 完成粪便标本制片，对粪便的外观准确判断并报告结果；正确辨认显微镜下粪便中临床常见的各种有形成分。 4. 规范书写粪便检验报告单。	1. 热爱劳动、诚实守信，具有社会责任感和社会参与意识。 2. 养成爱岗敬业、精益求精，具有认真负责的工作态度。具有良好的计量意识和质量意识。 3. 坚持尊重生命和关爱患者。

续表

单元（章）	知识目标	技能目标	职业素养
第五章 精液检验	1. 理解精液的形成与检验目的；知道精液标本采集与送检的注意事项。 2. 说出精液液化的同概念，精子活动力的分级标准。 3. 归纳精液理学检验、精液显微镜的方法、内容与临床应用。	1. 在上级技师指导下，通过学习精液分析仪操作说明书，会进行精液标本上机分析与质量控制。 2. 独立完成精液理学检验与报告。 3. 熟练使用显微镜，正确识别精子形态及非精子细胞；进行精液有形成分分析；能运用力WHO的分级标准进行精子活动力分级判断。 4. 规范书写检验报告单。	1. 具有认真负责的工作态度，重视生物安全和检验质量控制，具有良好的质量意识。 2. 具有良好的沟通能力和团队协作精神。
第六章 前列腺液检验	1. 知道前列腺液的组成与检验目的；前列腺液标本采集的注意事项。 2. 明晰前列腺液中磷脂酰胆碱小体、白细胞、红细胞、前列腺颗粒细胞等的形态特征。 3. 归纳前列腺液理学检验、有形成分的方法、内容及临床应用。	1. 在上级技师指导下，在显微镜下正确辨认磷脂酰胆碱小体、白细胞、红细胞、前列腺颗粒细胞等有形成分。 2. 可独立完成前列腺液理学检验与报告。 3. 熟练使用显微镜，进行前列腺液有形成分分析。 4. 规范书写检验报告单。	1. 具有认真负责的工作态度，重视生物安全和检验质量控制，具有良好的质量意识。 2. 具有良好的沟通能力和团队协作精神。
第七章 阴道分泌物检验	1. 知道阴道分泌物的组成与检验目的；阴道分泌物标本采集与送检的注意事项。 2. 明晰阴道分泌物的清洁度判断依据和分级标准；阴道分泌物中有形成分（白细胞、红细胞、真菌、滴虫、线索细胞）的形态特征。 3. 归纳阴道分泌物理学检验、化学检查的方法、内容及临床意义。 4. 解释阴道微生态的概念。	1. 在上级技师指导下会阴道分泌物的理学检验、清洁检验。 2. 通过学习阴道分泌物化学五联检试剂盒说明书，熟练进行阴道分泌物化学五联检项目测定。 3. 运用阴道清洁度判断依据和分级标准进行阴道清洁度判断，规范书写检验报告单。	1. 具有认真负责的工作态度，重视生物安全和检验质量控制，具有良好的质量意识。 2. 具有良好的沟通能力和团队协作精神。

续表

单元（章）	知识目标	技能目标	职业素养
第八章 痰液检验	1. 理解痰液的形成机制及检查的意义；痰液标本采集的时机、方法，注意事项及标本的保存。 2. 明晰痰液的量、颜色及黏稠度检查的方法，正常痰液的一般性状，异常痰液的性状及出现的临床意义。 3. 辨析痰液显微镜下各种细胞（红细胞、白细胞、吞噬细胞等）的形态特点及出现的临床意义。	1. 在上级技师指导下，能在显微镜下识别痰液中红细胞、白细胞、吞噬细胞等。 2. 能熟练进行痰液标本的理学检验。	1. 培养认真负责的工作态度和良好的质量意识，重视生物安全和检验质量控制。 2. 具有良好的沟通能力和团队协作精神。
第九章 支气管肺泡灌洗液检验	1. 知道支气管肺泡灌洗液标本采集的方法及检验目的。 2. 复述支气管肺泡灌洗液细胞学检查、寄生虫检查、微生物学检查的内容及临床意义。 3. 归纳支气管肺泡灌洗液检验项目在诊断肺部疾病方面的临床应用。	1. 在上级技师指导下，在显微镜下正确识别支气管肺泡灌洗液中临床常见的中性粒细胞，淋巴细胞，嗜酸性粒细胞，肺泡吞噬细胞等。 2. 独立完成支气管肺泡灌洗液有核细胞计数和分类计数。 3. 规范书写检验报告单。	能尊重患者，认真对待每一份标本，养成认真仔细的工作习惯，具有高度的责任感。
第十章 脑脊液检验	1. 理解脑脊液的产生和循环途径；归纳脑脊液标本采集和送检的注意事项。 2. 撰写脑脊液理学检验、蛋白质定性试验的原理、参考区间及质量控制；能说出细胞计数和分类计数的方法、参考区间、质量控制。 3. 辨析脑脊液颜色变化的临床意义，并能归纳鉴定新鲜出血和陈旧性出血的方法；能总结脑脊液常规检验项目的内容、方法及临床应用。	1. 在上级技师指导下，在显微镜下正确辨认脑脊液中临床常见的红细胞、中性粒细胞、嗜酸性粒细胞、淋巴细胞、脑膜腔壁细胞及污染细胞。 2. 独立完成脑脊液细胞计数和分类计数。 3. 熟练完成脑脊液理学检验、比重测定、蛋白定性检验、理解检测原理。 4. 规范书写检验报告单。	1. 培养爱岗敬业、精益求精的工匠精神。 2. 具有良好的沟通能力和团队协作精神。 3. 养成认真细实、实事求是的职业素养。

续表

单元（章）	知识目标	技能目标	职业素养
第十一章 浆膜腔积液检验	1. 理解浆膜腔积液产生的原因及机制，归纳标本采集和送检的注意事项。 2. 撰写浆膜腔积液理学检验的方法及意义，蛋白质定性试验的原理、结果判断、参考区间、质量控制及临床意义；能说出细胞计数分类计数的方法及参考区间及临床意义。 3. 辨析浆膜腔积液颜色变化的临床应用；能运用理论知识总结浆膜腔积液常规检测项目的意义。能结合临床其他检查，鉴别漏出液和渗出液。	1. 在上级技师指导下，能在显微镜下辨认浆膜腔积液中红细胞、淋巴细胞、中性粒细胞等。 2. 独立操作浆膜腔积液细胞计数和白细胞分类计数。 3. 熟练完成浆膜腔积液理学检验、蛋白质定性试验。 4. 规范书写检验报告单。	1. 培养爱岗敬业、精益求精的工匠精神。 2. 具有良好的沟通协作精神。 3. 养成认真仔细、实事求是的职业素养。
第十二章 羊水检验	1. 理解羊水的产生和成分；知道羊水标本采集的方法及检验目的。 2. 复述羊水理学检验的内容，参考区间及临床意义；归纳羊水常用的项目、检测方法及意义。 3. 复述胎儿成熟度检验项目及意义。 4. 知道羊产前诊断的概念和先天性遗传性疾病产前诊断项目。	在上级技师指导下，按照操作手册，正确进行羊水理学检验、显微镜检验、胎儿成熟度检验等，并能对结果进行分析判断。	1. 具有认真负责的工作态度、重视生物安全和检验质量控制，具有良好的质量意识。 2. 能尊重患者、认真对待每一份标本，养成认真仔细的工作习惯，具有高度的责任感。
第十三章 胃液与十二指肠引流液检验	1. 知道胃液与十二指肠引流液标本采集的方法、患者准备、注意事项。 2. 明确胃液常用的化学检查项目、检测方法及意义。 3. 归纳胃液及十二指肠引流液理学检验内容、参考区间及临床意义。	在上级技师指导下，按照操作手册，正确进行胃液乳酸测定，并能对结果进行分析判断。	认真对待每一份标本，养成认真仔细的工作习惯，具有高度的责任感。

续表

单元(章)	知识目标	技能目标	职业素养
第十四章 脱落细胞学检验	1. 说出脱落细胞学检验标本的采集方法、涂片观察及报告方式。 2. 归纳正常上皮细胞、非上皮细胞、良性病变上皮细胞形态特点；说出女性生殖道、呼吸道、浆膜腔积液、尿细胞形态、良性和恶性肿瘤细胞形态特点。 3. 概述脱落细胞涂片制备和固定的方法、常用染色技术的原理及应用；归纳鳞状上皮细胞由底层到表层的发育变化规律、恶性肿瘤细胞形态特点。 4. 说出脱落细胞形态学检验质量控制。	1. 在上级技师指导下，辨认正常上皮细胞、退化变性及良性病变的上皮细胞及非上皮细胞形态。 2. 在上级技师指导下，辨认典型的鳞癌、腺癌细胞形态。 3. 独立完成浆膜腔积液标本的制片、固定及巴氏（瑞特或 HE）染色，完成涂片观察及报告。	1. 具有爱岗敬业、精益求精的工匠精神，认真负责的工作态度。 2. 具有尊重生命和关爱患者的良好职业道德。 3. 养成与医生、患者、同事之间进行沟通的习惯，具有良好的沟通能力和团队协作精神。 4. 具有一定的自主学习能力和综合分析问题能力。

五、课程学业考核和评定

高等职业教育培养的是高素质技术技能人才，不但要重视学生职业技能和职业素养培养，还要求学生掌握一定的专业基础理论知识，以利于今后可持续发展。因此需加强理论知识、职业技能和素养等方面考核评定。充分考虑高职学生差异性，本课程采用过程性评价和终结性评价相结合方法进行。具体评价方法和内容见附录表2。

附录表2 临床检验基础课程评价方法和内容

评价类型	评价方法	评价内容
理论知识（50%～60%）	过程性评价（10%～20%）	主要是课堂提问、平时作业、单元测验、期中测验等。
	终结性评价（40%～50%）	主要是期末考试，评价综合专业理论知识掌握和运用能力，由计算机随机命题或人工命题组成标准试卷，尽量与临床医学检验技术士(师)资格考试接轨。
职业技能（30%～40%）	过程性评价（10%～20%）	实验报告、实际操作能力。
	终结性评价（20%～30%）	①建议将血涂片的制备和瑞特染色、白细胞计数及分类计数、ABO血型鉴定（正反定型）、尿液常规检验、粪便常规检验、临床检验基础形态学（外周血中正常红细胞、白细胞、血小板形态结构；外周血中常见异常红细胞、白细胞、血小板形态结构；尿液、粪便、分泌物和体腔液中常见固有成分形态）六个项目设置为核心技能项目（各校可根据地区差异适当增减）。课程结束时考核两个项目，临床检验基础形态学为所有学生必考项目，另一个项目从其余五个项目中抽签决定。②参照全国职业技术院校医学检验技术专业技能竞赛评分标准，编制核心技能项目的评分标准，评分标准应涵盖操作规范性、结果准确性、人文关怀、沟通交流、生物安全等。
职业素养（5%～10%）	过程性评价	到课考勤、学习及工作态度、生物安全意识、质量观念、合作精神、敬业精神等纳入职业技能考核，在具体考核指标中体现。

六、课程实施建议

(一)教学基本条件

1. 专、兼任教师：专任教师具有高校教师资格和本专业职业资格或技能等级证书；有理想信念、有良好职业道德、有扎实学识、有仁爱之心；具有医学检验等相关专业本科及以上学历；具有扎实的临床检验基础技术相关理论和实践能力；具有较强的信息化资源应用和开发能力。兼任教师主要从医院和相关企业聘任，具备良好的思想政治素质、职业道德和工匠精神，具有扎实的医学检验专业知识和丰富的实际工作经验，具有中级及以上相关专业技术职称，能承担本课程教学、实习实训指导等教学任务。

2. 校内实训基地：应具有临床检验基础常用仪器设备，主要包括血细胞分析仪、血沉仪、尿液干化学分析仪、尿沉渣分析仪、电冰箱、离心机、电热恒温水浴箱、普通光学显微镜、微量加样器等。实训室贮备一定数量的外周血细胞异常形态血涂片、常见标本的脱落细胞涂片和临床检验基础外周血细胞图谱、尿液、粪便、分泌物、体腔液有形成分图谱，保证学生实验实训，提高学生显微镜下辨认细胞、有形成分形态能力。

3. 校外实训基地：要求在二级甲等及以上综合性医院或能够满足课程内容需要的第三方实验室。

（二）教材编选

按照国家规定选用与课程标准相配套的高职规划优质教材，禁止不合格的教材进入课堂。学校应建立由专业教师、行业专家和教研人员等参与的教材选用机构，完善教材选用制度，经过规范程序择优选用教材。

（三）教学建议

1. 在教学过程中：要创造性的设计项目载体，注重理论和实践相结合，与行业标准、临床医学检验技术士（师）资格考试大纲相结合等；教学方法可根据教学内容采用项目教学法、任务驱动法、工学结合法等不同教学方法；教学形式可采用讲授、实验实训、示教、现场仪器操作、学生自学、讨论等多种形式；充分利用医学检验技术专业教学资源库等各种网络资源，发挥校内、校外实践基地所具备的条件，开展工学结合，学做一体化教学，提高教学效果。同时，要充分挖掘素材，融入素质教育，开展课程思政，提高学生职业素养，树立正确职业价值观。

2. 在实验实训中：应充分利用校内、校外实训基地教学资源和仪器设备，采用真实血液、尿液、粪便、分泌物、体腔液等标本或者数字化采集高清数码涂片进行实验，对学生实验实训过程中出现的不规范操作，应及时地进行纠正和正确引导，提高专业技能。实验实训项目完成后，要对实验中出现的各种问题进行分析总结，启发学生思考，提高分析问题和解决问题的能力。

3. 在职业素养培养过程中：将实践教学作为重要抓手，要言传身教，积极培养学生精益求精和爱岗敬业精神，增强工作责任性，使学生的知识、技能和职业态度得到全面提升。

4. 开展课程评估和诊改，持续提高教学质量：采取不同方式和途径，了解教学环节中存在的不足，进行综合分析诊断，提出改进措施和方法，持续提高教学质量。

（四）课程资源开发与应用

在充分利用医学检验技术专业教学资源库中各种教学资源的基础上，建设、配备与本课程有关的音视频素材、教学课件、数字化教学案例库、形态学图片库、数字教材、虚拟实训等数字教学资源，搭建云课堂、MOOC课、SPOC课，实施线上线下教学有机结合。常用参考用书及学习网址如下。

1.《全国临床检验操作规程》(第四版)，尚红，王毓三，申子瑜，主编，人民卫生出版社，2015 年。

2. 医学检验技术专业资源库智慧职教(职教云)网址：https：//zjy2. icve. com. cn/portal/login. html。

3. 国家卫生健康委临床检验中心网址：https：//www. nccl. org. cn/mainCn。

4. 检验医学网：http：//www. labmed. cn。

七、说明

本课程标准在全国高等职业教育医学检验技术课程标准研制专家组领导下，在研制工作组具体指导和编审推广组审核下完成。